全国中医药行业职业教育"十四五"创新教材

U0656575

中医药创新创业指导教程

（供高职中医学、中药学、针灸推拿等专业用）

主　编　商碧辉

全国百佳图书出版单位
中国中医药出版社
·北 京·

图书在版编目（CIP）数据

中医药创新创业指导教程 / 商碧辉主编 . —北京：
中国中医药出版社，2023.8
全国中医药行业职业教育"十四五"创新教材
ISBN 978-7-5132-8349-6

Ⅰ . ①中…　Ⅱ . ①商…　Ⅲ . ①中国医药学—大学生—
创业—高等职业教育—教材　Ⅳ . ① R2-4

中国国家版本馆 CIP 数据核字（2023）第 155732 号

中国中医药出版社出版

北京经济技术开发区科创十三街 31 号院二区 8 号楼
邮政编码　100176
传真　010-64405721
三河市同力彩印有限公司印刷
各地新华书店经销

开本 787×1092　1/16　印张 22.25　字数 472 千字
2023 年 8 月第 1 版　2023 年 8 月第 1 次印刷
书号　ISBN 978 – 7 – 5132 – 8349 – 6

定价　85.00 元
网址　www.cptcm.com

服 务 热 线　010-64405510
购 书 热 线　010-89535836
维 权 打 假　010-64405753

微信服务号　zgzyycbs
微商城网址　https://kdt.im/LIdUGr
官 方 微 博　http://e.weibo.com/cptcm
天猫旗舰店网址　https://zgzyycbs.tmall.com

如有印装质量问题请与本社出版部联系（010-64405510）

全国中医药行业职业教育"十四五"创新教材

《中医药创新创业指导教程》
编委会

主　编　商碧辉

副主编　田　勇　阎凌翔

编　委（以姓氏笔画为序）

于雪萍　于婧婷　王海燕

冯宁湘　刘　薇　李科伟

李潇潇　杨　清　杨京楠

吴学华　何海艳　范俊德

林　琳　周宏宇　贾小丽

夏　清　唐伟懿　曹茂军

熊　华

编写说明

党中央、国务院高度重视大学生创新创业工作。习近平总书记指出：创新是社会进步的灵魂，创业是推动经济社会发展、改善民生的重要途径。青年学生富有想象力和创造力，是创新创业的有生力量，希望广大青年学生在创新创业中展示才华、服务社会。2021年9月，国务院办公厅印发《关于进一步支持大学生创新创业的指导意见》提出，要将创新创业教育贯穿人才培养全过程，打造一批创新创业教育特色示范课程。

中医药是中国古代科学的瑰宝，凝聚着深邃的哲学智慧。习近平总书记在党的二十大报告中提出"促进中医药传承创新发展"。如何培养出能传承好、创新好、发展好中医药事业的优秀人才，是新时代中医药教育面临的重大历史课题。中医药是我国独具特色的传统产业和优势资源，编写中医药创新创业教育特色教材，将创新创业教育融入中医药人才培养全过程，对推进中医药高等职业院校创新创业教育工作，提高中医药人才培养质量意义重大。

本教材由四川中医药高等专科学校组织编写，商碧辉担任主编，负责全书的编写大纲、统稿和定稿，田勇、阎凌翔负责资料收集整理工作，阎凌翔参与统稿工作。教材分上下两篇共十七章，上篇八章为中医药创新创业教育通识篇，下篇九章为中医药创新创业实践篇。各章撰写具体分工如下：上篇第一章创新创业教育概述，第二章创新创业思维由商碧辉撰写，第三章创业资源与创业机会，第四章创业团队管理由田勇撰写，第五章创业计划由阎凌翔撰写，第六章商业模式设计由于婧婷撰写，第七章创办新企业由熊华撰写，第八章创业危机管理由唐伟懿撰写；下篇第九章中医诊所创业指导由于雪萍、李科伟、范俊德撰写，第十章中药材产业创业指导由夏清撰写，第十一章中医药养老产业创业指导由杨清撰写，第十二章中医药信息化产业创业指导由阎凌翔撰写，第十三章中医药健康旅游产业创业指导由刘薇撰写，第十四章药膳与食疗产业创业指导由冯宁湘撰写，第十五章运动康复创业指导由周宏宇、曹茂军撰写，第十六章生育全周期产业创业指导由吴学华、何海艳、杨京楠、林琳撰写，第十七章医疗美容产业创业指导由王海燕、李潇潇、贾小丽撰写。

与其他同类教材相比，本教材的最大特点是坚持理论联系实际，突出中医药特色。上篇注重创新创业通识教育，下篇注重中医药创新创业实践。全书体例活泼，各章节均有励志名言、内容提要、学习目标、案例引导、拓展阅读、章节小结和课后思考练习等栏目。学习目标既有知识目标、能力目标，又增设了思政目标。在案例选择上，尽量选择与中医药相关的案例。本教材体现了以学生为主体的指导思想，引导学生自主学习。本教材还特别对中医药重点发展的相关产业，例如中医养老产业、中医药信息化产业、中医药健康旅游产业等进行了深度的创业解析，并提供了指导意见。在引发学生学习兴趣的同时，使创新创业教育理论与实践的紧密结合落到了实处。

本教材可供全国中医药高等职业院校教学使用，也适于对创新创业感兴趣的其他人群。本教材系教育部高等学校创新创业教育指导委员会2020年度高职院校创新创业教育研究课题"激发中医药高职院校大学生创新创业活力研究"（2020CXCYKT04）、全国中医药高等教育学会创新创业教育研究会重点课题"'望闻问切'构建中医药高职类院校协同联动式创新创业大赛指导体系"（zyycxxy2022037）、四川省教育厅2022—2024年职业教育人才培养和教育教学改革研究项目重点课题"省级创新创业学院建设引领高职创新创业人才高质量培养体系构建与实践"（GZJG2022-761）的阶段性研究成果。本教材的顺利出版得到了中国中医药出版社的大力支持。在此，由衷地感谢对我们开展创新创业研究和教学一直给予支持的各界朋友，感谢所有提供素材、数据支持的网站和作者，感谢对本书撰写和编辑出版付出辛勤劳动、给予帮助的所有人。本书在编写过程中，参考了有关的教材、论著和期刊等，限于篇幅，恕不能一一列出，特此说明并致谢。另外，由于编写人员水平有限，加之编写时间仓促，书中不足乃至错漏之处难免，还望各位专家、同行和读者提出宝贵的意见和建议，以便再版时修订提高。

《中医药创新创业指导教程》编委会

2023年5月

目　　录

第一章 高校创新创业教育概述

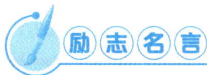 **励志名言**

支持青年在创新创业的奋斗人生中出彩圆梦。

——习近平

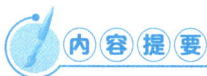 **内容提要**

高校创新创业教育是以培养大学生创新精神、创业意识、创新创业能力等综合素质为主的教育。美国高校创新创业教育起步较早，创新创业教育已成为一种世界性的教学理念和教学模式。中国高校创新创业教育经过 20 多年的实践探索，取得了很大进展，目前已形成政府引导、政策激励、学校实施、全社会联动的良好局面。中国国际"互联网＋"大学生创新创业大赛是全国规格最高、覆盖院校最广、参与学生最多的大学生创新创业大赛。

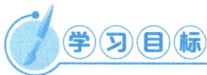 **学习目标**

1. 知识目标 了解国内外大学生创新创业教育发展趋势。

2. 能力目标 培养大学生中国国际"互联网＋"大学生创新创业大赛参赛意识。

3. 思政目标 正确理解高校创新创业教育的重大意义和"青年红色筑梦之旅"的实践意义。

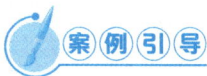 **案例引导**

打造中医药特色鲜明的创新创业学院

2022 年 7 月，四川中医药高等专科学校创新创业学院被四川省教育厅评为"省级创新创业学院"。四川中医药高等专科学校创新创业学院前身为 2015 年 9 月成立的四川中医药高等专科学校创新创业中心。2015 年 10 月，学校成立创新创业领导小组，推行创新创业教育教学改革。2015 年 12 月，学校开始推行"五创融合"为特点的中医药创新创业教育教学体系。经过长达 6 年时间的探索与实践，学校题为"'协同联动''五创融合'中医药高职院校创新创业教育教学体系构建与实践"的创新创业教学成果项目获得 2021 年四川省人民政府教学成果奖二等奖。2022 年 5 月，学校正式设立创新创业学院，主要负责学校学生创新创业教育、创新创业培训及指导、创新创业孵化平台建设、组织开展创新创业竞赛和项目培育、校内外创新创业实践基地的建设与指导等工作。

四川中医药高等专科学校创新创业学院打造了"实训有保障、实践有基地、运行有机制、考核有标准、活动有记载、宣传有影响"的递进式创新创业实践平台体系；完善了政策扶持、科研成果转化、产业对接、企业人才"双孵化"和投融资服务等五大功能体系；在校内建成了 2000 平方米的可容纳 80 个创业项目、200 余人办公的大学生创新创业孵化实践基地，该基地先后获批绵阳市备案众创空间和绵阳市创业孵化基地，并被评为 2021 年度绵阳市中小微型企业创业创新示范基地。2022 年 7 月，四川中医药高等专科学校麦壳众创空间入选四川省科技厅公示的省级众创空间备案名单。

四川中医药高等专科学校创新创业学院坚持"五创融合"为特色的教育教学理念，即思政、产业、科技、专业、大赛与创新创业教育融合实施，以中医药资源开发利用为重点，打造中医药特色鲜明的创新创业学院，并已取得了初步的成效。学校与好医生药业集团在凉山州深度贫困县共建大学生创新创业实践基地，建设中药材种植基地 14500 亩，解决了 8000 余贫困人口就业创业。创新创业学院依托 7 个大学生创业社团，每年组织开展创业沙龙、创业训练营等形式多样的中医药"双创"主题活动 230 余场次；实施"青年红色筑梦之旅"项目，仅 2021 年学生累计报名参赛 1958 项、人数达 6748 人次。在全省高职高专率先启动学生科研课题申报，学生课题立项 80 项、申请专利 10 项，99 项大学生创新训练项目被省教育厅立项。近三年，学生参加互联网＋、挑战杯等创新创业大赛获奖 42 项，其中全国性赛事奖项 4 项、省级金奖 3 项。学校于 2020、2021 年连续两年获得四川省"互联网＋"创新创业大赛优秀组织奖，并被授予第九届中国科技部 TRZI 杯优秀组织单位。

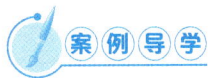

案例导学

高职院校坚持推进创新创业教育的改革实施，注重创新创业学院及创新创业实践训练平台的建设和发展，为在校大学生的创新创业课程学习、项目孵化、素质提升、技能训练、参加比赛、创办公司、融资创业等提供了扎实的基础和平台。国家对高校创新创业教育发展的重视，反映了大学生教育的发展方向应当是注重专业知识和创新创业素质能力的协同发展。通过学校的创新创业学院，大学生的创意、想法、技能都有机会得以尝试和施展，大学生的商业项目计划有了落地实施和发展的途径。

（资料来源：四川中医药高等专科学校创新创业学院提供）

第一节　高校创新创业教育

联合国教科文组织在《21 世纪的高等教育：展望与行动世界宣言》和《高等教育改革与发展的优先行动框架》中提出，必须把学生创业技能和创新精神作为高等教育的基本目标。教育部在《关于大力推进高等教育和大学生自主创业工作的意见》中指出，大学生是最具创新、创业潜力的群体之一，要在高等学校中大力开展创新创业教育。创新创业教育是高等教育适应经济社会和国家发展战略需要的一种教学理念与模式，成为高等教育国际化的新趋势。

一、高校创新创业教育的概念及内涵

（一）高校创新创业教育的概念

高校创新创业教育是高校适应新时代经济社会和国家创新驱动发展战略需要，以培养大学生创新精神、创业意识、创新创业能力等综合素质的一种教育模式。

高校创新创业教育是将教育的范畴限定于高校内部，是其在高等教育阶段的落实和推行。教育部要求全国高等学校要面向全体学生，在专业教育的基础上，增加创新创业教育，以提升学生的创新创业意识和能力。

1991 年，日本东京创业创新教育国际会议从广义上把"创业创新教育"界定为培养最具有开创性个性的人，包括首创精神、冒险精神、创业能力、独立工作能力，以及技术、社交和管理技能的培养。2010 年，教育部在《关于大力推进高等学校创新创业教育和大学生自主创业工作的意见》（教办〔2010〕3 号）中指出"创新创业教育是适应经济社会和国家发展战略需要而产生的一种教学理念与模式"。2015 年 5 月，国务院办公厅印发《关于深化高等学校创新创业教育改革的实施意见》，要求高等学校深化创新创业教育改革。2021 年 9 月，国务院办公厅印发《关于进一步支持大学生创新创业的指导意见》，明确提出要加大对大学生创新创业的财税扶持和金融政策的支持力度。

（二）高校创新创业教育的内涵

高校创新创业教育旨在培养拥有创新精神、创业意识和创新创业能力的高素质大学生，包括培养大学生创新精神和创业意识，提升大学生创新创业能力，引导大学生认知创新创业环境。

1. 培养大学生创新精神和创业意识　这是创新创业教育的灵魂，是开展创新创业活动的基础和前提，并为其提供了强大的动力。通过提升大学生的创新精神和创业意识，培养大学生在学习和实践中不断发现、思考、解决新问题的思维习惯。

2. 提升大学生创新创业能力　通过撰写创业计划书、模拟实践活动等各类有关创新创业的实践教学，让学生充分体验、感知创新创业各环节、全过程，不断培养学生的知识素质、心理素质、决策力、学习能力、组织协调能力、管理能力、社交能力等必要的创新创业能力。

3. 引导大学生认知创新创业环境　引导大学生了解国家、地方创新创业相关政策法规，认知最新的创业环境，学会综合评估，逐步了解自身面临的创新创业机会，识别创业风险，尽早做好创业储备，提高成功率。

二、高校创新创业教育的意义

面对新形势，中国将创新驱动发展作为解决发展问题的优先战略，将创新创业人才培养作为推动国家发展、民族振兴的重要支撑。在 2018 年 9 月 10 日全国教育大会上，习近平总书记做重要讲话，明确提出"要把创新创业教育贯穿人才培养全过程，以创造之教育培养创造之人才，以创造之人才造就创新之国家"。国务院专门出台了《关于深化高等学校创新创业教育改革的实施意见》，明确提出要将"创新创业教育作为高等教育改革的切入口"。教育部提出，创新创业教育是中国高等教育人才培养范式的深刻变革，也是高等教育新的质量观，提出我们要培养的是具有"敢闯的素质、会创的本领、家国的情怀"的人才。

高校开展创新创业教育，是服务创新型国家建设和创新驱动发展战略的重大举措，同时也是深化高等教育教学改革，培养大学生创新精神和实践能力的重要途径。广大高校承担着培养中国特色社会主义事业接班人的重大使命，就进一步提升创新创业教育的质量，培养一批顺应时代潮流，具有创新精神、创新意识和创新创业能力，勇于投身实践的新时代弄潮儿。

（一）有利于建设创新型国家

创新是一个民族的灵魂，是引领发展的第一动力。2005 年，我国提出了建设创新型国家的战略决策。2012 年 10 月，党的十八大报告明确提出实施"创新驱动发展战略"，要求把科技创新"摆在国家发展全局的核心地位"，建设创新型国家。其核心就是把增强自主创新能力作为发展科学技术的战略基点，走中国特色自主创新道路；就是把增强自主创新能力作为国家战略。培养高水平创新人才，形成有利于自主创新的机制。建设创新型国家，需要大量具有创新创业意识、精神和能力的高素质人才。在高校开展创新创业教育是建设创新型国家，培养创新创业型人才的重要举措。

（二）有利于提高大学生综合素质

新时代大学生面对国内外发展的机遇和挑战，需要成长为德智体美劳全面发展的社会主义建设者和接班人。高校创新创业教育可以发挥育人优势、彰显素质教育本质，在不耽误学习专业课程学习的同时，通过自我管理、企业管理、市场管理、人员管理等课程的学习和实践训练，让大学生提升对于创新创业意识的认知，进而改变思维，改变行为习惯。高校创新创业教育通过创新创业理论与实践相结合，可以增强大学生的创新创业意识与思维，提高创新创业能力与综合素质，帮助大学生实现高质量就业。

（三）有利于推进科技成果的转化

高校创新创业教育鼓励大学生勇于投身社会实践，促进大学生利用自身专业技能进行创新创业，通过研发新产品和创办中小型企业，推进科技成果向实际生产的转化，提高科技成果的转化率。

三、高校创新创业教育的内容体系

（一）意识培养

启蒙学生的创新意识和创业精神，使学生了解创新型人才的素质要求，了解创业的概念、要素与特征等，使学生掌握开展创业活动所需要的基本知识。

（二）能力提升

解析并培养学生的批判性思维、洞察力、决策力、组织协调能力与领导力等各项创新创业素质，使学生具备必要的创业能力。

（三）环境认知

引导学生认知当今企业及行业环境，了解创业机会，把握创业风险，掌握商业模式开发的过程，设计策略及技巧等。

（四）实践模拟

通过创业计划书撰写、模拟实践活动开展等，鼓励学生体验创业准备的各个环节，包括创业市场评估、创业融资、创办企业流程与风险管理等。

第二节　国内外高校创新创业教育的发展

国外高校创新创业教育起步较早，发展成熟，特色鲜明，取得了良好的教育效果。20 世纪 80 年代以来，在联合国教科文组织等推动下，创新创业教育已成为一种世界性的教学理念和教学模式。中国高校创新创业教育经过 20 多年的实践探索取得了很大进展，目前已形成政府引导、政策激励、学校实施、全社会联动的良好局面。

一、国外高校创新创业教育发展概况

（一）美国高校创新创业教育概况

美国高校在全世界最早开展创新创业教育，从 1947 年开设的第一门创新创业课程开始，到现在呈现出颇具系统化和规模化的创新创业教育，已经经历了 70 多年的发展历程。1970 年全美共有 16 所大学开设创业教育相关课程，到 1986 年这一数量已达 253 所。从 20 世纪 90 年代起，越来越多的美国高校致力于创新创业教育，越来越多的企业深度参与到创新创业教育中。

美国高校创新创业教育以麻省理工学院、哈佛大学、斯坦福大学、百森商学院等为代表。1947 年美国哈佛商学院为 MBA 学员开设了第一门高校创业学课程——《新创企业管理》，这标志着美国高校创新创业教育的开始。哈佛大学曾经创建过有关创新创业培训机构，欧洲 25 个国家的相关教师都参加过培训。1948 年麻省理工学院开设《创造性开发》课程，首次将创造学列入高校教育课程。麻省理工学院成立了 C-Lab，与国际上其他国家一同合作，开发创业课程。1968 年百森商学院首次面向本科生开设创业教育课程。百森商学院从 1984 年至今共计培训了 3000 多名创业者和教师，为成千上万的学生提供创业的理论与实践课程。

目前，美国各大高校已形成了全面、多层次又各具特色的教学计划和课程体系，已有超过 1800 所美国高校开设创新创业教育课程，相关课程超过 2500 门。主要包括体验式教育、社会创业、跨学科项目、商业模式画布、精益创业、全球项目等。良好的教育理念、明确的培养目标、全面又有特色的课程体系、丰富的实践教学活动、雄厚的师资力量、浓厚的创业文化氛围，有力推动了美国创新创业教育的蓬勃发展。在美国高校中，大学生创业成功率高达 25%，美国创新创业成果位居世界前列。

（二）英国高校创新创业教育概况

从全球范围来看，英国高校创新创业教育起步也较早，经历了支持学生创业项目、培养创业者品质、建设创业文化及营造和谐的企业环境三个发展阶段。

20 世纪 80 年代中期，以剑桥大学为代表的少数英国高校开始试行创新创业教育，初期的创新创业教育以强调学生创业能力提升为重点。20 世纪 80 年代末，英国将高校创新创业教育目标改为培养创业者品质，在全国范围内普及企业成长发展的一般规律。英国高校创新创业教育开始向培养学生创新精神、提高学生创业素质、增强学生创业能力方向转变。

英国高校创新创业教育重视实践锻炼，通过开展创业园区和各类企业实践活动，与课堂讲授互为补充，其中牛津大学科技园是典型代表。英国高校创新创业教育的另一大特色是将价值观融入创新创业教育。英国高校的创新创业教育以国家为主要指导力量，整合社会资源，致力于培养每个人的创新思维与创新精神。21 世纪以来，英国高校创新创业教育又变为建设创业文化及营造和谐的企业环境。

英国高校创新创业教育有政府强有力的政策支持和资金支持。1982 年，英国政府设立"英国高校学生创业"项目，开始推行创新创业教育，以缓解英国高校毕业生"就业难"问题。1987 年，英国政府发起"高等教育创业计划"。1993 年，英国政府颁布了《发掘我们的潜力：科学、工程和技术的战略》，提出了全力推动高校、企业、科研院所之间的协同合作，促进科技创新。1998 年，英国企业孵化中心成立，为高校大学生搭建创新创业服务、咨询、技术和实践平台。1999 年，英国成立了 12 个科学创业中心。2001 年，英国高等教育创业基金启动。2004 年，英国全国大学生创业委员会成立。

英国高校创新创业教育历经 30 多年的探索与实践，形成了由政府支持，学校、企业和民间团体积极参与，共同推动创新创业教育的特色体系。英国高校创新创业教育很大程度地提高了英国创新创业教育普及程度和实践效果。全球创业发展研究院发布的《2018 年全球创业指数报告》显示，英国排名为第四名。

（三）日本高校创新创业教育概况

日本高校创新创业教育起步虽然较晚，但其吸收了美国的经验，并在实践中取得了较为突出的效果，形成了自己的特色。1996 年日本《经济结构变革与创造的行动计划》指出，高校在传授学生职业规划和专业知识的同时，也要积极探索教育体制改革，完善学生实习制度，加强与企业的联系。日本许多高校开始实施企业见习制度，成为高校创新创业教育的雏形。

日本东京大学十分重视创新创业课程的实践性。2005 年，东京大学开设"创业者道场"，课程安排由易到难、由浅入深，其中包括创新思维的培养、创业基础理论、创业精神的内涵、企业项目的申报和落地实施等内容，逐步形成了体系化的创新创业课程。初级课程内容浅显易懂，充分激发了学生创新创业的兴趣。中级课程开始强调在实践中学习，在学习中实践，以团队的形式参与创业竞赛活动。高级课程涉及商业计划的具体实施，并与国外优秀专家、企业和技术人员面对面交流，最终促成项目落地。

日本工业大学是产学研合作教学的代表。日本工业大学在推动自身科研发展的同时，依托当地的企业设立相应的学科型产学研合作中心及企业创新创业教育中心，为地方产业升级提供了技术交流平台。大学生依托交流平台参与企业的技术咨询服务，增强大学生的创新创业实践能力。

日本的创新创业教育分为三部分，即针对高中生的创新创业教育培养、针对本科学生的创新创业教育培养，以及高校与当地政府、行业协会共同进行的创业培训。近年来，日本高校创新创业教育由最初倡导培养学生成为企业家、实业家转变为现今的大众式教育。日本高校的创新创业教育具有政府主导、全社会密切配合、教育机制连续性的特点，形成了"官－产－学"的社会支持体系。政府为创新创业活动提供政策支持，企业等多方社会力量为创新创业活动提供资金和资源配合，高校则作为创新创业教育的主阵地，举办各类竞赛、讲座，设立产学合作中心。三者各司其职，推动日本高校创新创业教育不断走向成熟。

二、中国高校创新创业教育发展现状

（一）中国高校创新创业教育发展历程

中国高校创新创业教育较欧美等国高校起步较晚，经过 20 多年的发展，到目前为止形成了 4 个较为鲜明的发展阶段。

1. 高校自主探索阶段 1997—2002 年，中国高校创新创业教育处于自主探索阶段。1997 年，清华大学经济管理学院最早在 MBA 项目中开设创新与创业方面的课程，并在 1998 年举办首届创业计划大赛，拉开了国内高校创新创业教育的序幕。1999 年 1 月，教育部制定、国务院批转发布的《面向 21 世纪教育振兴行动计划》指出：加强对教师和学生的创业教育，采取措施鼓励他们自主创办高新技术企业。同年，由共青团中央、中国科协、教育部、全国学联联合主办的首届大学生"挑战杯"创业计划大赛在清华大学举办，掀起了全国大学生创新创业的热潮。

2. 政府试点先行阶段 2002—2010 年，中国高校创新创业教育处于政府试点先行阶段。2002 年 4 月，教育部召开普通高校"创业教育"试点工作会，正式发文确定清华大学、北京大学、中国人民大学、北京航空航天大学、上海交通大学、南京经济学院等 9 所高校为创业教育试点院校，引导各试点学校通过不同方式，同步对创业教育进行实践性探索。2005 年 9 月，共青团中央、全国青联与国际劳工组织启动了 KAB 创业教育，在清华大学、中国青年政治学院等 6 所学校进行试点。2007 年教育部办公厅印发《大学生职业发展与就业指导课程教学要求》，具体规划了创业教育的教学目标和教学内容。2008 年教育部建设了 32 个创新与创业教育类人才培养式的实验区。2009 年国务院办公厅印发《关于加强高等学校毕业生就业工作的通知》，鼓励和支持高校毕业生自主创业，鼓励高校积极开展创业教育和实践活动。

3. 全面推进阶段 2010—2015 年，中国高校创新创业教育处于全面推进阶段。2010 年 5 月，教育部召开了"全面推进高等学校创新创业教育和大学生自主创业工作"视频会议并印发《关于大力推进高等学校创新创业教育和大学生自主创业工作的意见》，首次提出"创新创业教育"概念并成立"教育部高等学校创新创业教育指导委员会"，以专门文件的形式从创新创业教育、基地建设、政策保障、组织领导等几个方面系统部署了高校创新创业教育工作。2012 年教育部印发《普通本科学校创业教育教学基本要求（试行）》，对创新创业教育进行整体规划和顶层设计，推动高校创新创业教育科学化、制度化、规范化建设。2014 年 9 月，时任国务院总理李克强在第八届夏季达沃斯论坛上提出要在中国大地上形成"大众创业"浪潮和"万众创新"态势。

4. 深化改革阶段　2015 年至今，中国高校创新创业教育处于深化改革阶段。2015 年 3 月，"大众创业万众创新"被写入李克强总理《政府工作报告》。2015 年 5 月，国务院办公厅印发《关于深化高等学校创新创业教育改革的实施意见》，提出深化高校创新创业教育改革是国家实施创新驱动发展战略的迫切需要。2015 年 6 月，国务院出台《关于大力推进大众创业万众创新若干政策措施的意见》，从国家层面为中国的创新创业发展规划了一个全面的生态机制。同年，由教育部等相关部委主办的首届中国"互联网 +"大学生创新创业大赛在吉林大学隆重举行。从 2015—2021 年，共举办了七届中国"互联网 +"大学生创新创业大赛，大赛已成为一场"百国千校"的世界大学生创新创业盛会。2020 年大赛更名为中国国际"互联网 +"大学生创新创业大赛。

2015 年 6 月，首批由 137 所国内高校和 40 余家企事业单位、社会团体共同组成的"中国高校创新创业教育联盟"在清华大学成立。2016 年 1 月，12 个"国家职业院校创新创业教育基地"首获国家批准成立。2016 年后，中国高校陆续面向全体学生开设创新创业教育必修课和选修课。2018 年 9 月，国务院下发《关于推动创新创业高质量发展打造"双创"升级版的意见》中明确要求，全国高校将创新创业教育和实践课程纳入高校必修课体系，允许大学生用创业成果申请学位论文答辩，推动高校科研院所创新创业深度融合。此后，中国大学生创新创业教育课程体系不断完善、实践平台不断增多、管理体系日益健全、师资水平不断提升。高校在开展实体教学的同时，积极引进优质线上课程，着力打造线上线下"金课"。截至 2019 年，全国已累计开设 2.8 万余门课程，各示范高校开设 2800 余门线上线下课程。此外，高校积极建设各类创新创业教育平台，服务大学生开展创新创业活动。

2016—2019 年，为积极发挥典型引领作用，推动全国高校进一步深化创新创业教育改革，经过推荐申报、专家初选、社会调查和实地调研等环节，教育部确定了清华大学等 200 所高校为全国创新创业典型经验高校。2017 年，经高校自主申报、省级教育行政部门遴选推荐、教育部组织专家审核，认定北京大学等 200 所高校为深化创新创业教育改革示范高校。

经过 20 多年的实践探索，中国高校创新创业教育取得了很大进展，政府对高校创新创业教育的大力引导与政策支持，是中国高校创新创业教育发展的强大动力。目前已形成政府引导、政策激励、学校实施、全社会联动的良好局面。

（二）中国高校创新创业训练计划

为贯彻落实全国教育大会和新时代全国高等学校本科教育工作会议精神，根据《国务院办公厅关于深化高等学校创新创业教育改革的实施意见》要求，深入推进国家级大学生创新创业训练计划（以下简称国创计划）工作，深化高校创新创业教育改革，提高大学生创新创业能力，培养造就创新创业生力军，加强国创计划的实施管理，2019 年 7 月，教育部制定了《国家级大学生创新创业训练计划管理办法》。

国创计划是大学生创新创业训练计划中的优秀项目，是培养大学生创新创业能力的重要举措，是高校创新创业教育体系的重要组成部分，是深化创新创业教育改革的重要载体。

国创计划坚持以学生为中心的理念，遵循"兴趣驱动、自主实践、重在过程"原则，旨在通过资助大学生参加项目式训练，推动高校创新创业教育教学改革，促进高校转变教育思想观念、改革人才培养模式、强化学生创新创业实践，培养大学生独立思考、善于质疑、勇于创新的探索精神和敢闯会创的意志品格，提升大学生创新创业能力，培养适应创新型国家建设需要的高水平创新创业人才。

国创计划围绕经济社会发展和国家战略需求，重点支持直接面向大学生的内容新颖、目标明确、具有一定创造性和探索性、技术或商业模式有所创新的训练和实践项目。国创计划实行项目式管理，分为创新训练项目、创业训练项目和创业实践项目三类。

1. 创新训练项目 是本科生个人或团队，在导师指导下，自主完成创新性研究项目设计、研究条件准备和项目实施、研究报告撰写、成果（学术）交流等工作。

2. 创业训练项目 是本科生团队，在导师指导下，团队中每个学生在项目实施过程中扮演一个或多个具体角色，完成商业计划书编制、可行性研究、企业模拟运行、撰写创业报告等工作。

3. 创业实践项目 是学生团队，在学校导师和企业导师共同指导下，采用创新训练项目或创新性实验等成果，提出具有市场前景的创新性产品或服务，以此为基础开展创业实践活动。

（三）中国高校创新创业教育典型案例分析

上海交通大学 一直坚守着重实践、求创新的建校理念，努力构建国内一流大学创新创业教育新模式。学校根据自身特点，逐步建立起知识研讨、能力培养与人格塑造相结合的创新创业教育新模式，注重将先进的科研技术与手段融入人才培养模式之中。学校通过将创新创业教育课程融入相近专业课程的方式，建立跨学科化的交叉课程，重塑创新创业人才培养体系及评价体系。学校推出了"创新与创业大讲堂"，作为面向全体学生的创新创业课程全面化展开。该套课程由企业精英与专家名师联合推出，并实行小班授课、小组辅导的新形式，极大地提高了学生创新创业知识的学习质量。学校积极投入建设了创新创业实践基地，作为学生创新创业活动的大本营，每年接收大量高校学生参与实践，极大地促进了学生创新创业水平提升。学校与上海电气、宝钢、中广核等大型国有企业都保持着良好的产学研合作关系，为创新创业活动的持续开展提供了外在条件。

南开大学是首批"全国高校实践育人创新创业基地""全国深化创新创业教育改革示范高校"，是教育部首批"中美青年创客交流中心"，获批天津市高校实践育人示范基地，是天津市高校众创空间联盟发起单位。学校成立了创新创业教育工作领导小组，明确了创新创业教育工作机制、测评体系和激励机制。学校构建了学校、天津市、国家三个层面的创新创业训练平台，每年参与活动的学生超过 2000 人，形成了具有南开大学特色的创新创业训练计划管理体系和计划实施的工作程序。出台了《南开大学本科生创新科研计划管理办法》。依托学生创业班、创新创业暑期学校和"允能"创业商学院等开展各类创业课程和培训。每年参与的学生超过 8000 人次，累计覆盖学生超过 50%。

三、中国国际"互联网 +"大学生创新创业大赛

"互联网 +"是指以互联网为主的一整套信息技术（包括移动互联网、云计算、大数据等）在经济、社会生活各部门的扩散、应用过程。"互联网 +"的本质是传统产业的在线化、数据化，它具有跨界融合、创新驱动、重塑结构、尊重人性、开放生态、连接一起六大特征。

早在 2014 年 11 月首届世界互联网大会上，时任国务院总理李克强就指出"互联网是大众创业、万众创新的新工具"，2015 年 3 月 5 日，李克强总理在《政府工作报告》中首次提出"互联网 +"行动计划。2015 年 7 月 4 日，国务院印发《关于积极推进"互联网 +"行动的指导意见》，这是推动互联网由消费领域向生产领域拓展，加速提升产业发展水平，增强各行业创新能力，构筑经济社会发展新优势和新动能的重要举措。"互联网 +"迅速在国内蔚然成风，成为我国当前新经济发展的重要趋势和方向。

大学生是实施创新驱动发展战略和推进大众创业、万众创新的生力军，既要认真扎实学习、掌握更多知识，也要投身创新创业、提高实践能力。创新创业训练与竞赛是连接理论教学和社会实践的平台，是我国创新创业教育的一个重要环节。通过创新创业训练与竞赛，鼓励和支持学生积极参与科学研究、技术开发和社会实践等创新创业活动，将创新创业教育融入人才培养全过程，可以进一步激发大学生的创业意识，推动和加强对大学生的实践能力、创新能力和创业精神的培养。创新创业大赛是针对创新创业活动开展的竞争性比赛活动。这类比赛种类众多，针对大学生的创新创业竞赛项目也不少。其中，自 2015 年起，由时任国务院总理李克强亲自发起的中国国际"互联网 +"大学生创新创业大赛是全国规格最高、知名度最大、覆盖院校最广、申报项目种类最多、参与学生最多、国家重视度最高的大学生创新创业大赛，是当之无愧的国字一号大赛。

（一）大赛赛事背景

1. 党中央国务院高度关注大赛　"互联网 +"是充分利用信息通信技术及互联网平台在社会资源配置中的优化和集成作用，将互联网的创新成果深度融入经济、社会各传统行业领域之中，提升全社会的创新力和生产力，形成更广泛的以互联网为基础设施和实现工具的经济发展新形态。例如互联网 + 制造业、互联网 + 零售业、互联网 + 服务业、互联网 + 金融业、互联网 + 供应链、互联网 + 教育培训、互联网 + 农业、互联网 +

医疗等。

中国"互联网+"大学生创新创业大赛是由时任国务院总理李克强于2015年4月在吉林大学视察期间亲自提议举办，是教育部举办的两大赛事之一。2015年5月，国务院办公厅《关于深化高等学校创新创业教育改革的实施意见》提出：完善国家、地方、高校三级创新创业实训教学体系，深入实施大学生创新创业训练计划，扩大覆盖面，促进项目落地转化。举办全国大学生创新创业大赛，办好全国职业院校技能大赛，支持举办各类科技创新、创意设计、创业计划等专题竞赛。2015年5月，教育部印发《关于举办首届中国"互联网+"大学生创新创业大赛的通知》。

2015年10月，首届中国"互联网+"大学生创新创业大赛在吉林大学举办，李克强总理作出重要批示。批示指出：大学生是实施创新驱动发展战略和推进大众创业、万众创新的生力军，既要认真扎实学习、掌握更多知识，也要投身创新创业、提高实践能力。中国"互联网+"大学生创新创业大赛紧扣国家发展战略，是促进学生全面发展的重要平台，也是推动产学研用结合的关键纽带。教育部门和广大教育工作者要认真贯彻国家决策部署，积极开展教学改革探索，把创新创业教育融入人才培养，切实增强学生的创业意识、创新精神和创造能力，厚植大众创业、万众创新土壤，为建设创新型国家提供源源不断的人才智力支持。

2017年8月15日，习近平总书记亲自给参加第三届中国"互联网+"大学生创新创业大赛"青年红色筑梦之旅"大学生回信，信中写道："实现全面建成小康社会奋斗目标，实现社会主义现代化，实现中华民族伟大复兴，需要一批又一批德才兼备的有为人才为之奋斗。艰难困苦，玉汝于成。今天，我们比历史上任何时期都更接近实现中华民族伟大复兴的光辉目标。祖国的青年一代有理想、有追求、有担当，实现中华民族伟大复兴就有源源不断的青春力量。希望你们扎根中国大地了解国情民情，在创新创业中增长智慧才干，在艰苦奋斗中锤炼意志品质，在亿万人民为实现中国梦而进行的伟大奋斗中实现人生价值，用青春书写无愧于时代、无愧于历史的华彩篇章。"把大赛的影响力推向了新高度，也掀起了创新创业大赛的新高潮。

2021年9月，国务院办公厅《关于进一步支持大学生创新创业的指导意见》提出：办好中国国际"互联网+"大学生创新创业大赛；完善大赛可持续发展机制；鼓励省级人民政府积极承办大赛，压实主办职责，进一步加强组织领导和综合协调，落实配套支持政策和条件保障；坚持政府引导、公益支持，支持行业企业深化赛事合作，拓宽办赛资金筹措渠道，适当增加大赛冠名赞助经费额度；充分利用市场化方式，研究推动中央企业、社会资本发起成立中国国际"互联网+"大学生创新创业大赛项目专项发展基金；打造创新创业大赛品牌；强化大赛创新创业教育实践平台作用，鼓励各学段学生积极参赛；坚持以赛促教、以赛促学、以赛促创，丰富竞赛形式和内容。建立健全中国国际"互联网+"大学生创新创业大赛与各级各类创新创业比赛联动机制，推进大赛国际化进程，搭建全球性创新创业竞赛平台，深化创新创业教育国际交流合作。

2. 国内外学生广泛参与　中国"互联网 +"大学生创新创业大赛自 2015 年举办以来，已经成功举办了七届。这一比赛已成为覆盖全国所有高校、面向全体大学生的影响最大的高校创新创业盛会，参赛人数和参赛项目数不断增长。从第三届中国"互联网 +"大学生创新创业大赛开始，增设国际赛道，哈佛大学、剑桥大学等全球一流大学也来参赛，参赛范围覆盖五大洲高校。从第六届开始，中国"互联网 +"大学生创新创业大赛更名为中国国际"互联网 +"大学生创新创业大赛。

3. 全社会高度关注　大赛受到国内外媒体的高度关注。每年大赛国赛期间，中央电视台、《人民日报》、新华社等超过几十家权威主流媒体和网络媒体纷纷将目光聚焦于此，形成了百余篇图文视频报道，影响力深远。可以说，"互联网 +"大赛将成为世界高校创新创业教育"奥林匹克"级的赛事。

（二）大赛的总体目标与主要任务

1. 大赛的总体目标　2022 年第八届中国国际"互联网 +"大学生创新创业大赛的总体目标为"五个更"，即更中国、更国际、更教育、更全面、更创新，传承和弘扬红色基因，聚焦"五育"融合创新创业教育实践，激发青年学生创新创造热情，线上线下相融合，打造共建共享、融通中外的国际创新创业盛会，开启创新创业教育改革新征程。

（1）**更中国**　更深层次、更广范围体现红色基因传承，充分展现新发展阶段高水平创新创业教育的丰硕成果，集中展示新发展理念引领下创新创业人才培养的中国方案，提升高等教育新时代感召力。

（2）**更国际**　深化创新创业教育国际交流合作，汇聚全球知名高校、企业和创业者，服务以国内大循环为主体、国内国际双循环相互促进的新发展格局，搭建全球性创新创业竞赛平台，提升中国高等教育的影响力。

（3）**更教育**　落实立德树人根本任务，推动思想政治教育、专业教育与创新创业教育深度融合，弘扬劳动精神，加强学生创新实践能力培养，造就理想信念坚定、勇于创新创造的新时代青年奋斗者，提升高等教育新时代塑造力。

（4）**更全面**　鼓励各学段学生积极参赛，形成创新创业教育在高等教育、职业教育、基础教育、留学生教育等各类各学段的全覆盖，打通创新创业人才培养各环节，提升高等教育新时代引领力。

（5）**更创新**　丰富竞赛形式和内容，优化赛制选拔，改革赛事组织，激发全社会创新创业创造动能，促进高校创新成果转化应用，服务国家创新发展，提升高等教育新时代创造力。

2. 大赛的主要任务　2022 年第八届中国国际"互联网 +"大学生创新创业大赛的主要任务如下：

（1）**以赛促教，探索人才培养新途径**　全面推进高校课程思政建设，深入推进新工科、新医科、新农科、新文科建设，不断深化创新创业教育改革，引领各类学校人才培养范式深刻变革，形成新的人才培养质量观和质量标准，切实提高学生的创新精神、创业意识和创新创业能力。

（2）以赛促学，培养创新创业生力军　服务构建新发展格局和高水平自立自强，激发学生的创造力，激励广大青年扎根中国大地了解国情民情，在创新创业中增长智慧才干，坚定执着追理想，实事求是闯新路，把激昂的青春梦融入伟大的中国梦，努力成长为德才兼备的有为人才。

（3）以赛促创，搭建产教融合新平台　把教育融入经济社会发展，推动成果转化和产学研用融合，促进教育链、人才链与产业链、创新链有机衔接，以创新引领创业、以创业带动就业，推动形成高校毕业生更高质量创业就业的新局面。

（三）大赛的赛道赛制与参赛要求

1. 大赛的赛道　2022年第八届中国国际"互联网＋"大学生创新创业大赛赛道有高教主赛道、"青年红色筑梦之旅"赛道、职教赛道、萌芽赛道和产业命题赛道。

高教主赛道根据参赛申报人所处学习阶段，项目分为本科生组、研究生组。根据所处创业阶段，本科生组和研究生组均内设创意组、初创组、成长组，并按照新工科、新医科、新农科、新文科设置参赛项目类型。

"青年红色筑梦之旅"赛道参赛项目须为参加"青年红色筑梦之旅"活动的项目，分为公益组、创意组、创业组。

职教赛道参赛对象为职业院校和国家开放大学学生（仅限学历教育），分为创意组与创业组。

萌芽赛道参赛对象为普通高级中学在校学生，鼓励各类创新创业项目参赛。

产业命题赛道针对企业开放创新需求，面向产业代表性企业、行业龙头企业、专精特新企业及入选国家"大众创业万众创新示范基地"的大型企业征集命题。大赛组委会统一对产业命题进行评审遴选后，面向高校师生公开发布。允许跨校组建、师生共同组建参赛团队揭榜答题。

2. 大赛的赛制　2022年第八届中国国际"互联网＋"大学生创新创业大赛主要采用校级初赛、省级复赛、总决赛三级赛制（不含萌芽赛道及国际参赛项目）。校级初赛由各院校负责组织，省级复赛由各地负责组织，总决赛由各地按照大赛组委会确定的配额择优遴选推荐项目。大赛组委会将综合考虑各地报名团队数（含邀请国际参赛项目数）、参赛院校数和创新创业教育工作情况等因素分配总决赛名额。

3. 大赛的参赛要求　2022年第八届中国国际"互联网＋"大学生创新创业大赛的参赛要求如下：

（1）参赛项目能够紧密结合经济社会各领域现实需求，充分体现高校在新工科、新医科、新农科、新文科建设方面取得的成果，培育新产品、新服务、新业态、新模式，促进制造业、农业、卫生、能源、环保、战略性新兴产业等产业转型升级，促进数字技术与教育、医疗、交通、金融、消费生活、文化传播等深度融合。

（2）参赛项目应弘扬正能量，践行社会主义核心价值观，真实、健康、合法。不得含有任何违反《中华人民共和国宪法》及其他法律法规的内容。所涉及的发明创造、专利技术、资源等必须拥有清晰合法的知识产权或物权。如有抄袭盗用他人成果、提供虚假材料等违反相关法律法规和违背大赛精神的行为，一经发现即刻丧失参赛资格、所获奖项等相关权利，并自负一切法律责任。

（3）参赛项目只能选择一个符合要求的赛道报名参赛，根据参赛团队负责人的学籍或学历确定参赛团队所代表的参赛学校，且代表的参赛学校具有唯一性。参赛团队须在报名系统中将项目所涉及的材料按时如实填写提交。已获本大赛往届总决赛各赛道金奖和银奖的项目，不可报名参加本届大赛。

（4）参赛人员（不含产业命题赛道参赛项目成员中的教师）年龄不超过35岁。

（5）各省级教育行政部门及各有关学校要严格开展参赛项目审查工作，确保参赛项目的合规性和真实性。审查主要包括参赛资格及项目所涉及的科技成果、知识产权、财务状况、运营、荣誉奖项等方面。

第三节　创新创业相关政策

纵深推进大众创业万众创新是深入实施创新驱动发展战略的重要支撑，大学生是大众创业万众创新的生力军，支持大学生创新创业具有重要意义。近年来，越来越多的大学生投身创新创业实践，但也面临融资难、经验少、服务不到位等问题。为提升大学生创新创业能力、增强创新活力，进一步支持大学生创新创业，2021年9月，国务院办公厅印发了《关于进一步支持大学生创新创业的指导意见》。

一、优化创新创业环境，加强服务平台建设

（一）提升大学生创新创业能力

1. 将创新创业教育贯穿人才培养全过程　深化高校创新创业教育改革，健全课堂教学、自主学习、结合实践、指导帮扶、文化引领融为一体的高校创新创业教育体系，增强大学生的创新精神、创业意识和创新创业能力。建立以创新创业为导向的新型人才培养模式，健全校校、校企、校地、校所协同的创新创业人才培养机制，打造一批创新创业教育特色示范课程。

2. 提升教师创新创业教育教学能力　强化高校教师创新创业教育教学能力和素养培训，改革教学方法和考核方式，推动教师把国际前沿学术发展、最新研究成果和实践经验融入课堂教学。完善高校双创指导教师到行业企业挂职锻炼的保障激励政策。实施

高校双创校外导师专项人才计划，探索实施驻校企业家制度，吸引更多各行各业优秀人才担任双创导师。支持建设一批双创导师培训基地，定期开展培训。

3. **加强大学生创新创业培训** 打造一批高校创新创业培训活动品牌，创新培训模式，面向大学生开展高质量、有针对性的创新创业培训，提升大学生创新创业能力。组织双创导师深入校园举办创业大讲堂，进行创业政策解读、经验分享、实践指导等。支持各类创新创业大赛对大学生创业者给予倾斜。

（二）优化大学生创新创业环境

1. **降低大学生创新创业门槛** 持续提升企业开办服务能力，为大学生创业提供高效便捷的登记服务。推动众创空间、孵化器、加速器、产业园全链条发展，鼓励各类孵化器面向大学生创新创业团队开放一定比例的免费孵化空间，并将开放情况纳入国家级科技企业孵化器考核评价，降低大学生创新创业团队入驻条件。政府投资开发的孵化器等创业载体应安排 30% 左右的场地，免费提供给高校毕业生。有条件的地方可对高校毕业生到孵化器创业给予租金补贴。

2. **便利化服务大学生创新创业** 完善科技创新资源开放共享平台，强化对大学生的技术创新服务。各地区、各高校和科研院所的实验室及科研仪器、设施等科技创新资源可以面向大学生开放共享，提供低价、优质的专业服务，支持大学生创新创业。支持行业企业面向大学生发布企业需求清单，引导大学生精准创新创业。鼓励国有大中型企业面向高校和大学生发布技术创新需求，开展"揭榜挂帅"。

3. **落实大学生创新创业保障政策** 落实大学生创业帮扶政策，加大对创业失败大学生的扶持力度，按规定提供就业服务、就业援助和社会救助。加强政府支持引导，发挥市场主渠道作用，鼓励有条件的地方探索建立大学生创业风险救助机制，可采取创业风险补贴、商业险保费补助等方式予以支持，积极研究更加精准、有效的帮扶措施，及时总结经验、适时推广。毕业后创业的大学生可按规定缴纳"五险一金"，减少大学生创业的后顾之忧。

（三）加强大学生创新创业服务平台建设

1. **建强高校创新创业实践平台** 充分发挥大学科技园、大学生创业园、大学生创客空间等校内创新创业实践平台作用，面向在校大学生免费开放，开展专业化孵化服务。结合学校学科专业特色优势，联合有关行业企业建设一批校外大学生双创实践教学基地，深入实施大学生创新创业训练计划。

2. **提升大众创业万众创新示范基地带动作用** 加强双创示范基地建设，深入实施创业就业"校企行"专项行动，推动企业示范基地和高校示范基地结对共建、建立稳定合作关系。指导高校示范基地所在城市主动规划和布局高校周边产业，积极承接大学生创新成果和人才等要素，打造"城校共生"的创新创业生态。推动中央企业、科研院所和相关公共服务机构利用自身技术、人才、场地、资本等优势，为大学生建设集研发、孵化、投资等于一体的创业创新培育中心、互联网双创平台、孵化器和科技产业园区。

二、落实财税金融政策，促进创新成果转化

（一）推动落实大学生创新创业财税扶持政策

1. 继续加大对高校创新创业教育的支持力度　在现有基础上，加大教育部中央专项彩票公益金支持大学生创新创业教育项目资金支持力度。加大中央高校教育教学改革专项资金支持力度，将创新创业教育和大学生创新创业情况作为资金分配重要因素。

2. 落实落细减税降费政策　高校毕业生在毕业年度内从事个体经营，符合规定条件的，在 3 年内按一定限额依次扣减其当年实际应缴纳的增值税、城市维护建设税、教育费附加、地方教育附加和个人所得税；对月销售额 15 万元以下的小规模纳税人免征增值税，对小微企业和个体工商户按规定减免所得税。对创业投资企业、天使投资人投资于未上市的中小高新技术企业及种子期、初创期科技型企业的投资额，按规定抵扣所得税应纳税所得额。对国家级、省级科技企业孵化器和大学科技园及国家备案众创空间按规定免征增值税、房产税、城镇土地使用税。做好纳税服务，建立对接机制，强化精准支持。

（二）加强对大学生创新创业的金融政策支持

1. 落实普惠金融政策　鼓励金融机构按照市场化、商业可持续原则对大学生创业项目提供金融服务，解决大学生创业融资难题。落实创业担保贷款政策及贴息政策，将高校毕业生个人最高贷款额度提高至 20 万元，对 10 万元以下贷款、获得设区的市级以上荣誉的高校毕业生创业者免除反担保要求；对高校毕业生设立的符合条件的小微企业，最高贷款额度提高至 300 万元；降低贷款利率，简化贷款申报审核流程，提高贷款便利性，支持符合条件的高校毕业生创业就业。鼓励和引导金融机构加快产品和服务创新，为符合条件的大学生创业项目提供金融服务。

2. 引导社会资本支持大学生创新创业　充分发挥社会资本作用，以市场化机制促进社会资源与大学生创新创业需求更好对接，引导创新创业平台投资基金和社会资本参与大学生创业项目早期投资与投智，助力大学生创新创业项目健康成长。加快发展天使投资，培育一批天使投资人和创业投资机构。发挥财政政策作用，落实税收政策，支持天使投资、创业投资发展，推动大学生创新创业。

（三）促进大学生创新创业成果转化

1. 完善成果转化机制　研究设立大学生创新创业成果转化服务机构，建立相关成果与行业产业对接长效机制，促进大学生创新创业成果在有关行业企业推广应用。做好

大学生创新项目的知识产权确权、保护等工作，强化激励导向，加快落实以增加知识价值为导向的分配政策，落实成果转化奖励和收益分配办法。加强面向大学生的科技成果转化培训课程建设。

2. 强化成果转化服务　推动地方、企业和大学生创新创业团队加强合作对接，拓宽成果转化渠道，为创新成果转化和创业项目落地提供帮助。鼓励国有大中型企业和产教融合型企业利用孵化器、产业园等平台，支持高校科技成果转化，促进高校科技成果和大学生创新创业项目落地发展。汇集政府、企业、高校及社会资源，加强对中国国际"互联网＋"大学生创新创业大赛中涌现的优秀创新创业项目的后续跟踪支持，落实科技成果转化相关税收优惠政策，推动一批大赛优秀项目落地，支持获奖项目成果转化，形成大学生创新创业示范效应。

三、办好创新创业大赛，提供精准信息服务

（一）办好中国国际"互联网＋"大学生创新创业大赛

1. 完善大赛可持续发展机制　鼓励省级人民政府积极承办大赛，压实主办职责，进一步加强组织领导和综合协调，落实配套支持政策和条件保障。坚持政府引导、公益支持，支持行业企业深化赛事合作，拓宽办赛资金筹措渠道，适当增加大赛冠名赞助经费额度。充分利用市场化方式，研究推动中央企业、社会资本发起成立中国国际"互联网＋"大学生创新创业大赛项目专项发展基金。

2. 打造创新创业大赛品牌　强化大赛创新创业教育实践平台作用，鼓励各学段学生积极参赛。坚持以赛促教、以赛促学、以赛促创，丰富竞赛形式和内容。建立健全中国国际"互联网＋"大学生创新创业大赛与各级各类创新创业比赛联动机制，推进大赛国际化进程，搭建全球性创新创业竞赛平台；深化创新创业教育国际交流合作。

（二）加强大学生创新创业信息服务

1. 建立大学生创新创业信息服务平台　汇集创新创业帮扶政策、产业激励政策和全国创新创业教育优质资源，加强信息资源整合，做好国家和地方的政策发布、解读等工作。及时收集国家、区域、行业需求，为大学生精准推送行业和市场动向等信息。加强对创新创业大学生和项目的跟踪、服务，畅通供需对接渠道，支持各地积极举办大学生创新创业项目需求与投融资对接会。

2. 加强宣传引导　大力宣传加强高校创新创业教育、促进大学生创新创业的必要性、重要性。及时总结推广各地区、各高校的好经验好做法，选树大学生创新创业成功典型，丰富宣传形式，培育创客文化，营造敢为人先、宽容失败的环境，形成支持大学生创新创业的社会氛围。做好政策宣传宣讲，推动大学生用足用好税费减免、企业登记等支持政策。

拓展阅读

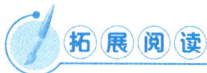

1.李克强对首届中国互联网大学生创新创业大赛作出重要批示　首届中国"互联网＋"大学生创新创业大赛总决赛 2015 年 10 月 19～20 日在吉林长春举行。时任国务院总理李克强对大赛作出重要批示。批示指出：大学生是实施创新驱动发展战略和推进大众创业、万众创新的生力军，既要认真扎实学习、掌握更多知识，也要投身创新创业、提高实践能力。中国"互联网＋"大学生创新创业大赛，紧扣国家发展战略，是促进学生全面发展的重要平台，也是推动产学研用结合的关键纽带。教育部门和广大教育工作者要认真贯彻国家决策部署，积极开展教学改革探索，把创新创业教育融入人才培养，切实增强学生的创业意识、创新精神和创造能力，厚植大众创业、万众创新土壤，为建设创新型国家提供源源不断的人才智力支撑。

2015 年 10 月 20 日，时任国务院副总理刘延东接见首届中国"互联网＋"大学生创新创业大赛获奖学生、指导老师和专家评委代表，出席深入推进高校创新创业教育改革座谈会并讲话。她强调，要全面落实党中央、国务院决策部署，认真贯彻李克强总理重要批示精神，切实增强深入推进高校创新创业教育改革的责任感和紧迫感，全面提高人才培养质量，为促进大众创业万众创新和建设创新型国家提供有力人才支撑。

刘延东强调，人是创新最关键因素，创新驱动是人才驱动。加快实施创新驱动发展战略，迫切需要深化高校创新创业教育改革。要进一步促进高等教育改革发展，牢固树立科学的教育理念，落实立德树人根本任务，优化专业结构，提高教育质量，促进学生在创新创业中全面发展，适应和服务经济社会发展和国家战略需求。要把创新创业教育融入人才培养体系，改革教育教学内容方法，改进课程，强化实践。大力推进高校与政府、社会、行业企业协同育人，开展实质性、高水平的国际交流合作，吸引优质教育资源，促进科研成果转化。提升教师创新创业教育的意识和能力，开展专门培训，完善考核评聘制度。她要求，各地区、各有关部门及全国高校要加强规划、配套政策、协调指导，形成创新创业教育改革的强大合力，让支持大学生创新创业在全社会蔚然成风。

本次大赛共有 1800 余所高校、57000 多支团队、20 万名大学生参赛，并带动百万学生参与。

（资料来源：中国政府网 www.gov.cn 2015–10–20）

2.第三届中国"互联网＋"大学生创新创业大赛"青年红色筑梦之旅"全体队员写给习近平总书记的信

敬爱的习总书记：

您好！

我们是第三届中国"互联网＋"大学生创新创业大赛"青年红色筑梦之旅"实践活动的队员，是一群来自全国各地有志于创新创业的大学生。今年 4 月和 7 月，我们带着自己的创业项目两次来到革命圣地延安，学习并践行您在全国高校思政会上的讲话精神，"把视线投向国家发展的航程，把汗水洒在艰苦创业的舞台"。通过实践，我们深感使命在肩、大有可为，给您写信汇报我们的成长和收获。

"深入实际、服务人民"是您的情怀。您曾说陕北七年的艰苦生活"让我懂得了什么叫实际，什么叫实事求是，什么叫群众"。这次深入区县实地考察，我们深切体会了农村的实际情况和乡亲们的真正需求。通过实地接洽，我们有17个项目与延安当地政府部门、学校、合作社、企业及农户签订了43项落地合作协议，帮助建档贫困户超过200户。我们将继续优化拓展项目，为更广大农村地区百姓服务。作为青年创客，我们深深感到，用知识本领帮助老乡脱贫致富，用创业项目助推农村经济发展，在为群众服务中实现自我价值，正是当代大学生服务人民、奉献祖国的正确方向。

"艰苦奋斗、实干创新"是您的精神。在梁家河村，我们聆听了老支书梁玉明讲述您当年带领乡亲们"创业"的故事，凿井修池、打坝淤地，"捅开陕西第一口沼气池""打二百斤麦子，十里山路不换肩"，战天斗地、移山填海、迎难而上、勇往直前，在艰苦卓绝的环境中创造奇迹，令人心潮澎湃、热血沸腾。信天游唱响理想，黄土地孕育伟大。"黄土地的儿子"教会我们：创业艰难，唯有坚强意志、艰辛努力、"撸起袖子加油干"才能成功。我们全体队员壮怀激烈，将以青春和理想谱写信仰和奋斗之歌，不畏创新创业路上的艰难险阻，将天马行空的想法脚踏实地去实现。

"到基层和人民中去建功立业，让青春之花绽放在祖国最需要的地方"是您的殷切期望。我们坚决响应您的号召，到农村去、到人民中去、到发展最需要的地方去，将青春燃烧在祖国的大地上，在创新创业中锤炼品德，真正做到知行合一。在实践活动中，我们追寻革命前辈伟大而艰辛的"创业史"，更加明白我们从哪里来、要到哪里去。我们将用行动倡导"大创扶贫"，通过大学生创新创业项目对接农村需求，助力国家精准扶贫，帮助乡亲们的日子越过越红火；坚定理想信念，践行社会主义核心价值观，不辜负您对青年学子的希望和要求，以昂扬的精神面貌，迎接党的十九大胜利召开！

敬爱的总书记，在实践活动将要告一段落之际，我们怀着激动的心情给您写信，希望得到您的教导和鼓励。宝塔山下、延水河畔，真切的革命历史、感人的革命故事让"全心全意为人民服务"的思想在我们心里更加清晰。站在陕北的沟壑塬峁上，我们像您当年那样，立下"为祖国、为人民奉献自己"的信念和志向，把自己"创新创业梦"融入伟大的中国梦。您说"陕西是根、延安是魂，延川是我的第二故乡"，生逢这个伟大的时代，中华民族伟大复兴的巨轮劈波斩浪、勇往直前，我们这一代青年一定扎下根、守住魂，矢志奉献祖国，努力书写无愧于时代的华彩篇章。

祝福伟大祖国繁荣昌盛！

"青年红色筑梦之旅"全体队员于延安

2017年7月

（资料来源：以赛促教，以赛促创：中国"互联网+"大学生创新创业大赛指南［M］.高等教育出版社，2018.）

3. 习近平总书记给第三届中国"互联网+"大学生创新创业大赛"青年红色筑梦之旅"的大学生的回信

第三届中国"互联网+"大学生创新创业大赛"青年红色筑梦之旅"的同学们：

来信收悉。得知全国150万大学生参加本届大赛，其中上百支大学生创新创业团队参加了走进延安、服务革命老区的"青年红色筑梦之旅"活动，帮助老区人民脱贫致富奔小康，既取得了积极成效，又受到了思想洗礼，我感到十分高兴。

延安是革命圣地，你们奔赴延安，追寻革命前辈伟大而艰辛的历史足迹，学习延安精神，坚定理想信念，锤炼意志品质，把激昂的青春梦融入伟大的中国梦，体现了当代中国青年奋发有为的精神风貌。

实现全面建成小康社会奋斗目标，实现社会主义现代化，实现中华民族伟大复兴，需要一批又一批德才兼备的有为人才为之奋斗。艰难困苦，玉汝于成。今天，我们比历史上任何时期都更接近实现中华民族伟大复兴的光辉目标。祖国的青年一代有理想、有追求、有担当，实现中华民族伟大复兴就有源源不断的青春力量。希望你们扎根中国大地了解国情民情，在创新创业中增长智慧才干，在艰苦奋斗中锤炼意志品质，在亿万人民为实现中国梦而进行的伟大奋斗中实现人生价值，用青春书写无愧于时代、无愧于历史的华彩篇章。

习近平

2017年8月15日

（资料来源：新华社北京2017年8月15日电）

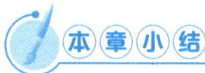

本章小结

高校创新创业教育是以培养大学生创新精神、创业意识、创新创业能力等综合素质为主的教育。高校创新创业教育有利于建设创新型国家，有利于提高大学生综合素质，有利于推进科技成果的转化。美国高校创新创业教育起步较早，创新创业教育已成为一种世界性的教学理念和教学模式。中国高校创新创业教育经过20多年的实践探索，取得了很大进展，目前已形成政府引导、政策激励、学校实施、全社会联动的良好局面。国家深入推进大学生创新创业训练计划，实施创新训练项目、创业训练项目和创业实践项目分类管理。中国国际"互联网+"大学生创新创业大赛是全国规格最高、覆盖院校最广、参与学生最多的大学生创新创业大赛。国家从提升大学生创新创业能力、优化大学生创新创业环境、加强大学生创新创业服务平台建设、推动落实大学生创新创业财税扶持政策、加强对大学生创新创业的金融政策支持、促进大学生创新创业成果转化、办好中国国际"互联网+"大学生创新创业大赛、加强大学生创新创业信息服务等方面进一步支持大学生创新创业。

课后思考练习

1. 为什么要开展大学生创新创业教育?

2. 中国国际"互联网 +"大学生创新创业大赛的参赛要求有哪些?

3. 开展"青年红色筑梦之旅"有何重要意义?

第二章　创新创业思维

励志名言

大学生是实施创新驱动发展战略和推进大众创业、万众创新的生力军。

——李克强

内容提要

创新是能够提供原创性的思想或产品，满足社会大众的需求并能获得一定的商业价值或者社会价值的行为。创业是创业者通过寻找和把握创业机会，利用自己的知识和技能，配置相关资源，创建新企业，为消费者提供产品和服务，为个人和社会创造价值和财富的过程。加强大学生创新创业精神培育，对大学生个人价值的实现、高校教育体制改革、创新型国家的建设具有重要意义。

学习目标

1. **知识目标**　了解创新和创业的概念和特征。
2. **能力目标**　培养大学生创新创业思维能力。
3. **思政目标**　树立大学生正确的创新创业价值观。

案例引导

思维创新——麦冬须根资源变废为宝

川麦冬是四川绵阳的道地中药材，具有养阴生津、润肺清心和提高免疫力的药用价值。其中麦冬之乡——绵阳市三台县，麦冬年产量达 1.3 万吨。然而，麦冬的附属物麦冬须根被大量废弃，每年 4000 多吨被废弃处理。四川中医药高等专科学校金虹教授联合诸多科研机构、高校、中药企业共同开发了关于麦冬须根资源可持续利用的研究，研究成果获得绵阳市 2019 年科技进步二等奖。四川中医药高等专科学校 2019 级中药学的学生吴星熠、章智慧同学，在学校金虹教授科研团队老师的指导下学习了关于麦冬资源利用的研究成果后，思考能否将该科研成果进一步市场转化，开发出既好吃又养生的麦冬特色系列食品。吴星熠团队在学校金虹、林秋霞、田仁君等相关专家的指导下，向社会收集了三千多份市场调研问卷，总结了麦冬须根特色食品的开发思路，并在学校的助力下成功和四川光友薯业有限公司合作开发麦冬新资源食品"麦动粉丝"，并后续开发了"麦动饼干""麦动米粉"。目前吴星熠团队已成立创业公司，深化打造"麦动"品牌麦冬特色食品，持续为市场创造价值。吴星熠团队以该项目参加第六届四川省"互联网+"大学生创新创业大赛取得了银奖。

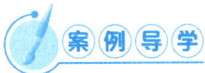

案例导学

创新的思维不一定是凭空想象，关注现有存在的问题，利用好身边的资源，找准合适的市场机会，开发创新的思路，或是助推科研成果的市场转化，大学生也能创造巨大的商业价值。

（资料来源：四川中医药高等专科学校创新创业学院提供）

第一节　创新思维的认识

创新是一个民族进步的灵魂，是一个国家兴旺发达的不竭动力。习近平总书记在十九大报告中指出："创新是引领发展的第一动力，是建设现代化经济体系的战略支撑。"一个企业的生存和发展离不开创新。创新则兴，不创新则亡。

一、创新的含义与动因

（一）创新的含义

《现代汉语词典》将"创新"解释为"抛开旧的，创造新的"。

创新即创造新的事物，是指能够提供原创性的思想或产品，满足社会大众的需求并能获得一定的商业价值或者社会价值的行为。其有两层含义：一是无中生有，创造新的事物；二是在原有的基础上更新、换代、升级。

美籍奥地利经济学家约瑟夫·阿洛伊斯·熊彼特（Joseph Alois Schumpeter）在其1912年德文版《经济发展理论》一书中首先使用创新一词。他认为，所谓创新就是要"建立一种新的生产函数"，即"生产要素的重新组合"。熊彼特认为，创新包括以下五种情况：①采用一种新的产品，也就是消费者还不熟悉的产品或某种产品的一种新的品质。②采用一种新的生产方法，也就是有关的制造部门在实践中尚未知悉的生产方法，这种新的方法决不需要建立在科学上新的发现的基础之上，并且，它也可以存在于在商业上对一种商品进行新的处理。③开辟一个新的销售市场，也就是相关国家的相关制造部门以前不曾进入的市场，这个市场以前可能存在也可能不存在。④获得原材料或半制成品的一种新的供应来源，同样不论这种供应来源是否业已存在，而过去没有注意到或者认为无法进入，还是需要创造出来。⑤实现一种新的组织，比如造成一种垄断地位

（例如通过"托拉斯化"），或打破一种垄断地位。后来，人们将他这一段话归纳为五个创新，依次对应产品创新、工艺创新、市场创新、资源配置创新、组织创新。

（二）创新的动因

创新的动因主要包括以下几个方面：

1. 好奇与兴趣　好奇心是唤起创新意识的起点和基础，而兴趣是创新的内在动因。

2. 质疑与批判　质疑和批判是创新的基础。人类在改造主客世界过程中所进行的质疑、批判、论证过程往往就是提出新思想、创立新理论的过程。

3. 热情与探索　热情是人类从事发明创造不可缺少的精神动力。只有怀着探索世界、追求真理的热忱，人类才能不断揭开大自然的奥秘。

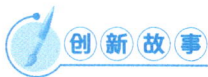

创新故事

叩诊法的诞生

18世纪，一位奥地利医生在给一个患者看病时，尚未确诊，患者突然死去。经过解剖发现，其胸腔化脓并积满了脓水，能否在解剖前诊断出胸腔是否积有脓水？积了多少？一天，在一个酒店里，他看到伙计们正在搬酒桶，只见他们敲敲这只桶，敲敲那只桶，边敲边用耳朵听。他忽然领悟到，伙计们是根据叩击酒桶发出的声音来判断桶内还有多少酒的，人体胸腔脓水的多少是否也可以利用叩击的方法来判断呢？他大胆地做了试验，结果获得了成功。这样，一种新的诊断方法——"叩诊法"从此诞生了。

（资料来源：亓正申，王保军.创新创业基础与实务［M］.西安：西北工业大学出版社，2021.）

屠呦呦——青蒿素的创制者

屠呦呦，1930年12月30日生于浙江宁波，1955年毕业于北京医学院（现北京大学医学部）药学系，后被分配到卫生部中医研究院（1971年更名为中国中医研究院，2005年更名为中国中医科学院）中药研究所工作。她多年从事中药和中西药结合研究，突出贡献是创制了新型抗疟药——青蒿素和双氢青蒿素。2011年9月，她获得拉斯克奖。2015年10月，获得诺贝尔生理学或医学奖，她是第一位获诺贝尔科学奖项的中国本土科学家、第一位获得诺贝尔生理学或医学奖的华人科学家。

屠呦呦1959—1962年参加了卫生部全国第三期西医离职学习中医班，1979年任中国中医研究院中药研究所副研究员，1985年任中国中医研究院中药研究所研究员，1981年加入中国共产党。

屠呦呦于1971年首先从黄花蒿中发现抗疟有效提取物，1972年又分离出新型结构的抗疟有效成分青蒿素，1979年获国家发明奖二等奖。2011年9月她获得拉斯克临床医学奖，获奖理由是"因为发现青蒿素——一种用于治疗疟疾的药物，挽救了全球特别是发展中国家的数百万人的生命。"

屠呦呦自幼耳闻目睹中药治病的奇特疗效，小时候就对中药有了深刻印象，这促使她后来去探索其中的奥秘。考大学时，屠呦呦选择药物学专业为第一志愿。她认为药物是治疗疾病的主要手段与工具。1951年，屠呦呦如愿考入北京医学院药学系，所选专业正是当时一般人缺乏兴趣的生药学。她觉得生药专业最可能接近探索具有悠久历史的中医药领域，符合自己的志趣和理想。在大学4年期间，屠呦呦努力学习，取得了优良的成绩。在专业课程中，她尤其对植物化学、本草学和植物分类学有着极大的兴趣。

（资料来源：刘升学，陈善柳，胡杨.大学生创新创业基础（微课版）[M].成都：电子科技大学

出版社，2020.）

二、创新的类型和方法

（一）创新的类型

根据创新的性质可将创新划分为三种类型，即原始创新、跟随创新和集成创新。

1. 原始创新　是指重大科学发现、技术发明、原理性主导技术等原始性创新活动。原始创新具有首创性、突破性和带动性三大特征。

2. 跟随创新　是指在已有成熟技术的基础上，沿着已经明确的技术道路进行技术创新，如在原有技术之上将技术更加完善，开发出新的功能等。

3. 集成创新　是利用各种信息技术、管理技术与工具等，对各创新要素和创新内容进行选择、集成和优化，形成优势互补的有机整体的动态创新过程。

（二）创新的方法

1. 头脑风暴法　又称智力激励法或自由思考法，是由美国创造学家A·F·奥斯本于1939年首次提出、1953年正式发表的一种激发性思维的方法。头脑风暴法是指通过自由联想与无限制讨论，以期帮助人们充分利用发散思维并产生新观点的行为模式。头脑风暴法强调集体思考、互相激发思考，鼓励参加者在指定的时间内构想出大量的方法，并从中引发新颖的构想。头脑风暴法的核心要点如下：

（1）自由畅谈　参加者不应该受任何条条框框的限制，放松思想，从不同角度，不同层次，大胆地展开想象，尽可能地标新立异，与众不同，提出独创性的想法。

（2）延迟评判　当场不对任何设想做出评价，既不能肯定或否定某个设想，也不对某个设想发表评论性的意见，一切评价和判断都要延迟到会议结束以后才能进行。

（3）禁止批评　每个人都不得对别人的设想提出批评意见，因为批评对创造性思维无疑会产生抑制作用。即使自己认为是幼稚的、错误的，甚至是荒诞离奇的设想，亦不得予以驳斥。

（4）追求数量　会议的目标是获得尽可能多的设想。参加会议的每个人都要抓紧时

间多思考，多设想。至于设想的质量问题，自可留到会后的设想处理阶段去解决。

2. 奥斯本检核表法 以该技法的发明者、美国创新技法和创新过程之父亚历克斯·奥斯本（Alex Faickney Osborn）命名，是指引导主体在创造过程中对照 9 个方面的问题进行思考，以便启迪思路，开拓思维想象的空间，促进人们产生新设想、新方案的方法，主要面对 9 个大问题：有无其他用途、能否借用、能否改变、能否扩大、能否缩小、能否代用、能否重新调整、能否颠倒、能否组合。

奥斯本检核表法是一种产生创意的方法。在众多的创造技法中，这种方法是一种效果比较理想的技法。由于它突出的效果，被誉为"创造之母"。人们运用这种方法产生了很多杰出的创意及大量的发明创造。

亚历克斯·奥斯本于 1941 年出版《思考的方法》，提出了世界上第一个创新发明技法"智力激励法"；并于同年出版世界上第一部创新学专著《创造性想象》，提出了奥斯本检核表法。

奥斯本检核表法的核心是改进，其实施步骤如下：①根据创新对象明确需要解决的问题；②根据需要解决的问题，参照表中列出的问题，运用丰富的想象力，强制性地一个个核对讨论，写出新设想；③对新设想进行筛选，将最有价值和创新性的设想筛选出来。

3. 六顶思考帽法 是被誉为"创新思维学之父"的英国学者爱德华·德·博诺（Edward de Bono）博士开发的一种思维训练模式，或者说是一个全面思考问题的模型。它提供了"平行思维"的工具，避免将时间浪费在互相争执上。强调的是"能够成为什么"，而非"本身是什么"，是寻求一条向前发展的路，而不是争论谁对谁错。运用爱德华·德·博诺的六顶思考帽，将会使混乱的思考变得更清晰，使团体中无意义的争论变成集思广益的创造，使每个人变得富有创造性。

所谓六顶思考帽，是指使用六种不同颜色的帽子代表六种不同的思维模式。任何人都有能力使用以下六种基本思维模式：

（1）白色思考帽 白色是中立而客观的。戴上白色思考帽，人们思考的是关注客观的事实和数据。

（2）绿色思考帽 绿色代表茵茵芳草，象征勃勃生机。绿色思考帽寓意创造力和想象力。具有创造性思考、头脑风暴、求异思维等功能。

（3）黄色思考帽 黄色代表价值与肯定。戴上黄色思考帽，人们从正面考虑问题，表达乐观的、满怀希望的、建设性的观点。

（4）黑色思考帽 戴上黑色思考帽，人们可以运用否定、怀疑、质疑的看法，合乎逻辑地进行批判，尽情发表负面的意见，找出逻辑上的错误。

（5）红色思考帽 红色是情感的色彩。戴上红色思考帽，人们可以表现自己的情绪，还可以表达直觉、感受、预感等方面的看法。

（6）蓝色思考帽 负责控制和调节思维过程；控制各种思考帽的使用顺序，规划和管理整个思考过程，并负责做出结论。

六项思考帽在会议中典型的应用步骤：①陈述问题（白帽）；②提出解决问题的方案（绿帽）；③评估该方案的优点（黄帽）；④列举该方案的缺点（黑帽）；⑤对该方案进行直觉判断（红帽）；⑥总结陈述，做出决策（蓝帽）。

4. 心智图法 又称观念图像化的思考策略，是采取图志式的概念，以线条、图形、符号、颜色、文字、数字等各种方式，将意念和信息快速地以上述各种方式摘要下来，成为一幅心智图。

5. 德尔菲法 又名专家意见法或专家函询调查法，是依据系统既定的程序，采取背对背匿名通信的方式征询专家小组成员意见的方法。德尔菲法强调团队成员之间不得互相讨论，不发生横向联系，只能与调查人员联系，以反复填写问卷，以集结问卷填写人的共识及收集各方意见。此方法可用来构造团队沟通流程，应对复杂难题的管理技术。

6.TRIZ 理论创新方法 发明问题解决理论体系（TRIZ）是指依据技术进化理论，指导人们循序渐进地进行创新的方法。TRIZ 以一套包含分析方法、原理规律、算法工具等的完整体系，可以加速创新过程，提升创新质量，提高创新效率。

三、创新思维的培养

（一）创新思维的概念

创新思维，又称创造性思维，是指具有创新精神的人以新颖独创的方法解决问题的思维过程。创新思维能突破常规思维的界限，以超常规甚至反常规的方法、视角去思考问题，提出与众不同的解决方案，从而产生新颖的、独特的、有社会意义的思维成果。

（二）创新思维的方法

1. 联想法 是指由一个事物想到另一个事物的思维过程。联想的类型主要有四种，即接近联想、相似联想、对比联想、关系联想。

2. 逆向法 是指打破常规思路去思考问题，是与现有事物和理论相反方向的一种创新思维方法。逆向法需要人们对研究对象有全面深入的了解和对实际情况的具体分析，实事求是，走出思维定势。

3. 发散法 是指在事物或问题的研究过程中保持活跃思想和开放思维的方法。发散法的核心是发散性思维，也就是辐射性思维，由中心向各个方向沿直线延伸，由点及面，全面思索。

4. 纵向法 是指按照事物既定的方向和目标，在现有基础上向纵深领域挖掘的一种创新思维方法。纵向法遵循一定的逻辑顺序，由低到高，由浅到深，由始至终，寻求解决思路。

5. 灵感法 是指人们在科学研究、产品开发或问题解决的过程中，因突然涌现的灵感而使问题得到解决的思维方法。灵感法具有偶然性、新颖性、瞬时性等特点。

（三）创新思维的培养途径

1. 建立创新理念 就是要不断学习，大胆创新。

2. 跳出思维定式 就是要跳出"从众定式"和"经验定式"。

3. 拓展思维视角 就是要学会从多角度观察同一个问题，树立换位思维和流变思维。

4. 激发思维潜能 可以从良性暗示和快乐心灵着手。

创新思维训练

1. 传统的医药行业都是以医院或者线下门诊为患者治疗。随着互联网的发展，"互联网医院"的概念已经在部分三甲医院开始推行。请根据你所了解的互联网知识，思考有哪些具体的措施可以用于"互联网医院"建设，例如可以建设一个微信公众号平台，让患者从平台上挂号，在线和专家交流病情。

2. 随着国家对中医药的大力推行，中医药的应用场景越来越多。例如养老院把中医药结合起来打造"中医智慧养老院"，甚至美容院也把中医药结合起来打造"中医美容"。请发挥你的想象，还有哪些可以应用中医药进行转型升级的产业？

第二节 创业思维的认知

创业具有增加就业、促进创新、创造价值等功能，同时也是解决社会问题的有效途径之一。习近平总书记指出："充分尊重群众的首创精神，把群众的积极性和创业精神引导好、保护好，充分发挥人民群众在改革开放和现代化建设中的主体作用，为改革发展创造一个宽松环境。"

一、创业的基本理论与知识

（一）创业的含义、动因及功能

1. 创业的含义 按照《现代汉语词典》的解释，创业是指创办事业。广义的创业是指开拓属于自己的一份事业。狭义的创业是指创业者通过寻找和把握创业机会，利用自己的知识和技能，配置相关资源，创建新企业，为消费者提供产品和服务，为个人和社会创造价值和财富的过程。

2. 创业的动因 主要有以下三个方面：

（1）生存与就业 创业不仅能解决创业者的就业，还能够创造新的就业岗位。

（2）成长与发展　创业能够给创业者自身的成长与发展创造更优良的环境。

（3）成就与自我实现　创业成功能使创业者的各种才能和潜能得以充分发挥，实现个人理想与抱负，获得更多尊重与认可。

3. 创业的功能　创业具有增加就业、促进创新、创造价值等功能，同时也是解决社会问题的有效途径之一。创业的主要功能包括：①创业能够增加就业，缓解就业压力；②创业能够促进创新，推动科技进步；③创业能够创造价值，增加社会财富和国家财政税收；④创业能够帮助创业者实现人生价值；⑤创业能够促进社会经济繁荣。

（二）创业的要素与类型

1. 创业的要素　创业的关键要素包括机会、团队和资源。

（1）创业机会　是指具有较强吸引力的、较为持久的有利于创业的商业机会，创业者据此可以为客户提供有价值的产品或服务，并同时使创业者自身获益。

（2）创业团队　创业者是指某个人发现某种信息、资源、机会或掌握某种技术，利用或借用相应的平台或载体，将其发现的信息、资源、机会或掌握的技术，以一定的方式，转化、创造成更多的财富、价值，并实现某种追求或目标的过程的人。创业搭档是创业者，而创业合伙人不一定是创业者。

创业者一词由法国经济学家坎迪隆（Cantillon）于 1755 年首次引入经济学。1800 年，法国经济学家萨伊（Say）首次给出了创业者的定义，他将创业者描述为将经济资源从生产率较低的区域转移到生产率较高区域的人，并认为创业者是经济活动过程中的代理人。著名经济学家熊彼特则认为创业者应为创新者；这样，创业者概念中又加了一条，即具有发现和引入新的更好的能赚钱的产品、服务和过程的能力。

创业团队是为进行创业而形成的集体。它使各成员（包括创业搭档团队成员）联合起来，在行为上形成彼此影响的交互作用、在心理上意识到其他成员的存在及彼此相互归属的感受和工作精神。

（3）创业资源　是指新创企业在创造价值的过程中需要的特定的资产，包括有形与无形的资产，它是新创企业创立和运营的必要条件，主要表现形式为创业人才、创业资本、创业机会、创业技术和创业管理等。

2. 创业的类型　创业可以从动机、渠道、主体和项目等不同的角度进行分类。

（1）机会型创业和生存型创业　从动机角度，创业可以分为机会型创业和生存型创业。机会型创业的出发点并非谋生，而是为了抓住并利用市场机遇。生存型创业又叫就业型创业，其目的在于谋生，为了谋生而自觉或被迫地走上创业之路。

（2）自主型创业与企业内创业　按照新企业建立的渠道，可以将创业分为自主型创业与企业内创业。自主型创业是指创业者个人或团队白手起家进行创业。企业内创业是指进入成熟期的企业为了获得持续的增长和长久的竞争优势，促进创新和研发成果商品化，通过授权和资源保障等支持的企业内创业。

（3）大学生创业、失业者创业和兼职者创业　按创业主体分类，创业可以分为大学生创业、失业者创业和兼职者创业。

（4）独立创业与合伙创业　按产权构成分类，创业可以分为独立创业与合伙创业。

（三）创业过程与阶段划分

创业过程包括创业者从产生创业想法到创建新企业或开创新事业并获取回报，涉及识别机会、组建团队、寻求融资等活动。可大致划分为机会识别、资源整合、创办新企业、新企业生存和成长四个主要阶段。

1. 创业机会识别　创业者识别创业机会包括发现机会来源和评价机会价值。创业者要多观察、多交流、多分析、发现机会、识别机会和抓住机会。

2. 创业资源整合　创业者需要整合的资源，首先是组建团队，凝聚一批志同道合的人；其次是能进行有效的创业融资；最后是要有创业的基础设施，包括创业的活动场所和平台。

3. 创办新企业　包括公司制度设计、企业注册、经营地址的选择、确定进入市场的途径，包括是选择完全新建企业还是采取加入或收购现有企业等。

4. 新企业生存和成长　创业者创办新企业后，必须面对困难和挑战，采取有效措施，使企业能够长期获得利润，逐步把企业做活、做好、做大、做强。

二、创业思维与创业活动

创业思维是创业行动的前提和核心。一个拥有创业思维的创业者，在创业过程中遭遇困境时，会不断克服困难，寻找新的方案和解决办法，促使自己的创业活动不断获得成功。

（一）思维的构成要素

思维最初是人脑借助于语言对事物的概括和间接的反应过程。思维以感知为基础，又超越感知的界限。通常意义上的思维，涉及所有的认知或智力活动。它探索与发现事物的内部本质联系和规律性，是认识过程的高级阶段。

思维主要由三个基本要素构成，即智力、知识和才能。智力主要表现为观察力、注意力和记忆力；知识主要表现为科学文化和社会经验等；才能是人们能有效达到某种目的的心理能量。

（二）创业思维的含义

创业思维是指创业者必须具备的创业知识、创业精神、创业能力等可以使创业者成功的创业本领。创业思维包括三个方面，即创业意识、创业精神、创业能力。创业意识是创业思维的知识储备；创业精神是创业思维的意志支撑；创业能力是创业思维的显著表现。

1.**创业意识**　是指人们从事创业活动的强大内驱动力，是创业活动中起动力作用的个性因素，是创业者素质系统中的第一个子系统即驱动系统。创业意识主要包括独立性思维、创造性思维和多角度看待问题。

2.**创业精神**　是创业者在创业过程中的重要行为特征的高度凝练，主要表现为勇于创新、敢冒风险、团结合作、坚持不懈等。创业精神将在新时期发挥更大的作用，有利于加快转变经济发展方式，促进经济社会又好又快发展。

创业精神是指在创业者的主观世界中具有开创性的思想、观念、个性、意志、作风和品质等。激情、积极性、适应性、领导力和雄心壮志是创业精神的五大要素。

创业精神具有高度的综合性、三维整体性、超越历史的先进性、鲜明的时代特征等基本特征。创业精神一般可区分为个体的创业精神和组织的创业精神。

3.**创业能力**　是指拥有发现或创造一个新的领域，致力于理解创造新事物（包括新产品、新市场、新生产过程或原材料、组织现有技术的新方法等）的能力，能运用各种方法去利用和开发它们，然后产生各种新的结果。

创业能力分为硬件和软件。硬件就是人力、物力和财力；软件就是创业者的个人能力，包括专业技能和创业素质。创业素质包括创业热情、价值观、发现能力及创新能力。其中任何一个方面都是可以再细分的。

与就业能力相比较，创业能力比就业能力多的是发现的眼光，创新的智慧。

在创业实践过程中，创业能力主要表现为决策能力、管理能力、执行能力及对市场发展的判断能力。

（三）创业思维对创业活动的影响

创业思维可以引导创业活动的发展，创业思维的变化会引发创业行为的改变。

从创业思维与创业者及其团队的关系来看，创业思维影响创业者及团队的创业情感、创业情绪和创业激情；影响创业者及团队的创业动机和创业期望。

从创业思维与创业资源来看，创业思维影响创业者的资源获取和资源整合能力。

从创业思维与创业机会来看，创业思维影响创业者对创业机会的理性推理和价值判断。

从创业思维与创业风险来看，创业思维中的创业意识会影响创业风险的认知，创业能力是消除风险的保障，创业精神是克服创业风险的内心支撑。

从创业思维与商业模式来看，创业思维会影响商业模式的设计与创新。

三、创业素质的培养

（一）素质的含义

素质是指人与生俱来或通过后天培养、塑造、锻炼而获得的身体上和人格上的性质特点。

（二）创业者的基本素质

创业者的基本素质可归结为五个维度，即身体素质、知识素质、心理素质和能力素质、道德素质。

1. 身体素质　一般是指人体在活动中所表现出来的力量、速度、耐力、灵敏、柔韧等功能，也是一个人体质强弱的外在表现。

2. 知识素质　是指创业者应具备的与创业活动相关的知识、技能与人格特质，主要包括经营管理知识、市场经济知识、法律法规知识、行业相关知识等。

3. 心理素质　是指创业者以自然素质为基础，在极具挑战的社会活动中所形成的性格品质与心理能力的综合体现，主要表现为独立性、敢为性、坚韧性、合作性等。创业者的心理素质主要包括：①拥有积极的愿景；②充分的自信；③独立自主；④敢于承担风险，勇于拼搏；⑤坚持不懈，持之以恒。

4. 能力素质　是指和创业活动相联系并表现在具体的创业实践之中的心理素质，是决定创业是否成功的关键因素。创业者的能力素质主要包括创新能力、专业能力、学习能力、分析决策能力、预见能力、管理协调能力、社交能力、挫折承受能力、职业素养（事业心）等。

5. 道德素质　创业者的道德素质主要包括诚信为本、责任心强、守法律己、勤劳节俭等。

（三）创业素质的提升路径

1. 学习积累创业知识　创业知识是大学生创业素质的基础。作为一类特殊的创业者，扎实的专业基础是大学生的创业优势，也是强大竞争力。大学生除了学习专业知识外，还可以通过学习商业知识、管理知识、法律知识及创业教育课程、创业帮扶政策等来促进创业活动的开展。

2. 提高创业实践能力　创业能力是大学生创业素质的核心。在创业实践中表现为自我生存、自我发展，实现创业目标的能力。创业实践是促进知识和能力相互转化的有效途径。高校为大学生提供了大量的实践机会，大学生可以通过参加组织策划、市场调研、试办公司、申请专利、创业竞赛等各类活动来提升自身的创业能力。

3. 树立良好创业品格　创业品格是大学生创业素质的引导方向。创业作为一种社会实践活动，是在一定的意识和目的支配之下进行的。正确的价值观是创业的基石。树立诚实信用、守法合规、踏实肯干的良好创业品格，能够帮助大学生在创业过程中处理好个人与社会、个人与国家、现实与理想、利益与道德之间的关系，提升创业素质。

创业思维训练

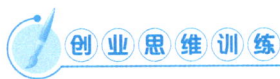

大学校园里有非常多的商机，精准地把握住大学生的需求，寻找目前校园里尚未满足需求的痛点问题，寻找到合理的解决方案，很可能就能挖掘到一个有潜力的创业机会。请思考假如你在学校里面，有哪些可以创业的可能性？假如你要开始实际操作，执行的步骤应该是什么？

第三节　大学生创新创业精神的培育

习近平总书记指出："青年是国家和民族的希望，创新是社会进步的灵魂，创业是推动经济社会发展、改善民生的重要途径。青年学生富有想象力和创造力，是创新创业的有生力量。希望广大青年学生把自己的人生追求同国家发展进步、人民伟大实践紧密结合起来，刻苦学习，脚踏实地，锐意进取，在创新创业中展示才华、服务社会。"

一、大学生创新创业精神培育的意义

创新是创业的手段和本质。创业是创新的平台和载体。创新是创业的基础，创业推动着创新。创业者只有通过不断创新才能使所创立的事业保持竞争优势，创新思维只有通过创业者的实践活动才能实现价值。创业是创新的特殊形态，创新需要通过创业的方式实现，两者相辅相成。创新精神是一种勇于抛弃旧思想旧事物、创立新思想新事物的精神动力。创业精神是指在创业者的主观世界中具有开创性的思想、观念、个性、意志、作风和品质等。创业精神是创业者的重要行为特征的高度概括，主要表现为勇于创新、勇当风险、团结合作、坚持不懈等。

习近平总书记指出"实现中国梦必须弘扬中国精神"，即以爱国主义为核心的民族精神和以改革创新为核心的时代精神。大学生创新创业精神是时代精神的重要组成部分。加强大学生创新创业精神培育对大学生个人价值的实现、高校教育体制改革、创新型国家的建设均具有重要意义。

（一）实现大学生个人价值的现实需要

创新创业精神培育能有效推动大学生主动发现新机遇、开创新局面、创造新价值，不断实现个人价值与社会价值的统一。

（二）改革教育体制的内在动力

教育部在《关于大力推进高等学校创新创业教育和大学生自主创业工作的意见》中提出在高等学校开展创新创业教育是深化高等教育教学改革，培养学生创新精神和实践能力的重要途径。在大学生中开展创新创业教育，培育具有创新创业精神的大学生是实现高等教育改革目标的重要环节，是高等教育改革和发展的必然选择和内在动力，也是高等院校适应经济社会发展的必然结果。

（三）建设创新型国家的客观要求

党的十九大提出要"加快建设创新型国家"。创新创业精神是社会未来创新型人才的必备素质。高校作为培养创新型人才的主阵地，培育具有创新创业精神的大学生，把"大众创业、万众创新"不断引向深入，不仅成为解决就业问题的重要出路，而且为经济发展和创新型国家建设，为实现民族复兴的伟大中国梦提供源源不断的精神动力和智力支持。

二、大学生创新创业精神培育的原则

大学生创新创业精神培育应遵守以下基本原则：

1. 普及化原则　培育创新创业精神应该作为一种科学理念贯穿高等教育始终，普及到全体大学生，实现大学生群体的全面发展。

2. 专业化原则　创新创业精神培育的专业化主要体现在课程、管理、师资等方面。

3. 主体性原则　创新创业精神培育的主体性主要表现在强化学生主体意识和尊重学生个体差异两个方面。大学生是创新创业精神的培育主体。

4. 理论结合实际原则　创新创业精神培育需要理论知识为基础，通过创新创业实践活动来激发和强化。

三、大学生创新创业精神培育的路径

（一）激励模式建构

构建创新创业精神激励模式，充分发挥榜样示范作用。通过创新创业榜样的优秀事迹激励大学生保持创新创业激情，鼓励他们见贤思齐，提高创新创业品格，将从榜样身上学到的创新创业精神予以内化。

（二）家校联合培育

高等院校要发挥好在大学生创新创业精神培育过程中的引领作用，同时要加强家校联系，引导家长正确看待孩子自主创业，更新观念。同时，家庭需提供精神及物质支持孩子的创新创业选择，逐步认同创新创业教育的新模式。

（三）创新创业氛围营造

高校在创新创业精神培育过程中强化优秀中国传统文化的价值导向作用，教育学生树立正确的创新创业价值观，培养大学生崇高的创新创业使命感和敢闯会创的拼搏精神。

（四）大学生积极投身创新创业实践

1. 积极选修创新创业教育相关课程。

2. 主动到创新创业教育基地实践。

3. 参加创新创业大赛。

4. 培养自己和团队的创新思维。

拓展阅读

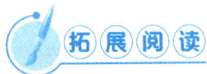

"十四五"中医药发展规划（部分内容）

为贯彻落实党中央、国务院关于中医药工作的决策部署，明确"十四五"时期中医药发展目标任务和重点措施，依据《中华人民共和国国民经济和社会发展第十四个五年规划和2035年远景目标纲要》，制定本规划。

一、规划背景

"十三五"期间，中医药发展顶层设计加快完善，政策环境持续优化，支持力度不断加大。2017年，中医药法施行。2019年，中共中央、国务院印发《关于促进中医药传承创新发展的意见》，国务院召开全国中医药大会。中医药服务体系进一步健全，截至2020年底，全国中医医院达到5482家，每千人口公立中医医院床位数达到0.68张，每千人口卫生机构中医类别执业（助理）医师数达到0.48人，99%的社区卫生服务中心、98%的乡镇卫生院、90.6%的社区卫生服务站、74.5%的村卫生室能够提供中医药服务，设置中医临床科室的二级以上公立综合医院占比达到86.75%，备案中医诊所达到2.6万家。中医药传承发展能力不断增强，中医药防控心脑血管疾病、糖尿病等重大慢病及重大传染性疾病临床研究取得积极进展，屠呦呦研究员获得国家最高科学技术奖，中医药人才培养体系持续完善，中成药和中药饮片产品标准化建设扎实推进，第四次全国中药资源普查基本完成，公民中医药健康文化素养水平达20.69%。中医药开放发展取得积极成效，已传播到196个国家和地区，中药类商品进出口贸易总额大幅增长。特别是新冠肺炎疫情发生以来，坚持中西医结合、中西药并用，中医药全面参与疫情防控救治，作出了重要贡献。

当前，全球新冠肺炎疫情仍处于大流行状态，新发传染病不断出现，我国慢性病发病率总体呈上升趋势，传统传染病防控形势仍然严峻。随着经济社会发展和生活水平提高，人民群众更加重视生命安全和健康质量，健康需求不断增长，并呈现多样化、差异化特点。有效应对多种健康挑战、更好满足人民群众健康需求，迫切需要加快推进中医药事业发展，更好发挥其在健康中国建设中的独特优势。同时也应看到，中医药发展不平衡不充分问题仍然突出，中医药优质医疗服务资源总体不足，基层中医药服务能力仍较薄弱，中西医协同作用发挥不够，中医药参与公共卫生和应急救治机制有待完善，传承创新能力有待持续增强，中药材质量良莠不齐，中医药特色人才培养质量仍需提升，符合中医药特点的政策体系需进一步健全。

二、总体要求

（一）指导思想

以习近平新时代中国特色社会主义思想为指导，深入贯彻党的十九大和十九届历次全会精神，统筹推进"五位一体"总体布局，协调推进"四个全面"战略布局，认真落实党中央、国务院决策部署，坚持稳中求进工作总基调，立足新发展阶段，完整、准确、全面贯彻新发展理念，构建新发展格局，坚持中西医并重，传承精华、守正创新，实施中医药振兴发展重大工程，补短板、强弱项、扬优势、激活力，推进中医药和现代科学相结合，推动中医药和西医药相互补充、协调发展，推进中医药现代化、产业化，推动中医药高质量发展和走向世界，为全面推进健康中国建设、更好保障人民健康提供有力支撑。

（二）基本原则

坚持以人民为中心。把人民群众生命安全和身体健康放在第一位，加强服务体系和人才队伍建设，提升中医药服务能力，充分发挥中医药在治未病、重大疾病治疗、疾病康复中的重要作用，全方位全周期保障人民健康。

坚持遵循发展规律。正确把握继承与创新的关系，坚持中医药原创思维，坚持创造性转化、创新性发展，注重利用现代科学技术和方法，深入发掘中医药精华，在创新中形成新特色新优势，促进中医药特色发展。

坚持深化改革创新。破除体制机制和政策障碍，完善政策举措和评价标准体系，持续推进中医药领域改革创新，建立符合中医药特点的服务体系、服务模式、管理模式、人才培养模式，推动中医药事业和产业高质量发展。

坚持统筹协调推进。坚持中西医并重，提升中西医结合能力，促进优势互补，共同维护人民健康。统筹谋划推进中医药服务、人才、传承创新、产业、文化、开放发展、深化改革等工作，形成促进中医药事业发展的合力。

（三）发展目标

到 2025 年，中医药健康服务能力明显增强，中医药高质量发展政策和体系进一步完善，中医药振兴发展取得积极成效，在健康中国建设中的独特优势得到充分发挥。

——**中医药服务体系进一步健全**　融预防保健、疾病治疗和康复于一体的中医药服务体系逐步健全，中医药基层服务能力持续提升，中西医结合服务水平不断提高，中医药参与新发突发传染病防治和公共卫生事件应急处置能力显著增强。

——**中医药特色人才建设加快推进**　中医药教育改革深入推进，具有中医药特色的人才培养模式逐步完善，人才成长途径和队伍结构持续优化，队伍素质不断提升，基层中医药人才数量和质量进一步提高。

——**中医药传承创新能力持续增强**　中医药传承创新体系进一步健全，有利于传承创新的政策机制逐步完善，基础理论和重大疾病防治研究取得积极进展，临床与科研结合更为紧密，多学科融合创新持续推进。

——**中医药产业和健康服务业高质量发展取得积极成效**　中药材质量水平持续提升，供应保障能力逐步提高，中药注册管理不断优化，中药新药创制活力增强。中医药养生保健服务有序发展，中医药与相关业态持续融合发展。

——**中医药文化大力弘扬**　中医药文化产品和服务供给更为优质丰富，中医药博物馆事业加快发展，文化传播覆盖面进一步拓宽，公民中医药健康文化素养水平持续提高，中医药文化影响力进一步提升。

——**中医药开放发展积极推进**　中医药积极参与重大传染病防控国际合作，助力构建人类卫生健康共同体的作用更加显著。中医药高质量融入"一带一路"建设，国际交流不断深化，服务贸易积极发展。

——**中医药治理水平进一步提升**　中医药领域改革持续深化，遵循中医药发展规律的治理体系逐步完善，中医药信息化、综合统计、法治、监管等支撑保障不断加强，中医药治理水平持续提升。

三、主要任务

（一）建设优质高效中医药服务体系

1. 做强龙头中医医院　依托综合实力强、管理水平高的中医医院，建设一批国家中医医学中心，在疑难危重症诊断与治疗、高层次中医药人才培养、高水平研究与创新转化、解决重大公共卫生问题、现代医院管理、传统医学国际交流等方面代表全国一流水平。将全国高水平中医医院作为输出医院，推进国家区域医疗中心建设项目，在优质中医药资源短缺或患者转外就医多的省份设置分中心、分支机构，促进优质中医医疗资源扩容和均衡布局。

2. 做优骨干中医医院　加强各级各类中医医院建设，强化以中医药服务为主的办院模式和服务功能，规范科室设置，推进执行建设标准，补齐资源配置不平衡的短板，优化就医环境，持续改善基础设施条件。建设一批中医特色重点医院。提升地市级中医医院综合服务能力。支持中医医院牵头组建医疗联合体。

3. 做实基层中医药服务网络　实施基层中医药服务能力提升工程"十四五"行动计划，全面提升基层中医药在治未病、疾病治疗、康复、公共卫生、健康宣教等领域的服务能力。持续加强县办中医医疗机构建设，基本实现县办中医医疗机构全覆盖。加强基层医疗卫生机构中医药科室建设，力争实现全部社区卫生服务中心和乡镇卫生院设置中医馆、配备中医医师，100% 的社区卫生服务站和 80% 以上的村卫生室能够提供中医药服务。实施名医堂工程，打造一批名医团队运营的精品中医机构。鼓励有资质的中医专业技术人员特别是名老中医开办中医诊所。鼓励有条件的中医诊所组建家庭医生团队开展签约服务。推动中医门诊部和诊所提升管理水平。

4. 健全其他医疗机构中医药科室　强化综合医院、专科医院和妇幼保健机构中医临床科室、中药房建设，有条件的二级以上公立综合医院设立中医病区和中医综合治疗区。鼓励社会办医疗机构设置中医药科室。

（二）提升中医药健康服务能力

1.彰显中医药在健康服务中的特色优势

提升疾病预防能力　实施中医药健康促进行动，推进中医治未病健康工程升级。开展儿童青少年近视、脊柱侧弯、肥胖等中医适宜技术防治。规范二级以上中医医院治未病科室建设。在各级妇幼保健机构推广中医治未病理念和方法。继续实施癌症中西医结合防治行动，加快构建癌症中医药防治网络。推广一批中医治未病干预方案，制定中西医结合的基层糖尿病、高血压防治指南。在国家基本公共卫生服务项目中优化中医药健康管理服务，鼓励家庭医生提供中医治未病签约服务。持续开展0—36个月儿童、65岁以上老年人等重点人群的中医药健康管理，逐步提高覆盖率。

增强疾病治疗能力　开展国家中医优势专科建设，以满足重大疑难疾病防治临床需求为导向，做优做强骨伤、肛肠、儿科、皮肤科、妇科、针灸、推拿及脾胃病、心脑血管病、肾病、肿瘤、周围血管病等中医优势专科专病，巩固扩大优势，带动特色发展。制定完善并推广实施一批中医优势病种诊疗方案和临床路径，逐步提高重大疑难疾病诊疗能力和疗效水平。加强中药药事管理，落实处方专项点评制度，促进合理使用中药。鼓励依托现有资源建设中医医疗技术中心，挖掘整理并推广应用安全有效的中医医疗技术。大力发展中医非药物疗法，充分发挥其在常见病、多发病和慢性病防治中的独特作用。加强护理人员中医药知识与技能培训，开展中医护理门诊试点。

强化特色康复能力　实施中医药康复服务能力提升工程。依托现有资源布局一批中医康复中心，二级以上中医医院加强康复（医学）科建设，康复医院全部设置传统康复治疗室，其他提供康复服务的医疗机构普遍能够提供中医药服务。探索有利于发挥中医药优势的康复服务模式。促进中医药、中华传统体育与现代康复技术融合，发展中国特色康复医学。针对心脑血管病、糖尿病、尘肺病等慢性病和伤残等，制定推广中医康复方案，推动研发中医康复器具。大力开展培训，推动中医康复技术进社区、进家庭、进机构。

2.提升中医药参与新发突发传染病防治和公共卫生事件应急处置能力

完善中医药参与应急管理的制度　在传染病防治法、突发公共卫生事件应对法等法律法规制修订中，研究纳入坚持中西医并重以及中西医结合、中西药并用、加强中医救治能力建设等相关内容，推动建立有效机制，促进中医药在新发突发传染病防治和公共卫生事件应急处置中发挥更大作用。

加强中医药应急救治能力建设　依托高水平三级甲等中医医院，建设覆盖所有省份的国家中医疫病防治基地，依托基地组建中医疫病防治队伍，提升中医紧急医学救援能力。三级公立中医医院和中西医结合医院（不含中医专科医院）全部设置发热门诊，加强感染性疾病、急诊、重症、呼吸、检验等相关科室建设，提升服务能力。

强化中医药应急救治支撑保障 加强中医药应急科研平台建设，合理布局生物安全三级水平实验室。加大国家中医药应对重大公共卫生事件和疫病防治骨干人才培养力度，形成人员充足、结构合理、动态调整的人才库，提高中医药公共卫生应急和重症救治能力。完善中药应急物资保障供应机制。

3. 发展少数民族医药 加强少数民族医医疗机构建设，提高民族地区基层医疗卫生机构少数民族医药服务能力。改善少数民族医医院基础设施条件，加强少数民族医医院专科能力、制剂能力和信息化能力建设。建立符合少数民族医医疗机构自身特点和发展规律的绩效评价指标体系。加大少数民族医药防治重大疾病和优势病种研究力度，有效传承特色诊疗技术和方法。鼓励和扶持少数民族医药院校教育、师承教育和继续教育。加大对少数民族医药的传承保护力度，持续开展少数民族医药文献抢救整理工作，推动理论创新和技术创新。

4. 提高中西医结合水平

推动综合医院中西医协同发展 在综合医院推广"有机制、有团队、有措施、有成效"的中西医结合医疗模式，将中医纳入多学科会诊体系，加强中西医协作和协同攻关，制定实施"宜中则中、宜西则西"的中西医结合诊疗方案。将中西医协同发展工作纳入医院评审和公立医院绩效考核。推动三级综合医院全部设置中医临床科室，设立中医门诊和中医病床。打造一批中西医协同"旗舰"医院、"旗舰"科室，开展重大疑难疾病、传染病、慢性病等中西医联合攻关。

加强中西医结合医院服务能力建设 建立符合中西医结合医院特点和规律的绩效评价指标体系，修订中西医结合医院工作指南。加强中西医结合医院业务用房等基础设施建设，强化设备配置。开展中西医结合学科和专科建设，促进中西医联合诊疗模式改革创新。

提升相关医疗机构中医药服务水平 引导专科医院、传染病医院、妇幼保健机构规范建设中医临床科室、中药房，普遍开展中医药服务，创新中医药服务模式，加强相关领域中医优势专科建设。优化妇幼中医药服务网络，提升妇女儿童中医药预防保健和疾病诊疗服务能力。

5. 优化中医医疗服务模式 完善以病人为中心的服务功能，优化服务流程和方式，总结推广中医综合诊疗模式、多专业一体化诊疗模式和集预防、治疗、康复于一体的全链条服务模式。推进智慧医疗、智慧服务、智慧管理"三位一体"的智慧中医医院建设。建设中医互联网医院，发展远程医疗和互联网诊疗。持续推进"互联网＋医疗健康""五个一"服务行动。构建覆盖诊前、诊中、诊后的线上线下一体化中医医疗服务模式，让患者享有更加便捷、高效的中医药服务。

（三）建设高素质中医药人才队伍

1. 深化中医药院校教育改革 深化医教协同，进一步推动中医药教育改革与高质量发展。建立以中医药课程为主线、先中后西的中医药类专业课程体系，优化专业设置、课程设置和教材组织，增设中医疫病课程，增加经典课程内容，开展中医药经典能力等级考试。强化中医思维培养，建立早跟师、早临床学习制度，将师承教育贯穿临床实践教学全过程。加大对省（部）局共建中医药院校改革发展的支持力度，推动建设100个左右中医药类一流本科专业建设点。加强中医临床教学能力建设，提升高校附属医院和中医医师规范化培训基地教学能力。实施卓越中医药师资培训计划。依托现有资源，支持建设一批中医药高水平高等职业学校和专业（群）。

2. 强化中医药特色人才队伍建设　实施中医药特色人才培养工程（岐黄工程）。打造岐黄学者品牌，持续开展岐黄学者培养、全国中医临床优秀人才研修等项目，做强领军人才、优秀人才、骨干人才梯次衔接的高层次人才队伍。建设一批高水平中医药重点学科。构建符合中医药特点的人才培养模式，发展中医药师承教育，建立高年资中医医师带徒制度，与职称评审、评优评先等挂钩，持续推进全国名老中医药专家传承工作室、全国基层名老中医药专家传承工作室建设。将综合医院、妇幼保健院等医疗机构中医药人才纳入各类中医药人才培养项目。按照"下得去、留得住、用得上"的要求，加强基层中医药人才队伍建设，根据需求合理确定中医专业农村订单定向免费培养医学生规模，在全科医生特岗计划中积极招收中医医师。推广中医药人员"县管乡用"，探索推进轮岗制与职称评审相衔接。适当放宽长期服务基层的中医医师职称晋升条件，表彰奖励评优向基层一线和艰苦地区倾斜，引导中医药人才向基层流动。

3. 完善落实西医学习中医制度　开展九年制中西医结合教育试点。增加临床医学类专业中医药课程学时，将中医药课程列为本科临床医学类专业必修课和毕业实习内容，在临床类别医师资格考试中增加中医知识。落实允许攻读中医专业学位的临床医学类专业学生参加中西医结合医师资格考试和中医医师规范化培训的政策要求。在高职临床医学类专业中开设中医基础与适宜技术必修课程。临床、口腔、公共卫生类别医师接受必要的中医药继续教育，综合医院对临床医师开展中医药专业知识轮训，使其具备本科室专业领域的常规中医诊疗能力。加强中西医结合学科建设，培育一批中西医结合多学科交叉创新团队。实施西医学习中医人才专项，培养一批中西医结合人才。

（四）建设高水平中医药传承保护与科技创新体系

1. 加强中医药传承保护　实施中医药古籍文献和特色技术传承专项，编纂出版《中华医藏》，建立国家中医药古籍和传统知识数字图书馆。加强对名老中医学术经验、老药工传统技艺等的活态传承，支持中医学术流派发展。推动出台中医药传统知识保护条例，建立中医药传统知识数据库、保护名录和保护制度。

2. 加强重点领域攻关　在科技创新2030—重大项目、重点研发计划等国家科技计划中加大对中医药科技创新的支持力度。深化中医原创理论、中药作用机理等重大科学问题研究。开展中医药防治重大、难治、罕见疾病和新发突发传染病等诊疗规律与临床研究。加强中医药临床疗效评价研究。加强开展基于古代经典名方、名老中医经验方、有效成分或组分等的中药新药研发。支持儿童用中成药创新研发。推动设立中医药关键技术装备项目。

3. 建设高层次科技平台 依托现有资源，建设一批国家级中医药研究平台，研究布局全国重点实验室、国家临床医学研究中心、国家工程研究中心和国家技术创新中心；推进国家中医药传承创新中心、国家中医临床研究基地和中国中医药循证医学中心建设。发挥中国中医科学院"国家队"作用，实施中医药科技创新工程。

4. 促进科技成果转化 建设一批中医药科技成果孵化转化基地。支持中医医院与企业、科研机构、高等院校等加强协作、共享资源。鼓励高等院校、科研院所、医疗机构建立专业化技术转移机构，在成果转化收益分配、团队组建等方面赋予科研单位和科研人员更大自主权。

（五）推动中药产业高质量发展

1. 加强中药资源保护与利用 支持珍稀濒危中药材人工繁育。公布实施中药材种子管理办法。制定中药材采收、产地加工、野生抚育及仿野生栽培技术规范和标准。完成第四次全国中药资源普查，建立全国中药资源共享数据集和实物库，并利用实物样本建立中药材质量数据库，编纂中国中药资源大典。

2. 加强道地药材生产管理 制定发布全国道地药材目录，构建中药材良种繁育体系。加强道地药材良种繁育基地和生产基地建设，鼓励利用山地、林地推行中药材生态种植，优化生产区域布局和产品结构，开展道地药材产地和品质快速检测技术研发，集成创新、示范推广一批以稳定提升中药材质量为目标的绿色生产技术和种植模式，制定技术规范，形成全国道地药材生产技术服务网络，加强对道地药材的地理标志保护，培育一批道地药材知名品牌。

3. 提升中药产业发展水平 健全中药材种植养殖、仓储、物流、初加工规范标准体系。鼓励中药材产业化、商品化和适度规模化发展，推进中药材规范化种植、养殖。鼓励创建以中药材为主的优势特色产业集群和以中药材为主导的农业产业强镇。制定实施全国中药饮片炮制规范，继续推进中药炮制技术传承基地建设，探索将具有独特炮制方法的中药饮片纳入中药品种保护范围。加强中药材第三方质量检测平台建设。研究推进中药材、中药饮片信息化追溯体系建设，强化多部门协同监管。加快中药制造业数字化、网络化、智能化建设，加强技术集成和工艺创新，提升中药装备制造水平，加速中药生产工艺、流程的标准化和现代化。

4. 加强中药安全监管 提升药品检验机构的中药质量评价能力，建立健全中药质量全链条安全监管机制，建设中药外源性有害残留物监测体系。加强中药饮片源头监管，严厉打击生产销售假劣中药饮片、中成药等违法违规行为。建立中成药监测、预警、应急、召回、撤市、淘汰的风险管理长效机制。加强中药说明书和标签管理，提升说明书临床使用指导效果。

（六）发展中医药健康服务业

1. 促进和规范中医药养生保健服务发展 促进中医健康状态辨识与评估、咨询指导、健康干预、健康管理等服务规范开展。推广太极拳、八段锦等中医药养生保健方法和中华传统体育项目，推动形成体医结合的健康服务模式。鼓励中医医疗机构为中医养生保健机构提供技术支持，支持中医医师依照规定提供服务。

2. 发展中医药老年健康服务　强化中医药与养老服务衔接，推进中医药老年健康服务向农村、社区、家庭下沉。逐步在二级以上中医医院设置老年病科，增加老年病床数量，开展老年病、慢性病防治和康复护理。推动二级以上中医医院与养老机构合作共建，鼓励有条件的中医医院开展社区和居家中医药老年健康服务。鼓励中医医师加入老年医学科工作团队和家庭医生签约团队，鼓励中医医师在养老机构提供保健咨询和调理服务。推动养老机构开展中医特色老年健康管理服务。在全国医养结合示范项目中培育一批具有中医药特色的医养结合示范机构，在医养结合机构推广中医药适宜技术。

3. 拓展中医药健康旅游市场　鼓励地方结合本地区中医药资源特色，开发更多体验性强、参与度高的中医药健康旅游线路和旅游产品，吸引境内外消费者。完善中医药健康旅游相关标准体系，推动中医药健康旅游高质量发展。

4. 丰富中医药健康产品供给　以保健食品、特殊医学用途配方食品、功能性化妆品、日化产品为重点，研发中医药健康产品。鼓励围绕中医养生保健、诊疗与康复，研制便于操作、适于家庭的健康检测、监测产品及自我保健、功能康复等器械。

（七）推动中医药文化繁荣发展

1. 加强中医药文化研究和传播　深入挖掘中医药精华精髓，阐释中医药文化与中华优秀传统文化的内在联系。加强中医药学与相关领域协同创新研究。实施中医药文化传播行动，推动建设体验场馆，培育传播平台，丰富中医药文化产品和服务供给。推动中医药文化贯穿国民教育始终，进一步丰富中医药文化教育。加强中医药机构文化建设。加大对传统医药类非物质文化遗产代表性项目的保护传承力度。加强中医药科普专家队伍建设，推动中医医疗机构开展健康讲座等科普活动。建设中医药健康文化知识角。开展公民中医药健康文化素养水平监测。

2. 发展中医药博物馆事业　开展国家中医药博物馆基本建设，建成国家中医药数字博物馆。促进中医药博物馆体系建设，强化各级各类中医药博物馆收藏研究、社会教育、展览策划和文化服务功能，加强数字化建设，组织内容丰富的中医药专题展览。

3. 做大中医药文化产业　鼓励引导社会力量通过各种方式发展中医药文化产业。实施中医药文化精品行动，引导创作一批质量高、社会影响力大的中医药文化精品和创意产品。促进中医药与动漫游戏、旅游餐饮、体育演艺等融合发展。培育一批知名品牌和企业。

（八）加快中医药开放发展

1. 助力构建人类卫生健康共同体　积极参与全球卫生健康治理，推进中医药参与新冠肺炎等重大传染病防控国际合作，分享中医药防控疫情经验。在夯实传播应用基础上，推进中医药高质量融入"一带一路"建设，实施中医药国际合作专项，推动社会力量提升中医药海外中心、中医药国际合作基地建设质量，依托现有机构建设传统医学领域的国际临床试验注册平台。指导和鼓励社会资本设立中医药"一带一路"发展基金。推进在相关国家实施青蒿素控制疟疾项目。

2. 深化中医药交流合作 巩固拓展与有关国家的政府间中医药合作，加强相关政策法规、人员资质、产品注册、市场准入、质量监管等方面的交流。鼓励和支持有关中医药机构和团体以多种形式开展产学研用国际交流与合作。促进中医药文化海外传播与技术国际推广相结合。鼓励和支持社会力量采用市场化方式，与有合作潜力和意愿的国家共同建设一批友好中医医院、中医药产业园。加强与港澳台地区的中医药交流合作，建设粤港澳大湾区中医药高地，打造高水平中医医院、中医优势专科、人才培养基地和科技创新平台。

3. 扩大中医药国际贸易 大力发展中医药服务贸易，高质量建设国家中医药服务出口基地。推动中医药海外本土化发展，促进产业协作和国际贸易。鼓励发展"互联网＋中医药贸易"。逐步完善中医药"走出去"相关措施，开展中医药海外市场政策研究，助力中医药企业"走出去"。推动中药类产品海外注册和应用。

（九）深化中医药领域改革

1. 建立符合中医药特点的评价体系 建立完善科学合理的中医医疗机构、特色人才、临床疗效、科研成果等评价体系。健全公立中医医院绩效考核机制，常态化开展三级和二级公立中医医院绩效考核工作。完善各类中医临床教学基地标准和准入制度。建立完善符合中医药特点的人才评价体系，强化中医思维与临床能力考核，将会看病、看好病作为中医医师的主要评价内容。研究建立中医药人才表彰奖励制度。研究优化中医临床疗效评价体系，探索制定符合中医药规律的评价指标。通过同行评议、引进第三方评估等方式，完善有利于中医药创新的科研评价机制。

2. 健全现代医院管理制度 建立体现中医医院特点的现代医院管理制度，落实党委领导下的院长负责制，推动公立中医医院发展方式从规模扩张转向提质增效和中医内涵式特色发展，运行模式从粗放管理转向精细化管理，资源配置从注重物质要素转向更加注重人才技术要素。推进公立中医医院人事管理制度和薪酬分配制度改革，落实"两个允许"要求。落实公立中医医院总会计师制度。建立完善中医医疗质量管理与控制体系，推进中医病案质量控制中心和中药药事管理质控中心建设。完善中医医院院感防控体系。构建和谐医患关系，改善中医医务人员工作环境和条件，在全社会营造尊重中医的良好氛围。

3. 完善中医药价格和医保政策 建立以临床价值和技术劳务价值为主要依据、体现中医药特点的中医医疗服务卫生技术评估体系，优化中医医疗服务价格政策。在医疗服务价格动态调整中重点考虑中医医疗服务项目。医疗机构炮制使用的中药饮片、中药制剂实行自主定价，符合条件的按程序纳入基本医疗保险支付范围。改善市场竞争环境，引导形成以质量为导向的中药饮片市场价格机制。将符合条件的中医医疗服务项目和中药按程序纳入基本医疗保险支付范围。探索符合中医药特点的医保支付方式，遴选和发布中医优势病种，鼓励实行中西医同病同效同价。一般中医诊疗项目可继续按项目付费。继续深化中医药参与按床日付费、按人头付费等研究。支持保险公司、中医药机构合作开展健康管理服务，鼓励商业保险机构开发中医治未病等保险产品。

4. 改革完善中药注册管理 优化中药临床证据体系，建立中医药理论、人用经验和临床试验"三结合"的中药注册审评证据体系，积极探索建立中药真实世界研究证据体系。探索中药饮片备案、审批管理，优化医疗机构中药制剂注册管理。推进古代经典名方目录制定发布，加快收载方剂的关键信息考证。

5. 推进中医药领域综合改革 建设 10 个左右国家中医药综合改革示范区，鼓励在服务模式、产业发展、质量监管等方面先行先试，打造中医药事业和产业高质量发展高地。开展全国基层中医药工作示范市（县）创建工作。开展医疗、医保、医药联动促进中医药传承创新发展试点，发扬基层首创精神，完善更好发挥中医药特色优势的医改政策。

（十）强化中医药发展支撑保障

1. 提升中医药信息化水平 依托现有资源持续推进国家和省级中医药数据中心建设。优化升级中医馆健康信息平台，扩大联通范围。落实医院信息化建设标准与规范要求，推进中医医院及中医馆健康信息平台规范接入全民健康信息平台。加强关键信息基础设施、数据应用服务的安全防护，增强自主可控技术应用。开展电子病历系统应用水平分级评价和医院信息互联互通标准化成熟度测评。鼓励中医辨证论治智能辅助诊疗系统等具有中医药特色的信息系统研发应用。

2. 建立国家中医药综合统计制度 逐步完善统计直报体系，建立与卫生健康统计信息共享机制。加强综合统计人才队伍建设，构建统一规范的国家中医药数据标准和资源目录体系，建设国家、省级中医药综合统计信息平台，建立统计数据定期发布机制，稳步推动数据资源共享开放。

3. 加强中医药法治建设 深入推进中医药法贯彻实施，完善中医药法相关配套制度。推动制修订相关法律法规和规章，加强对地方性法规建设的指导。进一步推进全国人大常委会中医药法执法检查报告及审议意见落实工作。建立不良执业记录制度，将提供中医药健康服务的机构及其人员诚信经营和执业情况依法依规纳入全国信用信息共享平台。强化中医药监督执法工作，健全长效机制，落实执法责任，加强人员培训，完善监督执法规范，全面提高中医药监督能力和水平。

4. 深化中医药军民融合发展 加强军地双方在中医药学科建设、科技创新、人才培养等方面的合作，完善工作机制和政策措施，畅通信息交流渠道，加快军事中医药学科全面建设与发展，提高军队中医药整体保障水平。

四、强化组织实施

（一）加强组织领导

强化国务院中医药工作部际联席会议办公室统筹职能，加强工作协调，及时研究和推动解决中医药发展重要问题。各省（自治区、直辖市）要完善中医药工作跨部门协调机制，支持和促进中医药发展，推动将中医药相关工作纳入政府绩效考核。建立健全省、市、县级中医药管理体系，合理配置人员力量。

（二）强化投入保障

各级政府通过现有资金渠道积极支持中医药发展，落实对公立中医医院的办医主体责任。支持通过地方政府专项债券等渠道，推进符合条件的公立中医医院建设项目。引导社会投入，打造中医药健康服务高地和学科、产业集聚区。鼓励金融机构依法依规为符合条件的中医药领域项目提供金融支持，进一步完善中医药发展多元化投入机制。

（三）健全实施机制

加强国家和省（自治区、直辖市）两级规划衔接。强化规划编制实施的制度保障，建立监测评估机制，监测重点任务、重大项目、重大改革举措的执行情况，进行中期、末期评估，及时发现并解决重要问题，确保本规划顺利实施。

（四）注重宣传引导

做好政策解读和培训，加强正面宣传和科学引导，大力宣传中医药传承创新发展成效，及时回应群众关切，营造良好社会氛围。及时总结提炼地方好的做法和经验，加强典型报道，发挥示范引领作用。充分发挥各方面积极作用，形成全社会共同关心和支持中医药发展的良好格局。

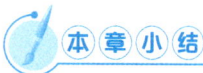

本章小结

创新是能够提供原创性的思想或产品，满足社会大众的需求并能获得一定的商业价值或者社会价值的行为。创新的动因表现为好奇与兴趣、质疑与批判、热情与探索。创新的类型有原始创新、跟随创新和集成创新。创新的方法主要有头脑风暴法、奥斯本检核表法、六顶思考帽法、心智图法、德尔菲法、TRIZ 理论创新方法等。创新思维的方法主要有联想法、逆向法、发散法、纵向法、灵感法。创业是创业者通过寻找和把握创业机会，利用自己的知识和技能，配置相关资源，创建新企业，为消费者提供产品和服务，为个人和社会创造价值和财富的过程。创业的动因主要有生存与就业、成长与发展、成就与自我实现。创业具有增加就业、促进创新、创造价值等功能。创业的关键要素包括机会、团队和资源。创业过程划分为机会识别、资源整合、创办新企业、新企业生存和成长四个主要阶段。创业思维包括创业意识、创业精神、创业能力。创业者的基本素质是身体素质、知识素质、心理素质、能力素质、道德素质。创业素质的提升路径是学习积累创业知识、提高创业实践能力、树立良好创业品格。加强大学生创新创业精神培育对大学生个人价值的实现、高校教育体制改革、创新型国家的建设具有重要意义。大学生创新创业精神培育应遵守普及化、专业化、主体性、理论结合实际等基本原则。大学生创新创业精神培育的路径是激励模式建构、家校联合培育、创新创业氛围营造、大学生积极投身创新创业实践。

课后思考练习

1. 创新的方法有哪些?

2. 创业的功能有哪些?

3. 大学生创新创业精神培育有何重要意义?

第三章　创业资源与创业机会

　　将平凡变成非凡就是这个"持续"。不选择捷径，一步步、一天天拼命、认真、踏实地工作，积以时日，梦想变为现实，事业获得成功，这就是非凡的凡人。

——稻盛和夫

内容提要

　　创业就是寻求机会、整合资源创造价值的过程，创业者获取创业资源的最终目的是为了组织这些资源追逐并实现创业机会、提高创业绩效和获得创业的成功。对创业者自身而言，能否把握正确的创业机会，并且通过充分的开发使之成为一个成功的企业，是创业者应当具备的最重要的能力之一。创业的机会大都产生于不断变化的市场环境，环境变化了，市场需求、市场结构必然发生变化。本章将阐述创业资源与创业机会的相关知识。

学习目标

1. 知识目标　了解创业资源的内涵及分类和创业机会的来源与类型。
2. 能力目标　掌握创业资源整合、创业资源管理的方法。
3. 思政目标　引导大学生正确地选择有社会价值的创业资源。

案例引导

整合资源助力乡村振兴　开创互联网创业模式

　　2020年6月，四川中医药高等专科学校2019级临床医学专业的王浩宇响应国家乡村振兴号召，为带动大凉山的农副产品互联网销售，成立了绵阳市卖光光网络科技有限公司。该公司是一家集研发、生产、运营、服务、销售为一体的生态农产品电商服务平台，是运用互联网大数据技术、发挥融媒体宣传优势，通过云端助农的现代化互联网方式，专注于为大凉山地区农民销售原生态农产品、极具民族文化特色工艺品的新型"互联网＋电商"乡村振兴的网络科技公司。

公司致力于讲好大凉山故事，卖好大凉山生态农产品，号召和带动社会各界积极参与云端助农行动，为打通凉山地区农产品产销供应链及信息交互创造新模式，凝聚巩固脱贫攻坚成果和实现乡村振兴的强大正能量，为全国人民乃至世界人民展示大凉山在内的四川乡村振兴发展新成果。

学生创业看似很遥远，但是王浩宇在创办了公司后，先后 10 余次赴凉山州昭觉县，联系当地政府和企业，深入农户和田间调研当地农副土特产品的生产和销售情况。在地方政策的支持下，卖光光公司和当地政府、企业签订了 100 余个帮扶、合作协议。自该公司自运营以来，已完成 647 万的销售业绩，目前绵阳市线下体验店已达 5 家，实体店被授予四川省对口扶贫先进集体直销点。该项目获得了第十三届"挑战杯"全国大学生创业计划竞赛国赛银奖和省赛金奖。

案例导学

王浩宇同学的创业故事，体现了创业者利用现有资源的各种属性，开发新机会、解决新问题，不断推动企业向前发展。这种资源的利用和整合大多不是事前计划好的，往往是具体问题具体分析、摸着石头过河。创业者需要做的是发现有价值的外部资源，利用现有资源撬动外部资源，从而使得新创企业得以生存发展。

（资料来源：四川中医药高等专科学校创新创业学院提供）

第一节　创业资源

创业就是寻找资源、整合资源、利用资源的一个动态过程。能有计划地识别创业资源，对创业资源的类别、价值具有清晰的判断，并且对资源有效地进行管理，是创业成功的基本保证。

一、创业资源的概念

资源是指一切可被人类开发和利用的物质、能量和信息的总称。资源一般可分为经济资源与非经济资源两大类。经济学研究的资源是不同于地理资源（非经济资源）的经济资源，它具有使用价值，可以为人类开发和利用。经济学把为了创造物质财富而投入生产活动中的一切要素通称为资源，即指一般意义上的商业资源。在知识经济条件下对某种资源利用的时候，必须充分利用科学技术知识来考虑利用资源的层次问题，在对不同种类的资源进行不同层次的利用时，又必须考虑地区配置和综合利用问题。这就是"新资源观"，是在知识经济条件下解决资源问题的认识基础。资源是相对于人类认识和利用的水平来区分层次的，材料、能源、信息是现实世界三项可供利用的宝贵资源，而整个人类的文明又可根据人类对这三项资源的开发和利用划分层次。总之，人类从学会利用材料资源到能量资源再到信息资源，推动了人类社会从农业时代向工业时代再向信息时代的不断迈进，材料、能源、信息"三位一体"成为现代社会不可或缺的宝贵资源，只有全面开发和综合利用三大资源，才能不断推动社会进步和发展。

创业资源是指企业在初创、成长、发展过程中需要的特定的生产要素和支撑条件，主要表现形式为创业人才、创业资本、创业机会、创业技术和创业管理等。对于创业者来说，只要对创业项目和企业发展有帮助的资源都可纳入创业资源的范畴，从某种程度上说，创业本身就是一种资源重组。创业资源是新创企业在创造价值的过程中需要的特定资产，是新创企业创立和运营的必要条件。根据美国"创业教育之父"杰弗里·蒂蒙斯（Jeffry A.Timmons）的"创业三要素"理论，可以将创业资源分为创业计划、创业资源、创业团队。在"互联网＋"时代背景下，创业资源在内容与形式上更加多样化、开放化、共享化，这就需要创业者把握时代契机，因时而进、顺势而谋，积累个人资源和社会资源，为创业创造良好的条件。

二、创业资源的分类

创业资源是新创企业成长过程中必需的条件，按照资源对企业成长的作用，可将其分为两大类：对于直接参与企业日常生产、经营活动的资源，称为要素资源；对未直接参与企业生产，但其存在可极大地提高企业运营的有效性资源，则称为环境资源。

（一）要素资源

1. 场地资源　任何企业都要有生产和经营的场所，高科技创新企业也不例外，这是企业存在的首要条件之一。任何企业在成立之初都需要注册地址，即公司的住所，公司以其主要办事机构所在地为住所，且场地内部需要有良好的基础设施建设、便捷的计算机通信系统、良好的物业管理和商务中心，以及周边方便的交通和生活配套设施等。如为科技人员提供舒适的研究开发环境和高速网络通信系统，为市场人员提供便捷的商务中心和配套设施等，将有助于新创企业更快更好地成长。

2. 财务资源　是指企业所拥有的资本，以及企业在筹集和使用资本的过程中所形成的独有的、不易被模仿的财务专用性资产，包括企业独特的财务管理体制、财务分析与决策工具、健全的财务关系网络及拥有企业独特财务技能的财务人员等。充足的资本将有助于加速新创企业的发展。财务资源可分为财务硬资源和财务软资源。财务硬资源是指客观存在的，在一定的技术、经济环境和社会条件下所有能被企业利用的有形资源，包括自然资源和资本；财务软资源是建立在智力、知识之上的无形的资源，也称为知识资源。

3. 人力资源　又称劳动力资源或劳动力。从广义上讲，人力资源指一个社会具有智力劳动能力和体力劳动能力的人的总和，包括数量和质量两个方面。从狭义上讲，人力资源指组织所拥有的用以制造产品和提供服务的人力。英国经济学家哈比森（F.H.Harbison）在《国民财富的人力资源》中写道："人力资源是国民财富的最终基础。资本和自然资源是被动的生产要素，人是积累资本，开发自然资源，建立社会、经济和政治并推动国家向前发展的主动力量。"通常来说，人力资源的数量为具有劳动能力的人口数量，其质量指经济活动人口具有的体质、文化知识和劳动技能水平。一定数量的人力资源是社会生产的必要的先决条件，充足的人力资源有利于生产的发展，但其数量要与物质资料的生产相适应，若超过物质资料的生产，不仅消耗了大量新增的产品，且多余的人力也无法就业，对社会经济的发展反而产生不利影响。经济发展主要靠经济活动人口素质的提高，人力资源的质量在经济发展中将起着愈来愈重要的作用。

4. 管理资源 是一种能把潜在生产力转化为现实生产力的无形资源。管理资源具有无形和潜在的特点。它之所以成为一种资源，是由于在企业运营过程中，可以通过加强管理，做到资源合理配置，有效地利用现有人、财、物等生产要素，从而同样可以增加产量、产值和利润，取得较好的经济效益。它是一种动态资源，当它与劳动资源和物质资源结合起来，形成生产经营活动时，才会发生有效作用。管理是一种无形的、动态的、间接的资源。比如科学技术是生产力，人们从躬身实践中认识到科学技术能够推动生产发展、社会进步，使人民生活富裕起来，但是科学技术现代化只有与管理现代化相结合，科学技术才能转化为现实的生产力。

5. 科技资源 是企业从事科技活动的人力、物力、财力及组织、管理、信息等软、硬件要素的总称，或是强调其中某些要素的集合。它为企业科技生产与转化提供了物质保障。科技资源具有创新性、原动性、公共性、增值性、竞争性、专属性、稀缺性等特征属性，所以科技资源是最具竞争优势的战略资源。当今世界，科技创新已经成为企业提高核心竞争力的关键支撑，谁牵住了科技创新这个牛鼻子，谁走好了科技创新这步先手棋，谁就能占领先机、赢得优势。比如，2022 年北京冬奥之路，是一条科技创新之路，在这条路上，人工智能辅助系统、风洞实验室让运动员备战更加高效，"超级大脑"冬夏项目场地双向转换让比赛场馆更智能，低碳管理工作方案、京张高铁让科技造福千家万户……科技赋能冬奥，不仅将这场顶级冰雪盛会装点得更加精彩，更为中国全民共享冬奥成果搭建了广阔舞台。

（二）环境资源

1. 政策资源 是指国家为实现一定时期内社会经济发展战略目标而制定的指导资源开发、利用、管理、保护等活动的策略。从中国的创业环境看，发展高科技企业需要制定相应的扶持政策，只有在政策允许和鼓励的条件下，新创企业才能获得更多的国内外人才、贷款和投资、具有明确产权关系的科技成果、各种服务和帮助及场地优惠等。当然，政策资源是公共资源，所有同质的高科技企业都可以享受，但新创企业更应该重视政策资源。

2. 信息资源 是指人类社会信息活动中积累起来的以信息为核心的各类信息活动要素（包括信息技术、设备、设施、信息生产者等）的集合。信息资源有狭义和广义之分：狭义的信息资源指的是信息本身或信息内容，即经过加工处理，对决策有用的数据。开发利用信息资源的目的就是为了充分发挥信息的效用，实现信息的价值。广义的信息资源指的是信息活动中各种要素的总称，"要素"包括信息、信息技术及相应的设备、资金和人等。作为一种资源，物质为人们提供了各种各样的材料，能量提供各种各样的动力，信息提供各种各样的知识。信息资源是企业生产及管理过程中所涉及的一切文件、资料、图表和数据等信息的总称，它涉及企业生产和经营活动过程中所产生、获取、处理、存储、传输和使用的一切信息资源，贯穿于企业管理的全过程。专业机构对于信息的搜集、处理和传递，可以为创业者制定研发、采购、生产和销售的决策提供指导和参考。

3. 文化资源　广义上的文化资源泛指人们从事一切与文化活动有关的生产和生活内容的总称，它以精神状态为主要存在形式；狭义上的文化资源是指对人们能够产生直接和间接经济利益的精神文化内容。文化资源是企业发展中重要的一环，对于新创企业来说，文化资源尤为珍贵。企业文化是 20 世纪 80 年代初美国学者在比较日美成功企业的经验后提出的经营管理新理论，是指企业等经济实体在生产经营中，伴随着自身的经济繁荣而逐步形成和确立并深深植根于企业每一个成员头脑中的独特的精神成果和思想观念，是企业的精神文化。它包括企业的经营观念、企业精神、价值观念、行为准则、道德规范、企业形象，以及全体员工对企业的责任感、荣誉感等。硅谷成功的一个很重要的原因是因为那里的浓厚文化氛围，如鼓励冒险、容忍失败等。文化对于创业企业和创业者有着极大的精神激励作用，令新创企业以更强的动力和能力有效组合要素并创造价值。

4. 品牌资源　是指所有可以用来建立和巩固品牌权益与品牌形象的方法。涉及品牌与消费者的接触及消费者的品牌体验，可以影响和改变消费者的品牌认知与品牌态度。企业品牌传达的是企业的经营理念、企业文化、企业价值观念及对消费者的态度等，能有效突破地域之间的壁垒，进行跨地区的经营活动。企业品牌的内涵至少应包含商品品牌和服务品牌，并在两者的基础上衍生出企业品牌。只有与企业的商品品牌相匹配的超值服务，也就是企业建立有别于竞争对手的富有企业文化内涵的独特的服务品牌，才能不断提升商品品牌的价值含量和提高企业的美誉度，否则企业品牌的内涵就要大打折扣。正是有形的商品品牌和无形的服务品牌相互结合，才成就了提升企业核心竞争优势的企业品牌，一个优秀的品牌就可以成就一个优势的企业。创业企业所置身的环境也具有一定的品牌效应。例如，优秀的孵化器能为高科技创业企业提供品牌保证，这可以提高政府、投资商和其他企业对在孵企业信誉度的估价，有助于提升新创企业获取资金、人才、科技、管理等资源。创业者要善于利用品牌资源，扩大新创企业和品牌之间的互动，以增强社会影响力。

三、创业资源的管理

　　企业的创业资源主要由资金、时间、人才、市场等要素组成，而其管理包括这些资源的获取、分配和组织等方面的内容。对创业资源的管理有助于优化人力资源配置和提高资源使用效率，从而实现创业资源效益最大化。

（一）资金管理

资金是企业生存与发展的基础，是企业进行经营活动的血脉。所谓的资金管理，是对企业资金来源和资金使用进行计划、控制、监督、考核等项工作的总称。资金管理包括固定资金管理、流动资金管理和专项资金管理。

1. 资金管理的主要内容　①投资决策与计划；②建立资金使用和分管的责任制；③检查和监督资金的使用情况；④考核资金的利用效果。

2. 资金管理的主要目的　①组织资金供应，保证生产经营活动不间断地进行；②不断提高资金利用效率，节约资金；③提出合理使用资金的建议和措施，促进生产、技术、经营管理水平的提高。

3. 资金管理的主要任务　表现在：①筹资管理；②企业其他自有资金的管理；③投资管理；④资产管理；⑤企业债务的管理；⑥强化债权管理，实现资金良性循环；⑦加强利润管理；⑧企业风险管理。

只有科学地管控资金，建立一套完善的资金管理系统，才能保证企业的可持续健康发展。

（二）人才配置

当今企业间的竞争，归根结底是人才的竞争。树立什么样的人才理念、用什么样的人，事关企业的兴衰成败。优秀的人才是实现企业战略目标的基础，是企业持续发展的动力。企业要以科学的人才培养方法、有效的激励机制、公平的竞争平台、广阔的事业发展空间广纳良才，在人力资源"选、育、用、留"方面加大力度，不断优化人员素质结构。日本企业的观念是"我们是团队"，而美国企业的观念是"录用最优秀的人才"。在招聘选拔时，日本企业强调的是合作精神，而美国企业强调的是个人能力。这就是日、美合资企业中对总经理任命的观点截然相反的原因。IBM 最成功的经典就是三个字——"尊重人"。IBM 创始人托马斯坚信，一切成功都来自每一位员工的努力，把尊重员工视为 IBM 发展、变革与成功的基础，因此每位员工的独特个性和潜力在 IBM 都能得到足够的尊重。新创企业要重点把握"如何选人、如何育人、如何用人、如何备人"四个要素，重点在人员的分级管理、培训考核、合理使用方面。

（三）时间管理

是指通过事先规划并运用一定的技巧、方法与工具实现对时间的灵活及有效运用，从而实现个人或企业的既定目标。EMBA、MBA 等主流商业管理教育均将时间管理能力作为一项对企业管理者的基本要求涵括在内。企业创业相对首创业来说，一个大问题是创业者的工作时间和精力难以有效保障，一般来说，企业内部的创业者既要完成当前的工作，又要进行开发工作，因此工作时间分配经常顾此失彼。为了保障员工有充足的时间来孵化创新性的想法，企业管理层应该从制度上给他们以保证，同时调整他们的工作负担，避免对员工各方面施加过多的时间压力，允许他们长时间解决创新问题。如柯达公司的创业者可以将 20% 的工作时间用于完善创业设想，如果设想可行，创业者可以离开原岗位。

（四）营销资源管理

企业营销资源是指在市场营销中形成的为企业或个人占有的核心技术、经验积累、产品及个人声誉、客户关系、市场网络等资源。经济学中将营销资源定义为在一定的市场环境中，为发掘和说服消费者并充分满足其需要，引导物品及劳务从生产者流通至消费者或使用者，并最终实现企业目标的企业活动而投入的资财消耗。任何资源总是稀缺的，营销资源也不例外。企业要想在市场竞争中站稳脚跟，就必须加大对营销资源的投入。对营销资源进行优化配置是非常必要的：一是能提高企业的预测能力，从而提高企业营销资源的决策质量，驾驭市场。二是有利于企业在营销活动中既能对各目标市场进行统筹兼顾，又能对新开发的市场进行重点培育。合理分配营销资源可以帮助企业锁定目标市场，避免重复浪费。三是能使人尽其才、物尽其用，充分发挥人的主观能动性。生产力水平的不断提高使得产品的同质化趋势越来越明显，这给客户带来了广泛的选择机会，企业销售队伍素质的好坏和工作热情的高低直接关系到企业营销活动的成败，因而企业在分配营销资源时，应充分调动员工的积极性，保证他们最低营销资源的需求量。

第二节　创业机会

创业机会是一个创业项目得以发展的前提条件。创业者能正确认识和识别创业机会，抓住有价值的机会，排除无效的或者负面的机会，对于一个创业项目快速稳定地发展至关重要。

一、创业机会的含义和特征

（一）创业机会的含义

创业机会又称商业机会或市场机会，是指在创业过程中由于市场的变动，针对自己的行业可以为客户提供有价值的产品或服务，并同时使创业者自身获益。

美国纽约大学教授柯兹纳（Kirzner）认为，创业机会是未明确市场需求或未充分使用的资源或能力，它不同于有利可图的商业机会，其特点是发现甚至创造新的手段－目的关系来实现创业收益，对于"产品、服务、原材料或组织方式"有极大的革新和效率的提高，且具有创造超额经济利润或者价值的潜力。英国雷丁大学经济学教授马克·卡森（Mark Casson）认为，创业机会是指在新的生产方式、新的产出或新的生产方式与产出之间的关系形成过程中，引进新的产品、服务、原材料和组织方式，得到比生产成本更高价值的情形。创业机会并不是完全与新的产品或者服务相等同，而是把市场资源尽可能地结合在一起，从而适应市场、服务客户。

与商业机会相比，创业机会主要有以下三个特点：①创业机会能经由重新组合资源来创造一种新的手段－目的关系；而商业机会的范畴更广，代表着所有优化现有手段－目的关系的潜力或可能性。②创业机会完全是一种独特的商业机会，它往往表现为超越现有手段－目的关系链的全盘变化，甚至是颠覆性变化；而商业机会只是蕴含于手段－目的关系的局部或全盘变化之中。③创业机会具有持续创造超额经济利润或价值的潜力，而其他商业机会只可能改善现有利润水平，这也是创业机会与商业机会的根本区别所在。

创业机会主要包括技术机会、产业机会、社会机会、政策机会等。技术机会是指新技术的出现改变了企业间的竞争模式，使得创办新企业的机会大大增加。产业机会是指为顾客提供产品或服务的关键企业的消亡、被吞并等，使得行业竞争形态改变而形成的创业机会。社会机会是指社会和人口结构变革带来的改变人们的偏好的机会，或创造以前并不存在的需求的机会。政策机会是指政治和制度的变革带来的将价值从经济因素的一部分转移到另一部分的机会。

（二）创业机会的特征

创业机会具有可利用性、永恒性和适时性等特点。机会的可利用性是指机会对创业者具有价值，创业者可以利用它为他人和自己谋取利益，体现在为购买者和最终使用者创造和增加价值的产品或服务及赚取利润上。机会的永恒性是指机会永远存在，看你能否发现和识别。变化的环境、经济转型、市场机制不完善、信息不对称、市场空白等，都孕育着无限的商机。机会的适时性是指一个机会转瞬即逝，如果不及时抓住，可能就永远错过了。因此，及时地发现、识别和抓住有价值的创业机会，是成功创业的第一步。因此，创业机会应具有以下特征：

1. 普遍性　凡是有市场、有经营的地方，客观上就存在着创业机会。创业机会普遍存在于各种经营活动过程之中。

2. 偶然性　对一个企业来说，创业机会的发现和捕捉带有很大的不确定性，任何创业机会的产生都有"意外"因素。

3. 消逝性　创业机会存在于一定的时空范围之内，随着产生创业机会的客观条件的变化，创业机会就会相应地消逝和流失。

有的创业者认为自己有很好的想法和点子，对创业充满信心。有想法有点子固然重要，但是并不是每个大胆的想法和新异的点子都能转化为创业机会。许多创业者因为仅仅凭想法去创业而失败了。如何判断一个好的商业机会？《21世纪创业》的作者杰夫里·A·第莫斯教授提出，好的商业机会有以下四个特征：①很能吸引顾客；②能在你的商业环境中行得通；③必须在机会之窗存在的期间被实施；④你必须有资源（人、财、物、信息、时间）和技能才能创立业务。

二、创业机会的来源与类型

（一）创业机会的来源

创业机会的发掘能力不是天生的，往往与创业者自身的认知水平、经验背景等因素有着密切联系；但这种能力也可以通过后天习得，一定要珍惜创业之路上每一次稍纵即逝的机会。每一个珍贵的创业机会是如何诞生的呢？

1. 来源于环境变化　创业环境是指那些与创业活动相关联的因素的集合，包括宏观环境、微观环境和行业环境。宏观环境又叫总体环境，是指那些给企业造成市场机会或环境威胁的主要社会力量，其内容包括人口、经济、社会、技术、政治、自然和法律等，这些均为企业无法控制的变量。微观环境是指企业的顾客、竞争者、营销渠道和有关公众等对企业营销活动有直接影响的各种因素。行业环境又称产业环境，是指对处于同一产业内的组织都会产生影响的环境因素。行业环境分析主要是分析行业的生命周期阶段、行业的进入与退出障碍、行业的需求及竞争状况、行业主导技术的发展趋势及行业的发展前景等。著名管理大师彼得·德鲁克（Peter F.Drucker）曾将创业者定义为"寻找变化，并积极反应，把它当作机会充分利用起来的人"。变化就是机会，环境变化是创业机会的重要来源。尤其是在今天这个"唯一能够确定的就是不确定性"的复杂动态环境中，蕴藏着各种良机，例如产业结构调整带来的新产业发展契机、顾客消费观念转变带来的新商机等。其变化主要包括宏观经济政策和制度变化、产业经济结构变化、社会和人口结构变化、价值观与生活理念变化、竞争环境变化、技术变革等。

2. 来源于顾客需求　企业存在的根本目的就是为顾客创造价值，无论环境是否变化，创业机会源于顾客需求都是永恒的真理。因此，创业机会必定来源于顾客正想要解决的问题、顾客生活中感到非常头疼的问题、顾客新增的需求……而这一切，或许是顾客明确的需求问题催生出的创业机会，或许是被人忽略的"蓝海"市场引发的创业机会，又或许是创业者挖掘出顾客的潜在需求而产生的创业机会。

3. 来源于创新变革　每一个发明创造，每一次技术革命，通常都会带来具有变革性、超额价值的新产品和新服务，能更好地满足顾客的需求，伴随而来的则是无处不在的创业机会。一方面，创新变革者本身凭借长期积累的技术优势、创新实力，自然会产生来之不易的创业机会；另一方面，即使你不是变革者，只要善于发现机会，同样可以抓住对你来说"得来容易"的创业机会，成为受益者。创造发明提供了新产品、新服务，更好地满足顾客需求，同时也带来了创业机会。例如，随着电脑的诞生，电脑维修、软件开发、电脑操作的培训、图文制作、信息服务、网上开店等创业机会随之而来，即使你不发明新的东西，你也能成为销售和推广新产品的人，从而给你带来商机。

4. 来源于市场竞争　在分析竞争对手时，我们通常都会对自己与竞争对手之间的优势与劣势进行比较分析，目的是采取扬长避短或者差异化的策略，进而更好地满足顾客需求，拓展市场。因此，在市场竞争过程中，如果你能够针对竞争对手的不足，将自己的优势充分发挥出来或者采取差异化的产品或者服务方案，为顾客提供更具价值的产品或者服务，你就找到了竞争夹缝中的绝佳创业机会。

5. 来源于注意力　信息社会信息过剩，注意力是重要的稀缺资源。争夺眼球成为发现机会的核心，一个点击率高的网站蕴藏着巨大的机会，所以各网站都想方设法提高其被关注度。如百度指数就是一个评判用户对于某个品牌、产品、活动或事件的关注度的统计工具，只要你将相关的关键词条输入，就可知道其被关注的程度。

（二）创业机会的类型

根据以上环境变化、顾客需求、创新变革、市场竞争等各类创业机会来源，可将创业机会分为以下三种类型：①问题型创业机会，指的是基于顾客现有需求、尚未解决的问题而产生的着眼于实际的创业机会。②趋势型创业机会，指的是基于环境动态变化、对顾客潜在需求预测而产生的着眼于未来的创业机会。③组合型创业机会，指的是基于环境变化、顾客需求、创新变革、市场竞争等多种因素，为创造顾客新价值而产生的，且通常是由多项技术、产品或者服务组合而成的创业机会。

根据手段–目的理论中二者关系的明确程度，又可将创业机会分为另外三种类型：①识别型创业机会，指的是创业者可直接通过手段–目的链轻松辨识出的创业机会，其前提条件是市场中的手段–目的关系相当明显。②发现型创业机会，指的是还需要创业者去进行发掘，较难辨识的创业机会，其背景条件是手段或目的任意一方的状况处于未知状态。③创造型创业机会，指的是完全要靠创业者新创造，几乎无法辨识的创业机会，其根本原因在于手段和目的皆处于不明朗的状态。不过，在这种情况下，对创业者的机会识别能力要求也特别高。

（三）创业机会的评估与识别

1. 创业机会的评估　所有的创业行为都来自绝佳的创业机会，创业团队与投资者均对于创业前景寄予极高的期待，创业家更是对创业机会在未来所能带来的丰厚利润满怀信心。不过一般情况下，几乎九成以上的创业梦想最后都落空。事实上，创业获得高度成功的概率大约不到1%。成功与失败之间，除了不可控制的机运因素之外，也一定有许多创业机会在开始的时候就已经注定未来可能失败的命运。创业本身是一种边做边学、做中学的高风险行为，而且失败也可能是奠定下一次创业成功的基础。一些先天条件不足、市场进入时机不对，或者具有致命瑕疵的创业构想，如果创业者能先以比较客观的方式进行评估，许多悲剧结局就不至于一再发生，创业成功的概率也可以因此而大幅提升。

以下针对创业机会的市场与效益面，提出一套评估准则，并说明各准则因素的内涵，目的是为创业者评估是否投入创业开发提供决策参考。

（1）市场评估准则

①市场定位：一个好的创业机会，必然具有特定市场定位，专注于满足顾客需求，同时能为顾客带来增值的效果。因此评估创业机会的时候，可由市场定位是否明确、顾客需求分析是否清晰、顾客接触通道是否流畅、产品是否持续衍生等，来判断创业机会可能创造的市场价值。创业带给顾客的价值越高，创业成功的机会也会越大。

②市场结构：针对创业机会的市场结构进行分析，包括进入障碍、供货商、顾客、经销商的谈判力量、替代性竞争产品的威胁，以及市场内部竞争的激烈程度。由市场结构分析可以得知新创企业未来在市场中的地位，以及可能遭遇竞争对手反击的程度。

③市场规模：市场规模的大小与成长速度，也是影响创业成败的重要因素。一般而言，市场规模大者，进入障碍相对较低，市场竞争激烈程度也会略为下降。如果要进入的是一个十分成熟的市场，纵然市场规模很大，由于已经不再成长，利润空间必然很小，因此这项创业恐怕就不值得再投入。反之，一个正在成长中的市场，通常也会是一个充满商机的市场，所谓水涨船高，只要进入时机正确，必须会有获利的空间。

④市场渗透力：对于一个具有巨大市场潜力的创业机会，市场渗透力（市场机会实现的过程）评估将会是一项非常重要的影响因素。聪明的创业者会选择在最佳时机进入市场，也就是市场需求正要大幅成长之际，此时他们已经做好准备，等着接单。

⑤市场占有率：从新的创业机会预期可达成的市场占有率目标，可以显示这家新创公司未来的市场竞争力。一般而言，若成为市场的领导者，最少需要拥有20%以上的市场占有率。但如果低于5%的市场占有率，则这项创业的市场竞争力显然不高，自然也会影响未来企业上市的价值。尤其是处在具有赢家通吃特点的高科技产业，创业必须拥有能够成为市场前几名的能力，才比较具有投资价值。

⑥产品的成本结构：产品的成本结构也可以反映创业的前景是否亮丽。例如，从物料与人工成本所占比重之高低、变动成本与固定成本的比重，以及经济规模产量大小，可以判断这项创业能够创造附加价值的幅度及未来可能的获利空间。

（2）效益评估准则

①合理的税后净利：一般而言，具有吸引力的创业机会，至少需要能够创造15%以上的税后净利。如果创业预期的税后净利是在5%以下，这就不是一个好的投资机会。

②达到损益平衡所需的时间：合理的损益平衡时间应该能在两年以内达到，但如果三年还达不到，恐怕就不是一个值得投入的创业机会。不过有的创业机会确实需要经过

比较长的耕耘时间，通过这些前期投入，创造进入障碍，保证后期的持续获利。在这种情况下，可以将前期投入视为一种投资，才能容忍较长的损益平衡时间。

③投资回投率：考虑到创业可能面临的各项风险，合理的投资回报率应该在25%以上。一般而言，15%以下的投资回报率是不值得考虑的创业机会。

④资本需求：资金需求量较低的创业机会，投资者一般会比较欢迎。事实上，许多个案显示，资本额过高其实并不利于创业成功，有时还会带来稀释投资回报率的负面效果。通常，知识越密集的创业机会，对资金的需求量越低，投资回报反而会越高。因此在创业开始的时候，不要募集太多资金，最好通过盈余积累的方式来创造资金。而比较低的资本额将有利于提高每股盈余，并且还可以进一步提高未来上市的价格。

⑤毛利率：毛利率高的创业机会，相对风险较低，也比较容易取得损益平衡。反之，毛利率低的创业机会，风险则较高，遇到决策失误或市场产生较大变化的时候，企业很容易就遭受损失。一般而言，理想的毛利率是40%。当毛利率低于20%的时候，这个创业机会就不值得再予以考虑。软件业的毛利率通常都很高，所以只要能找到足够的业务量，从事软件创业在财务上遭受严重损失的风险相对会比较低。

⑥策略性价值：能否创造创业在市场上的策略性价值，也是一项重要的评价指标。一般而言，策略性价值与产业网络规模、利益机制、竞争程度密切相关，而创业机会对于产业价值链所能创造的加值效果，也与它所采取的经营策略与经营模式密切相关。

⑦资本市场活力：当创业处于一个具有高度活力的资本市场时，它的获利回收机会相对也比较高。不过资本市场的变化幅度极大，在市场高点时投入，资金成本较低，筹资相对容易。但在资本市场低点时，投资创业开发的诱因则较低，好的创业机会也相对较少。不过，对投资者而言，市场低点的成本较低，有的时候反而投资回报会更高。一般而言，新创企业在活跃的资本市场比较容易创造增值效果，因此资本市场活力也是一项可以被用来评价创业机会的外部环境指标。

⑧退出机制与策略：所有投资的目的都在于回收，因此退出机制与策略就成为一项评估创业机会的重要指标。企业的价值一般也要由具有客观鉴价能力的交易市场来决定，而这种交易机制的完善程度也会影响创业退出机制的弹性。由于退出的难度普遍要高于进入，所以一个具有吸引力的创业机会，应该要为所有投资者考虑退出机制及退出的策略规划。

2. 创业机会的识别　面对具有相同期望值的创业机会，并非所有潜在创业者都能把握。成功的机会识别是创业愿望、创业能力和创业环境等多因素综合作用的结果。

（1）创业的愿望是机会识别的前提　创业愿望是创业的原动力，它推动创业者去发现和识别市场机会。没有创业意愿，再好的创业机会也会视而不见，或失之交臂。

（2）创业能力是机会识别的基础　识别创业机会在很大程度上取决于创业者的个人（团队）能力，这一点在《当代中国社会流动报告》中得到了部分佐证。报告通过对1993年以后私营企业主阶层变迁的分析发现，私营企业主的社会来源越来越以各领域精英为主，经济精英的转化尤为明显，而普通百姓转化为私营企业主的机会越来越少。国内外研究和调查显示，与创业机会的识别相关的能力主要有远见与洞察能力、信息获取能力、技术发展趋势预测能力、模仿与创新能力、建立各种关系的能力等。

（3）创业环境的支持是机会识别的关键　创业环境是创业过程中多种因素的组合，包括政府政策、社会经济条件、创业和管理技能、创业资金和非资金支持等方面。一般来说，如果社会对创业失败比较宽容，有浓厚的创业氛围；国家对个人财富创造比较推崇，有各种渠道的金融支持和完善的创业服务体系；产业有公平、公正的竞争环境，那就会鼓励更多的人创业。

第三节　培养资源整合和机会识别能力

任何创业项目都对创业的操盘者的资源整合和机会识别能力有着非常高的要求。创业者的决策和判断直接影响到项目的发展。创业者应在创业过程中不断提高自身资源整合和机会识别的能力。

一、培养创业资源整合能力

创业的关键在于资源的有效整合，资源整合的本质在于重购原有资源体系，创造最大利益。资源整合就是指企业对不同来源、不同层次、不同结构、不同内容的资源进行识别与选择、汲取与配置、激活和有机融合，使其具有较强的柔性、条理性、系统性和价值性，并创造出新的资源的一个复杂的动态过程。创业资源的整合就是要协调各种有利于企业发展的资源关系，剥离无用资源，重组有用资源，优势互补，实现资源最优配置和最大利用率。在战略思维的层面上，资源整合是系统论的思维方式，就是要通过组织和协调，把企业内部彼此相关但却彼此分离的职能，把企业外部既参与共同的使命又拥有独立经济利益的合作伙伴整合成一个为客户服务的系统，取得"1+1>2"的效果。在战术选择的层面上，资源整合是优化配置的决策，就是根据企业的发展战略和市场需求对有关的资源进行重新配置，以突显企业的核心竞争力，并寻求资源配置与客户需求的最佳结合点。其目的是要通过组织制度安排和管理运作协调来增强企业的竞争优势，提高客户服务水平。

（一）资源整合的内容

1. 内部资源与外部资源的整合　一是要识别、选择、汲取有价值的、与企业内部资源相适应的诸如隐性技术知识等外部稀缺资源，并将这些资源融入企业自身资源体系之中；二是要实现外部资源与内部资源之间的衔接融合，激活企业内外资源，从而能够充分发挥内外资源的效率和效能。

2. 个体资源与组织资源的整合　一是将零散的个体资源进行系统化、组织化，能够不断地融入组织资源之中，转化为组织资源；二是组织资源也能够被迅速地融入个体资源的载体之中，能够激发个体资源载体的潜能，提高个体资源的价值。

3. 新资源与传统资源的整合 新资源可以提高传统资源的使用效率和效能，反过来，传统资源的合理利用又可激活新资源，促进隐性技术知识等新资源的不断涌现，如此循环反复、螺旋上升。

4. 横向资源与纵向资源的整合 横向资源是指某一类资源与其他相关资源的关联程度，纵向资源是指某一类资源的广度和深度的拓展与延伸。它们的整合，对于建立横向资源与纵向资源的立体架构具有十分重要的意义。

（二）资源整合的特征

1. 激活特征 资源只有被激活才能发挥其效能，实现价值创造。

2. 动态特征 资源整合随着外部环境的变化而变化着，而且资源本身的属性及其结构也是随着环境变化的。新创企业在成立初期及后来的成长发展过程中都会采取不同的资源整合方式。

3. 系统特征 在资源整合的前期识别与汲取阶段，就必须构建一个系统的资源体系结构，使各种资源匹配和功能互补。资源的整合要将企业所有资源纳入整体中，形成一个体系。

4. 价值增值特征 资源整合通过对各种资源进行有机结合和相互匹配，使其达到"1+1>2"的效应，而不是简单的加总。

创业资源的整合有其内在的逻辑过程。对资源的科学整合，有利于提升创业能力，使新创企业获得竞争优势。创业资源在未整合之前大多是零散的，要发挥其最大的效用，转化为竞争优势，为企业创造价值，还需要新创企业运用科学的方法将不同来源、不同效用的资源进行配置与优化，使有价值的资源融合起来，发挥"1+1>2"的放大效应。

（三）提高资源整合能力

1. 重建"游戏规则"能力 是企业资源整合能力在宏观战略层次上的重要内容之一。它表现为企业利用企业内外资源、新旧资源、个体与组织资源及横向纵向资源等所具有的打破原有僵化的"竞争规则"的能力。常言道，三流企业卖力气，二流企业卖产品，一流企业卖技术，超一流企业卖规则。超一流企业不是以顾客，而是以竞争对手和协作厂商为核心导向。"游戏规则"决定了一个企业的竞争地位，谁控制和垄断了某行业的"游戏规则"，谁就能够取得超额利润。美国市场营销协会前任主席乔治·S. 戴（George S.Day）指出："对大多数企业来说，竞争优势所受到的最大的打击，莫过于经理们习惯了的、在此基础上获得对竞争对手的竞争优势的'游戏规则'的改变。"重建新的"游戏规则"能给企业带来新活力、新思想和新措施，也能给企业创造一个新的

◎ 中医药创新创业指导教程

"超额利润区"的机会。这种新的"游戏规则"意味着创造该行业各项活动的新结构，或者改变该行业活动的价值链。

2. 战略预见能力　通常表现为对环境变化及趋势，组织存在的问题、潜力、优势和劣势及其转化的洞察力、应变力和预见力。较强的战略预见能力，可准确地预测顾客需求变化及所在行业竞争或合作的焦点所在，也可有针对地配置何种资源，配置多少资源，从而能够充分发挥企业资源的使用效能。

（1）洞察力　是一种从不同类型的信息中获得知识的能力，也就是明确如何从信息中获得知识的能力。它是一种特殊的思维能力，具有较强洞察能力的人，在没有手段直接观察到事物内部时，可以根据事物的表面现象，准确或者比较准确地认识到事物的本质及其内部结构或性质。

（2）应变力　是一种为适应不断发展变化的内外环境，审时度势地对原先的决策做出机智果断的调整的能力。它要求不例行公事，不因循守旧，不墨守成规，能够从表面"平静"中及时发现新情况、新问题。

（3）预见力　是通过分析判断并借助于想象来推测未来的一种能力。它需要我们不断学习，丰富我们的知识，拓展我们的视野，提高我们分析、把握问题的能力及创造能力。

3. 置换与配置能力　是企业在构建竞争优势过程中所具有的汲取、凝聚、配置资源的能力，既涉及企业的内部关联状况，又涉及企业的外部环境条件。它主要表现在有效置换及配置的资源数量、质量及其结构合理性等方面。任何一个企业都不可能具备所有类型的资源，或者说不可能充分地具备所有类型的资源，这就要求企业具有汲取企业外部稀缺资源的能力。任何资源不可能自动产生竞争优势，需要企业采取相应措施与政策激活诸如人才等资源，从而发挥资源的使用效率和效能。任何一种企业资源结构的合理与否都与特定的时期、特定的环境紧密相连，因此，企业的资源整合是长期性的，只有随着外部条件的变更及时地对企业的内外部资源结构进行调整，才能使企业长久地保持竞争优势，更好地实施竞争战略。因此，企业必须围绕核心业务和核心竞争能力来提升资源置换及配置能力；另一方面，置换及配置能力的提升又将促进核心业务的增长和核心竞争能力的提高。因此，企业必须着力提高资源置换及配置能力。

4. 激活与融合能力　是企业如何充分发挥资源的效益和效能的一种能力。市场竞争优势常常属于那些善于整合资源的企业。一个成功的战略必须有好的战略实施相配合，才能使企业走向成功的彼岸。在现实中，企业的资源与企业的地位之间的关系并不是完全对称的，资源有限或匮乏不一定是获得全球领先地位的障碍，资源充裕也不一定能保障持续享有领先地位。其中，《财富》杂志全球500强企业更迭的事例就有力地证明了这一点。像通用汽车公司、大众汽车公司、西屋电器公司、国际商用机器公司、施乐公司和得克萨斯仪器公司这些似乎不可战胜的全球著名公司，偶尔也不得不屈居下风。其中的缘由就是不同企业在运用资源过程中的激活和融合资源能力存在差异。因此，通过高效地组织协调企业资源，提高企业资源的激活及融合能力，发挥企业资源的效率和效能，进而形成与其资源不完全相称的强大的竞争优势。

二、培养机会识别能力

（一）创业机会识别的因素

创业机会识别作为一种主动行为，带有浓厚的主观色彩，创业者的个体因素起到了重要作用。此外，一些研究者逐渐认识到机会识别是个体与环境的互动过程，外部因素尤其是环境中的客观机会因素本身的影响同样不容忽视。

1. 个体因素

（1）创业警觉性 指一种持续关注、注意未被发觉的机会的能力。

（2）先验知识 人们更容易注意到与自己已有知识相联系的刺激，正如美国著名投资人罗恩·拜伦（Ron Baron）所指，对于创业者而言，丰富且广泛的生活阅历是识别潜在的商机的主要决定因素，它们帮助创业者识别新信息的潜在价值。每个个体都有自己独特的先前经验与先验知识，这就构成了其有别于他人的知识走廊，这种特异性就解释了为何有些人更容易发现一些特定的机会，而其他人则不能。先验知识包括特殊兴趣和产业知识两个维度。前者指对某一领域及其相关知识的强烈兴趣。后者是由创业者在多年工作中积累而来的知识和经验。也有研究提出对创业机会识别起关键作用的先验知识有四种，即特殊兴趣的知识和产业知识的结合、关于市场的知识、关于服务市场的方式的知识和有关顾客问题的知识。还有研究表明先验知识不仅被用来搜索机会，更重要的是，它还与认知过程中结构关系的匹配有系统的联系。

（3）创造力 创造性或创新能力最早与乐观、自我效能等因素一同被归为成功创业者的性格特质中的一种。虽然近年来，有关性格特质对创业过程的影响的研究越来越少，但与一般人格特质不同，创造性的重要作用日益显现。发散性思维和聚合性思维共同构成了创造力，研究发现，信息多样化与发散性思维存在交互作用，只有在信息多样化的条件下，发散性思维才对企业经营理念的形成产生显著的影响。甚至有研究认为机会识别本身就是创造性活动，而非仅仅被创造力这一特质所影响。

（4）社会资本 又称社会网络，是联系创业者和机会的纽带与桥梁，创业者需通过自己的社会网络获得有关创业机会的信息。创业者自身社会网络的规模大小、多样性、强度及密度将对机会识别产生重要的影响。

2. 机会因素 不论是过去还是现在，在创业机会识别过程中，研究者重点关注的都是创业者的差异，即影响机会识别的个体因素。对这一情形，有研究提出，在机会识别领域，个体中心的研究成果已颇为丰硕，今后研究更多的注意应放在机会本身上。进而，他们强调了机会的差异在创业机会识别中的作用，认为相对隐性的机会比较容易通过先前经验识别，而相对显性和规范的机会则比较容易通过系统搜索识别。也有研究者提出应该从个体因素与机会因素整合的视角去考察创业机会识别过程。研究表明，创业者更偏好于有价值的并且与自己以往知识有关的机会，因为这种机会符合创业者的愿望并具有一定的可行性。

3. 各因素的交互作用　尽管创业机会识别的影响因素在不断地丰富和完善，但单一影响因素的作用已不足以解释整个过程，因此对各影响因素交互作用的探讨成了必然趋势。

（二）创业机会识别的内容

希尔斯（Hills）、施雷德（Shrader）和兰普金（Lumpkin）提出以创造力为基础（creativity-based）的多维度机会识别过程模型，该模型将创业机会识别分为以下五个阶段：

1. 准备阶段（preparation）　指知识和技能的准备，这些知识和技能可能来自创业者的个人背景、工作或学习经历、爱好及社会网络。

2. 沉思阶段（incubation）　指创业者的创新构思活动，这一过程并非有意识地解决问题或系统分析，而是对各种可能和选择的无意识考虑。

3. 洞察阶段（insight）　指创意从潜意识中迸发出来，或经他人提点，被创业者所意识，这类似于问题解决的领悟阶段，可以用"豁然开朗"来形容。

4. 评估阶段（evaluation）　即有意识地对创意的价值和可行性进行评定和判断，评估的方式包括初步的市场调查、与他人进行交流及对商业前景的考察。

5. 经营阶段（elaboration）　是指对创意进一步细化和精确，使创意得以实现。

Hansen、Lumpkin 和 Hills 重新验证了这一模型，发现这个五维模型是机会识别最好的拟合模型，并且其中的沉思和经营阶段与创造力显著相关。

（三）识别创业机会的方法

创业机会识别既可以通过直觉，也可以通过采取科学的训练方法来实现。

1. 市场信息的收集与研究法　市场研究是机会识别的前提，从宏观方面来说，市场研究的内容是通过收集有关产品的市场信息来确定潜在的市场规模等，从而达到确定创业计划市场方面的可行性的目的。使创意变为现实的创业机会的基础工作是创业机会信息的收集，第一要根据创意明确研究的目的或目标；第二要通过已有数据或第二手资料来获得信息；第三要以第一手资料为依据来收集信息，数据收集的过程即为收集第一手资料内容的过程，如上网、观察、问卷、集中小组试验及访谈等。

2. 环境分析法　创业环境分析在机会识别过程中占有非常重要的位置，因此创业者在进行创业计划准备之前，首先要研究分析创业环境，主要内容是对市场环境进行分析、对政策环境进行分析和对技术环境进行分析。

（1）技术环境分析　所涉及行业的技术变化趋势是创业者应有所把握和了解的，因政府投资可能带来的技术发展也是创业者应考虑到的。

（2）市场环境分析　可以通过宏观、中观和微观展开论述。对经济因素、文化因素是从宏观方面来分析的；对行业需求主要是从中观方面来分析的；根据迈克尔·波特（Michael Porter）的竞争模型，潜在的进入者、行业内现有竞争者、替代品的生产者、供应者和购买者是主要的竞争力量，这是从微观方面来分析的。

（3）政策环境分析　创业活动被政府的政策规定、法律法规等直接或间接影响。如20世纪80年代，美国之所以出现大量新公司组建这一现象，原因之一是美国政府对电信和航空业进入限制的放松。

3. 功能分析法　创业机会识别与设计创新特别是产品的功能分析之间的关系十分密切。产品设计是为了创造一种新的、合理的、和谐的生活方式或行为方式，设计寻找新的突破点。功能分析就是对使用者的需求进行充分了解和掌握的同时，对于产品的指示功能、使用功能、象征功能、教育功能和审美功能进行系统的分析，以确定它们在某一产品中的地位和作用。

4. 趋势观察法　可以分为两种：一种方法是通过对趋势的观察并且利用此种趋势来创造机会，如何观察趋势？最能反映趋势的因素包括社会因素、技术创新因素、经济因素、制度变革因素，通过观察这些因素中的不同之处，并且对这种不同之处进行分析，找出其中有规律的部分与没有规律的部分，其中有规律的部分就可以找到趋势的征兆。然而发现征兆还需要判断力，如果有些创业者具有更多的产业经验、更优秀的创造性和对社会网络的警觉，他们将会更加容易发现并解释征兆。第二种方法是购买独立调查公司定制化的市场分析与预测，这可以为创业者提供更多的参考，在复杂的环境中这种参考显得尤为重要。

5. 问题解决法　寻找问题也是识别创业机会的另一种重要的解决方法。现实中创业者往往会遇到各种各样的问题，如何注意问题和解决问题可以看出一个创业者的商业意识与创意，所以有人说"每个问题都是经过掩饰的机会"。

创业者自身经历的问题往往就是能促进创业成功的问题，感同身受才会有解决问题的冲动，一些具有商业头脑的人会意识到解决这个问题可以促进其商业化，让解决方案造福更多的人，而且也可以为创业者自身带来收益。创业者也有可能只注意到其他人的问题而忽视自己的问题，认为解决问题的方法会引起一个机会，当创业者发现忽视了自己的问题，而没有考虑到的情况对于解决问题来说就是一个很好的方法，解决方案不对也有机会从中找到新的思路与感悟。

（四）处理好资源整合和机会识别的关系

创业过程是企业在外部不确定、高度变化的动态环境中不断整合可利用资源，进行机会识别从而创造资源价值的复杂过程。企业必须在"资源－机会"间保持微妙的平衡，而资源是企业机会识别的基础。不同的资源对机会识别的作用不同，因此，企业需要识别、获取及整合各类资源形成资源组合，为企业机会识别提供保障。

机会是创业过程的核心，资源为其提供基础性保障。根据资源拼凑理论，创业者在具备冗余资源、合法性资源、网络资源等的基础上，通过资源拼凑整合利用手头已有的资源要素，尽可能挖掘资源的潜在价值，发挥资源组合价值，对创业机会进行识别。资源是创业活动的载体，资源的创造性利用与价值发掘是创业问题的核心，而资源拼凑是解决这一问题的关键。资源拼凑并非先天存在，而是企业成长过程中通过内外兼修不断学习培养而来的，从而突破资源约束窘境，推动机会识别与开发，获得竞争优势。为此，我们在处理好资源整合和机会识别的关系时，应做到以下三个方面：

1. 塑造创业需要的资源　充分利用现存闲置资源的价值，进一步为企业带来价值，无论是创新还是变革，或者作为组织和外部突发事件之间的缓冲，促使企业发现新的商业途径。制度环境是企业识别商业机会的嵌入式条件，是企业获取合法性的背景，合法性资源的获取可以使企业创业行为更加合规、合适，也有助于减少市场环境的不确定性。在制度环境下，企业除顺从、妥协外，可以采取积极的行为创造合法性资源，以迎合受众的期望，获取新的商业机会。此外，网络资源为企业整合与重配既有资源、发展新的资源提供机遇，有助于企业对环境变化保持敏感，而且企业还可以借助与政府的关系寻求政治庇护，为企业谋求商机创造机会。

2. 增强资源拼凑能力　资源拼凑的组合重配和即兴创造能够挖掘、增加、创造已有冗余资源的新用途，不断探索、识别新的资源组合形式，持续进行利用，将新组合应用到实践，创造性地拼凑以产生意想不到的效果。企业要增强资源拼凑能力，解决过剩资源及资源不足的问题，创造性整合，降低成本，提升企业竞争优势。

3. 发挥资源组合的价值，即产生创业机会　机会可能通过感知未被利用或创造性的资源组合，发现满足市场需求和特定资源匹配的机会。资源"巧"配可以促使企业形成更加多样化、创造性的"机会集合"。新的资源组合有助于企业基于对其周围环境的独特认知更新或重新组合资源要素，重新组合资源要素的方式，使企业识别可开发、可利用且具有潜力的机会。

本章小结

对于创业者来说，只要对创业项目和企业发展有帮助的资源都可纳入创业资源的范畴，从某种程度上说，创业本身就是一种资源重组。企业的创业资源主要由资金、时间、人才、市场等要素组成，而其管理包括这些资源的获取、分配和组织等方面的内容，对创业资源的管理有助于优化人力资源配置和提高资源使用效率，从而实现创业资源效益最大化。在创业资源拥有的基础上，就要对创业机会进行识别。与创业机会识别相关的能力主要有远见与洞察能力、信息获取能力、技术发展趋势预测能力、模仿与创新能力、建立各种关系的能力等。创业资源整合随着外部环境的变化而变化着，而且资源本身的属性及其结构也是随着环境变化的，通过对各种资源进行有机结合和相互匹配，使其达到"1+1>2"的效应。

课后思考练习

　　"现代奥运会就是一种高级阶段的资源整合，它将奥运精神和体育竞技以'1+1=11'的共赢模式来实现。奥林匹克运动包含 4 场公平竞争的比赛，即运动员、媒体、举办城市和赞助商，任何一场比赛的参与者都能享受另外 3 场比赛为其带来的巨大收益。所以，在奥林匹克模式中几乎没有输家，所有坚持完成比赛的参与者都是赢家。"奥运会的所有参与者的定位虽然不同，但是方向是一致的。只要彼此将手中拥有的资源共享出来，就可以获得别人手中你想要的资源。因此，"方向相同，定位不同的两个'1'相加，可以获得更佳的结果，即'11'，最终实现合作伙伴各自利益的满足，并获得共同成长的机会"。

　　请从创业资源整合的观点来分析奥运精神和体育竞技"1+1=11"的共赢模式。

第四章　创业团队管理

人是要有帮助的。荷花虽好，也要绿叶扶持。一个篱笆打三个桩，一个好汉要有三个帮。

——毛泽东

内容提要

创业团队是由一群才能互补、责任共担、愿为共同的创业目标而奋斗的人所组成的特殊群体，他们通过对资源、生产要素等进行重新组合，来开发自己的产品或服务，满足市场及人们的某种需求而成立企业。创业团队中的每个人都肩负着一定的社会责任，团队成员之间是否能进行良好的分工合作，影响着整个团队的发展和未来。本章将阐述创业团队管理的相关知识。

学习目标

1. **知识目标**　了解创业团队的概念及内涵和创业团队组建的主要影响因素。
2. **能力目标**　培养创业团队组织与协作能力。
3. **思政目标**　正确认识团队合作的正面价值。

案例引导

从赛场到市场，一个学生团队的历练与成长

2020年3月，四川中医药高等专科学校2017级中医学院养老服务与管理专业在校大学生夏清，将自己赶制的上千根中药艾条送到家乡新冠感染防控救治医疗点——宜宾市南溪区中医医院，在疫情防控的关键时期，以实际行动助力疫情防控。

夏清表示："原本可以做得更快，但在疫情暴发的特殊时期，我们团队采购的道地中药材原料由于运输和人手原因耽搁了一些时间。"他带领由四川中医药高等专科学校不同年级、不同专业的学生团队于2019年12月在该校举办的中医药创新创业大赛上凭借"艾灸研发创新项目"获得冠军。随后，根据夏清的创业意愿，该校创新创业学院帮

助指导他成立了一家以生产传统中药艾条为主的医疗科技公司。

与全国其他大学生一样，夏清在当年寒假回家后，就被新冠疫情阻隔在家中。他从新闻中看到，中国科学院院士、中国中医科学院首席研究员仝小林教授在解读《新型冠状病毒感染的肺炎诊疗方案（试行第四版）》中的中医治疗方案时说："新型冠状病毒感染可以艾灸神阙、关元、气海、胃脘、足三里等穴位，温阳散寒除湿、调理脾胃，提高免疫功能。"夏清意识到，自己创业团队研发的艾条可以派上用场了。仝小林院士的话坚定了他的信心，应该发挥专业优势主动出击抗疫。说干就干，夏清把想法告诉了团队。公司初创不久、资金不足，他们就把卖产品赚来的钱和参加创新创业大赛的奖金全部拿来购买制作艾条的原材料，制成产品送到疫情防控一线。

夏清团队共有6名成员，都是四川中医药高等专科学校的学生。当时他们在临床实践中发现，艾灸治疗效果好，但在医疗机构使用艾灸时，艾灸燃烧会产生大量的烟雾，医务人员和患者吸入后会带来极大伤害。夏清团队从市场调研发现，市场上常用的仪器使用起来程序十分繁琐，也不能完全有效处置艾烟。刚开始毫无头绪，后来在学校专业老师的指导下，他们开始在改良仪器等方面下功夫。

夏清说："创新是一个国家、一个民族发展进步的不竭动力。我们也是在创新过程中一遍遍试验才能不断取得进步。"在他看来，党和国家"双创"政策现在这么好，年轻人就要敢想敢干敢闯。在2021年，夏清又带领团队以"一种便携式床旁艾灸低烟定位治疗仪"项目，参加第七届四川省国际"互联网+"大赛获"银奖"。该项目能最大限度地减轻艾灸在治疗过程中造成的环境污染，避免医护人员和患者吸入有害物质。"这款仪器能够实现艾条充分燃烧并能降低污染排放。"夏清说，这是他们研究的目的。

"比赛是一个很好的平台，让学生们在反复试验、研究、项目演示的过程中，推动项目从理论走向实践，从赛场走向转化应用。"四川中医药高等专科学校创新创业工作负责人说，大赛获奖项目在入驻孵化器、贴息贷款、培训辅导、资金扶持等方面都可以享受优先支持，这对创新成果走出校园有很大帮助。

目前，夏清团队已申请专利，已与相关企业签订了产品定制销售合同。在做好产品研发的同时，他们计划进一步做好市场调研、目标客户群对接等，希望通过艾灸治疗仪这样的小仪器推动中医药大产业的发展，让中医药更好地造福于全人类。

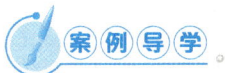

案例导学

夏清创业团队通过他们在医学院校学到的专业知识，从参加创新创业大赛到申请发明专利，后又创立公司。他们有着共同的创业梦想，抓住了国家重视支持大学生创业的黄金时期。学校和社会各方面的支持，是他们创业团队获得成长与发展的重要因素，不仅能够促进他们在校成长并立足社会，还能够推动"中国制造"向"中国创造"的升级。

（资料来源：四川中医药高等专科学校创新创业学院提供）

第一节　创业团队

创业团队是一群有着共同价值观，能力资源互补的人共同组成的团体。在一个创业团队中，有着明确的组织分工。目标、职责划分清晰的创业团队是一个创业项目快速稳定发展的重要保障。

一、创业团队概述

（一）创业团队的定义

创业团队是指在创业初期（包括企业成立前和成立早期），由一群才能互补、责任共担、愿为共同的创业目标而奋斗的人所组成的特殊群体。

现代企业需要的是少走从前的弯路，而从一开始就走规范化管理道路，因此，创业者在注册公司时就应该组建创业团队。一个好的创业团队对新创科技型企业的成功起着举足轻重的作用。新型风险企业的发展潜力（打破创始人的自有资源限制，从私人投资者和风险资本支持手中吸引资本的能力）与企业管理团队的素质之间有着十分紧密的联系。一个喜欢独立奋斗的创业者固然可以谋生，然而一个团队的营造者却能够创建出一个组织或一个公司，而且是一个能够创造重要价值并有收益选择权的公司。创业团队的凝聚力、合作精神、立足长远目标的敬业精神会帮助新创企业渡过危难时刻，加快成长步伐。另外，团队成员之间的互补、协调，以及与创业者之间的补充和平衡，对新创科技型企业起到了降低管理风险、提高管理水平的作用。

（二）创业团队的组成要素

一般而言，创业团队由以下四大要素组成：

1.**目标**　是将人们的努力凝聚起来的重要要素，从本质上来说创业团队的根本目标都在于创造新价值。

2.**人员**　任何计划的实施最终还是要落实到人的身上去。人作为知识的载体，所拥有的知识对创业团队的贡献程度将决定企业在市场中的命运。

3.**团队成员的角色分配**　即明确各人在新创企业中担任的职务和承担的责任。

4.**创业计划**　即制定成员在不同阶段分别要做哪些工作及怎样做的指导计划，对新创科技型企业起到降低管理风险、提高管理水平的作用。

Arild A spelund 对新创技术型公司的创业团队研究表明，创业是一个包含众多人的组织形成过程，特别是这个过程更为复杂的技术型公司要求输入更多的能力。Arild A spelund 还研究了团队成员在创业过程的不同阶段个人经历、能力和资源控制水平对新企业死亡率的影响。认为创业团队的素质能提高新创企业的生存状况；创业团队对技术型公司企业的生存影响最大的并不是团队本身的大小，而是团队成员的经历。另外，广泛的经验问题比团队的异质性影响更大。

二、创业团队成员角色划分与类型

（一）创业团队成员角色划分

创业团队组建时，要根据团队类型和结构物色成员，实行分工协作。团队人数可以不多，但必要的分工不可缺少。团队成员只有各司其职、优势互补，才能充分发挥高效的协作优势。一般来说，创业团队中的角色有八种类型，如表4-1所示。

表4-1　创业团队中的角色类型

角色类型	特　点
主导者	性格坚毅果断，一旦做出决定就不轻易改变，能很好地授权于他人，是一个好的咨询者
策划者	知识面广，思维活跃，喜欢打破传统，属于"点子性"人才
协调者	成熟、自信，能够引导一群具有不同技能和不同性格的人向着共同的目标奋斗，具有权威性和感召力。阐明目标，促使决策的制定，能按照成员的个性和优势进行合理分工
信息者	外向、热情、健谈，其强项是与人交往，对外界的信息和环境十分敏感
创新者	富有创造力和想象力，思路开阔，不墨守成规，勇于挑战，会推动变革
实施者	计划性强，有很好的自控力和纪律性，值得信赖，有保守倾向，是把想法和主意变为实际行动的人
推广者	说干就干，行动力强，办事高效。自发性强，目标明确，具有高度的工作热情和成就感。善于解决问题，且具有强烈的竞争意识
监督者	冷静，思维的逻辑性强，对工作方案的实施等进行监督。具有战略眼光，能做出正确的选择

（二）创业团队的类型

1. 有核心领导的创业团队　这种创业团队中存在一个领袖式的主导人物。这种团队形式往往是核心领导者掌握了较强的技术或较好的创意后，寻找合伙人加入该创业团队，这些团队成员在团队中大多是支持者的角色。

这种创业团队有以下几个明显的特点：①核心领导者话语权较大，权力集中，决策失败的概率增大；②决策速度快，团队执行力强；③核心领导者和其他团队成员意见不一致时，其他成员较为被动。

2. 协作式创业团队　这种创业团队没有一个明确的领导。它是由一群有相同目标且相互依赖的人经过共同协商组成的团队。在初创企业中，每一位成员都要找准自己在团队中的定位，并尽到协作者的职责。

这种创业团队有以下几个明显特点：①团队成员的话语权平等，容易形成权力重叠；②做决策时要经过大家讨论，决策失败概率小，决策速度慢；③团队成员意见不一致时，倾向于采用协商的态度解决冲突。

3. 混合式创业团队　这种创业团队的形式基本上是前两种团队形式的中间形态。

这种创业团队存在一个核心领导人物，但该成员地位的确立是团队成员协商的结果，因此，从某种意义上来说，核心领导者只是整个团队的代言人，他并没有领袖的绝对权威，做决策时需要充分考虑其他成员的意见。

这种创业团队有以下几个明显特点：①核心领导者大多是由团队成员投票决定的，有着令人信服的领导地位；②因为有核心领导者的存在，所以决策速度较快，团队执行力强；③核心领导者做决策时要考虑大家的意见，决策失败概率小。

（三）高效创业团队的特点

1.目标清晰　高效的创业团队，成员对团队目标有着清楚的认识，并坚信这一目标有重大价值，而且该目标的价值激励着团队成员把个人目标升华到群体目标，并为达到这一目标坚持不懈地努力。

2.相互信任　团队每位成员都信任其他成员的品行和能力，相信每位成员都忠诚于团队及团队成员之间彼此忠诚，相信每位成员都能胜任他在团队中的工作，并且相信团队将会成功。

3.能力互补　高效的创业团队成员具有能力互补性。团队中，有的成员解决技术难题，有的成员进行团队管理，有的成员则偏向外部资源开拓，团队成员工作区域不重复且优势互补，形成一个完美的创业团队。

4.沟通良好　在团队目标一致且团队成员相互信任的基础上，把各自的想法毫无保留地与其他成员进行交流，各抒己见，最后统一意见达成共识，可以大大提高创业团队的工作效率，减少团队成员间的矛盾冲突。

5.团队协作　团队最大的优势在于协作，优势互补的团队可以通过团队协作有效规避个人短处和利用个人长处。团队协作有利于提高工作效率，更快更好地实现团队目标。

三、创业团队的组建

（一）创业团队组建的基本原则

1.目标明确合理原则　目标必须明确，这样才能使团队成员清楚地认识到共同的奋斗方向是什么。与此同时，目标也必须是合理的、切实可行的，这样才能真正达到激励的目的。

2.互补原则　创业者之所以寻求团队合作，其目的就在于弥补创业目标与自身能力之间的差距。只有当团队成员相互间在知识、技能、经验等方面实现互补时，才有可能通过相互协作发挥出"1+1>2"的协同效应。

3.精简高效原则　为了减少创业期的运作成本，最大比例地分享成果，创业团队的人员构成应在保证企业能高效运作的前提下尽量精简。

4. 动态开放原则　创业过程是一个充满了不确定性的过程，团队中可能因为能力、观念等多种原因不断有人在离开，同时也有人在要求加入。因此，在组建创业团队时，应注意保持团队的动态性和开放性，使真正完美匹配的人员能被吸纳到创业团队中来。

5. 互利共赢原则　团队成员之间应当进行利益、成果和荣誉分享，这样的团队成员才会更有归属感，才能齐心协力创造奇迹、获得成功。

（二）创业团队组建的主要影响因素

创业团队的组建受多种因素的影响，这些因素相互作用、共同影响着团队组建过程并进一步影响着团队建成后的运行效率。

1. 创业者　创业者的能力和思想意识从根本上决定了是否要组建创业团队、团队组建的时间表及由哪些人组成团队。创业者只有在意识到组建团队可以弥补自身能力与创业目标之间存在的差距时，才有可能考虑是否需要组建创业团队，以及对什么时候需要引进什么样的人员才能和自己形成互补做出准确判断。

2. 商机　不同类型的商机需要不同类型的创业团队与之匹配。创业者应根据创业者与商机间的匹配程度，决定是否要组建团队及何时、如何组建团队。

3. 团队目标与价值观　共同的价值观、统一的目标是组建创业团队的前提，团队成员若不认可团队目标，就不可能全心全意为此目标的实现而与其他团队成员相互合作、共同奋斗。而不同的价值观将直接导致团队成员在创业过程中脱离团队，进而削弱创业团队作用的发挥。没有一致的目标和共同的价值观，创业团队即使组建起来，也无法有效发挥协同作用，缺乏战斗力。

4. 团队成员　团队成员能力的总和决定了创业团队的整体能力和发展潜力。创业团队成员的才能互补是组建创业团队的必要条件。而团队成员间的互信是形成团队的基础。互信的缺乏，将直接导致团队成员间协作障碍的出现。

5. 外部环境　创业团队的生存和发展直接受到制度性环境、基础设施服务、经济环境、社会环境、市场环境、资源环境等多种外部要素的影响。这些外部环境要素从宏观上间接地影响着对创业团队组建类型的需求。

（三）创业团队的组建程序及其主要工作

创业团队的组建是一个相当复杂的过程，不同类型的创业项目所需的团队不一样，创建步骤也不完全相同。

创业团队的组建主要包括以下六个方面的工作：

1. 明确创业目标　创业团队的总目标就是要通过完成创业阶段的技术、市场、规划、组织、管理等各项工作实现企业从无到有、从起步到成熟。总目标确定之后，为了推动团队最终实现创业目标，再将总目标加以分解，设定若干可行的、阶段性的子目标。

2. 制定创业计划　在确定了一个个阶段性子目标及总目标之后，紧接着就要研究如何实现这些目标，这就需要制定周密的创业计划。创业计划是在对创业目标进行具体分解的基础上，以团队为整体来考虑的计划。创业计划确定了在不同的创业阶段需要完成的阶段性任务，通过逐步实现这些阶段性目标来最终实现创业目标。

3. 招募合适的人员　招募合适的人员也是创业团队组建最关键的一步。关于创业团队成员的招募，主要应考虑两个方面：一是考虑互补性，即考虑其能否与其他成员在能力或技术上形成互补。这种互补性的形成既有助于强化团队成员间彼此的合作，又能保证整个团队的战斗力，更好地发挥团队的作用。一般而言，创业团队至少需要管理、技术和营销三个方面的人才。只有这三个方面的人才形成良好的沟通协作关系后，创业团队才可能实现稳定高效。二是考虑适度规模，适度的团队规模是保证团队高效运转的重要条件。团队成员太少则无法实现团队的功能和优势，而过多又可能会产生交流的障碍，团队很可能会分裂成许多较小的团体，进而大大削弱团队的凝聚力。一般认为，创业团队的规模控制在 2 ~ 12 人之间最佳。

4. 职权划分　为了保证团队成员执行创业计划、顺利开展各项工作，必须预先在团队内部进行职权的划分。创业团队的职权划分就是根据执行创业计划的需要，具体确定每个团队成员所要担负的职责及相应所享有的权限。团队成员间职权的划分必须明确，既要避免职权的重叠和交叉，也要避免无人承担造成工作上的疏漏。此外，由于还处于创业过程中，面临的创业环境又是动态复杂的，不断会出现新的问题，团队成员可能不断出现更换，因此创业团队成员的职权也应根据需要不断地进行调整。

5. 构建创业团队制度体系　创业团队制度体系体现了创业团队对成员的控制和激励能力，主要包括团队的各种约束制度和各种激励制度。一方面，创业团队通过各种约束制度（主要包括纪律条例、组织条例、财务条例、保密条例等）指导其成员避免做出不利于团队发展的行为，实现对其行为进行有效的约束、保证团队的稳定秩序。另一方面，创业团队要实现高效运作，要有有效的激励机制（主要包括利益分配方案、奖惩制度、考核标准、激励措施等），使团队成员能看到随着创业目标的实现，其自身利益将会得到怎样的改变，从而达到充分调动成员的积极性、最大限度发挥团队成员作用的目的。要实现有效的激励，首先必须把成员的收益模式界定清楚，尤其是关于股权、奖惩等与团队成员的利益密切相关的事宜。需要注意的是，创业团队的制度体系应以规范化的书面形式确定下来，以免带来不必要的混乱。

6. 团队的调整融合　完美组合的创业团队并非创业一开始就能建立起来，很多时候是在企业创立一定时间后随着企业的发展逐步形成的。随着团队的运作，团队组建时在人员匹配、制度设计、职权划分等方面的不合理之处会逐渐暴露出来，这时就需要对团队进行调整融合。由于问题的暴露需要一个过程，因此团队调整融合也应是一个动态持续的过程。在完成了前面的工作步骤之后，团队调整融合工作专门针对运行中出现的问题不断地对前面的步骤进行调整直至满足实践需要为止。在进行团队调整融合的过程中，最重要的是要保证团队成员间经常进行有效的沟通与协调，培养强化团队精神，提升团队士气。

第二节　创业团队管理

一个人的力量和能力毕竟有限，因而他获得的成绩和成就也是有限的，只有集合并发挥群体的智慧和力量，才能取得更好的成绩，获得更大的胜利和成功。这就是"众人拾柴、蚂蚁搬山"的道理。团队的效率在于合理的管理。创业者应当正确掌握创业团队的管理原则和方法。

一、创业团队成功的关键要素

（一）选择合理的团队成员

建立优势互补的创业团队是保持创业团队稳定性的关键，也是规避和降低团队组建模式风险的有效手段。在团队创建初期，人数不宜过多，能满足基本的需求即可。在成员选择上，要综合考虑成员在能力和技术上的互补性，基本保证具备理想团队所需的九种角色（实干者、协调者、推进者、创新者、信息者、监督者、凝聚者、完美者、技术专家）。而且，成员的能力和技术应该处于同一等级，不宜差异过大。如果团队成员在对项目的理解能力、表达能力、执行能力、社会资源能力、思维创新能力等方面存在较大的差异性，就会产生严重的沟通和执行障碍。

此外，在选择成员时还要考虑创业激情的影响。在企业初创期，所有成员每天都需要超负荷工作，如果缺乏创业激情和对事业的信心，不管其专业水平多高，都可能成为团队中的消极因素，对其他成员产生致命的负面影响。

例如，"携程网"的成功，除了抓住互联网快速发展的契机，有一个良好的创业团队是关键。"携程网"的团队成员来自美国甲骨文公司、德意志银行和上海旅行社等，是技术、管理、金融运作和旅游的完美组合。大家共同创业，分享各自的知识和经验，避开了很多创业"雷区"。

（二）确定清晰的创业目标

创业团队在实践中要不断总结和吸取教训，形成一致的创业思路，勾画出共同的目标，以此作为团队努力的目标和方向。鼓励团队成员积极掌握工作内容和职责，竭诚与他人合作交流，贡献个人能力。

创业团队的目标必须清晰明确，能够集中体现出团队成员的利益，与团队成员的价值趋向一致，并保证所有团队成员都能正确理解，这样才能发挥鼓励和激励团队成员的作用。此外，创业团队的目标还必须切实可行，既不应太高，也不应太低，而且能够随着环境和组织的变化及时更新和调整。

例如 1998 年成立于北京的交大铭泰，主要从事研究、开发及销售以翻译软件为主的四大系列软件产品。其在创业初期就确定了三年内成为我国最大应用软件和服务提供商的目标及具体的发展战略。明确的创业目标保证了团队成员的稳定性，其成员自创业以来基本上没有太大变化，这不仅带来了企业凝聚力的提高，也使交大铭泰在企业创新方面取得了较大突破。交大铭泰很快成为国内第一个通用软件上市公司，亚洲首只"信息本地化概念股"，2004 年香港股市第一家上市企业。

（三）制定有效的激励机制

正确判断团队成员的"利益需求"是有效激励的前提。实际上，不同类型的人员对于利益的需求并不完全一样，有些成员将物质追求放在第一位，而有些成员则是希望能够获得荣誉、发展机会、能力提高等其他利益。因此，创业团队的领导者必须加强与团队成员的交流，针对各成员的情况采取合理的激励措施。

创业团队的利润分配体系必须体现出个人贡献价值的差异，而且要以团队成员在整个创业过程中的表现为依据，而不仅是某一阶段的业绩。其具体分配方式要具有灵活性，既包括诸如股权、工资、奖金等物质利益，也包括个人成长机会和相关技能培训等内容，并且能够根据团队成员的期望进行适时调整。

例如腾讯公司马化腾的创业团队多年来十分稳定，与其利润分配机制的有效性是分不开的。虽然腾讯公司的股权多次转让，但是它的五位创办人一直共同持有公司的大部分股份。公司的上市更是使得创业团队的五位成员均成了亿万富翁。

二、创业团队建设的方法

（一）文化建设

1.建立和调整团队目标 创业团队在创业初期属于摸索阶段，需建立明确的目标。目标的明确既能提升创新思维、创业实践方面的学习能力，又能提升经营管理、社交沟通等方面的学习能力。创业团队在建立目标时，可遵循 SMART 原则来进行设置，即具体的（specific）目标，可以衡量的（measurable）目标，可以达到的（attainable）目标，现实的（realistic）目标，有明确截止日期的（time-bound）目标。

2.培育团队凝聚力 创业团队的凝聚力关系到创业发展的稳定性，无论在合作过程中，还是在危机处理或者团队结构中，拥有较好的凝聚力、向心力的团队更容易焕发无限生机。

培育创业团队的凝聚力应遵循以下四项原则：①团队协作原则：团队协作需要贯穿创业发展的全过程，有利于工作效益的提高和团队的长期发展；②优势互补原则：主张发挥创业团队中个人的优势和特长，并在此基础上进行团队协作，更好地发挥创业团队优势；③团结一致向前看原则：创业团队应强调团结一致向前看，团队个人的行为都以公司发展为重；④团队个人能力与组织力量相结合原则：团队凝聚力的建设不能忽略个人能力的优势，但个人能力的发挥也是要依靠组织力量，强调组织力量与个人力量有效结合，是促进团队凝聚力的关键之举。

（二）制度建设

1. 完善团队制度 制定制度的目的是使各受益方能够得到公平公正的对待，制度对创业团队成员有一定的约束力，又要保证每个成员都受益。对制度的更新要保证一定的频率，对于不合理的制度条款要及时修改和调整，解除工作中不必要的束缚，推动各项规章制度健全和完善。

2. 建立有效的激励机制 有效的激励机制不但可以增强团队凝聚力，也利于团队的良性发展。建立有效的激励机制，应遵循以下三个原则：

（1）要公平合理 公平合理体现在分配公平、程序公平、信息公平等方面。公平合理的激励机制才能确保分配合情合理，维护每个团队成员的正当权益，才能调动团队成员的热情和活力，推动团队形成强大的合力。

（2）要因地制宜 对于不同层次的团队成员要采取不同的激励措施。在创业公司中，团队成员的层次不同，贡献也不同，代表的利益就会有差别，针对不同层次的团队成员需要采取不同的激励措施，以满足不同层次的需求，从而更好地调动团队成员的积极性。

（3）要把物质激励和精神激励相结合 物质激励能够在短时间内快速有效地促进公司的发展，但随着业务量的增长和考核指标的不断提升，单靠物质激励成效会不断降低。因此把物质激励和精神激励相结合才能促进公司的良性发展。精神激励的方式多样，例如通过表彰的方式鼓励团队成员，通过树立榜样的方式激励其他团队成员朝着榜样的方向去努力等。

（三）沟通平台建设

1. 顺畅的沟通渠道 初创公司的构架、管理、制度等往往不够成熟，缺乏系统的规则和高效的处理流程，因此内外沟通对于初创公司来说尤为重要。通过搭建顺畅的沟通渠道，能让信息传递更加准确、团队管理更加高效、团队成员合作更加紧密，使创业中的问题得到快速解决。搭建顺畅的沟通渠道，需要构建良好的沟通平台，保证信息沟通高效顺畅，需要完善内部沟通机制，提高团队协作能力。

2. 有效的冲突管理 冲突和矛盾客观地存在于创业活动之中。团队内部冲突是指在个人、人际关系或感情方面出现紧张情绪。冲突可能在任务、过程或关系上发生。任务冲突主要是团队成员对工作目标和内容的分歧，即需要"做什么"及"为什么要做"。过程冲突主要是团队成员关于"怎样"完成任务，即手段和方法的分歧。而关系冲突或情感冲突则更加情绪化，其主要特征是敌对和愤怒。通常来讲，任务冲突和过程冲突是建设性的，有助于团队成员激发和分享不同的观点，进而使创业团队做出更好的决策。然而，任务冲突和过程冲突只对开放与合作的团队绩效具有积极影响，否则会转变为关系冲突或关系回避。关系冲突会削弱和毁灭能量，情感冲突会产生焦虑和敌意，最后可能导致创业团队决策失效甚至团队决裂。

如果冲突水平过高，团队成员之间彼此厌恶，这时氛围的特征就是"战争"。如果冲突水平太低，团队成员就会缺乏工作热情或对他们的任务不感兴趣，到最后可能无法实现团队目标。所以，团队的目标并不是最小化冲突和最大限度地保持一致，而是保持在一种建设性的冲突水平，从而满足多样化和创造性解决问题的不同偏好。

因此，在决策认知范畴内，团队领袖首先要鼓励正面冲突，让团队成员感受到通过知识分享实现创业成功之后，能获得相应的收益和价值。

在制定激励方案时，创业者应注意以下几方面：①差异化：通常情况下，不同的团队成员对企业做出的贡献不同，因此，合理的薪酬制度应反映这种差异。②关注业绩：报酬要与业绩挂钩，该业绩是指团队成员在企业早期生命的整个过程中所表现出的业绩，而不是此过程的某个阶段的业绩。③灵活性：团队成员在某个时段的贡献量，随着时间的推移会发生变化，业绩也会和预期不符。因此灵活的薪酬制度、年金补助及提取一定份额的股票以备日后调整等机制，有助于团队成员产生一种公平感。

创业团队内部冲突超出一定范畴后，会给创业团队带来负面影响。为了将冲突管理在可控、有利的范畴内，在管理团队时应遵循以下原则：

（1）打造合作式的创业团队　团队内部意见不统一是一种常态，合作式创业团队会在不统一的意见中寻求合作的可能性，通过一些正面的、建设性的冲突，做出最佳决策。

（2）强化整体弱化个体　强调团队整体的利益和成就，不特意突出某个个人。在获得团队利益的前提下，根据业绩分配个人利益。这样，不仅有助于把团队成员间的争论控制在可管理的范畴内，还可以利用正面冲突促进创业团队的发展。

（3）避免团队内部不适宜的竞争　团队内部竞争是为了让团队更好地发展，一切都要以团队整体利益为导向，要避免过度冲突。

（4）决策者要果断　决策者要广泛听取团队成员的意见，但是要避免出现"议而不决"的情况，适当的时候要果断拍板。

（5）适时调整团队构成　如果冲突超出一定范畴，创业者应理性地做出判断，通过成员调整来维持团队的稳定和发展。完善的团队结构的建立不是一蹴而就的，需要经过实践不断地进行调整和磨合。

对于创业团队的内部冲突，既要有科学的激励机制去激发正常认知范畴内的冲突，又要有有效的管理机制去避免关系冲突和情感冲突。创业者要保持开放的心态，在合理组建创业团队的基础上，不断加强团队管理，通过有效的激励和管理机制，使团队成员在尊重、信任、公平、公正的团队氛围内密切配合，保证创业团队的稳定和发展。

三、创业团队的社会责任

创业团队中的每个人都是社会中的一员，都肩负着一定的社会责任。团队成员之间是否能进行良好的分工合作，影响着整个团队的发展和未来。因此，明确创业团队的社会责任与分工合作对创业者来说是非常重要的。俗话说："能力越大，责任也越大。"作为一支成功的创业团队，在获取商业利益的同时，也不能忘了回馈社会。一个团队的成功是建立在政府支持和社会接纳的基础之上，假如没有这些客观基础，团队也就失去了发展的平台。因此，团队领导者要以身作则，培养成员的社会责任感，使企业的每一个员工都可以在日常行为中履行社会责任。

（一）经济责任

企业要生存就必须盈利，在遵纪守法的前提下以最小的成本获取最大的利润是企业发展壮大的根本。随着企业利润的增加，企业需要向国家缴纳的赋税也相应增加，国家用于社会建设、巩固国防、开展慈善、扶贫等的能力就越高，这为丰富和满足民众生活提供了保障。

（二）法律责任

创业团队开展一切经营活动都必须遵守法律法规。例如，创业初期创业项目是否合法、是否允许经营，创业团队成员是否有劳动权利限制等。在创业初期，创业者应该了解相关的法律法规，以确保合法经营，避免违法，保障自己应有的合法权益。创业者需要了解的法律法规包括《中华人民共和国公司法》《中华人民共和国个人独资企业法》《中华人民共和国合伙企业法》《城乡个体工商户管理暂行条例》《中华人民共和国合同法》《中华人民共和国劳动法》《中华人民共和国企业劳动争议处理条例》《中华人民共和国反不正当竞争法》《中华人民共和国消费者权益保护法》等。

（三）公益责任

创业团队在关注自身利益的同时，还应努力使自己的企业运营活动、产品及服务对社会产生积极影响。创业团队应关心当前的社会环境，本着回报社会的思想，尽量为弱势群体和社会公益奉献自己的一份力量。

第三节　股权结构

股权是一个创业团队在工商和法律层面的明确体现，也是每一个创业参与者的重要保障。股权结构是公司治理结构的基础，公司治理结构则是股权结构的具体运行形式。

正确认识和合理划分股权，是确保一个创业团队良性发展的关键。

一、股权结构概述

（一）股权结构的概念及内涵

股权结构是指股份公司总股本中，不同性质的股份所占的比例及其相互关系。股权即股票持有者所具有的与其拥有的股票比例相应的权益及承担一定责任的权力（义务）。股权结构是公司治理结构的基础，公司治理结构则是股权结构的具体运行形式。不同的股权结构决定了不同的企业组织结构，从而决定了不同的企业治理结构，最终决定了企业的行为和绩效。在科学技术发展和经济全球化的影响下，企业的股权结构对企业的类型、组织结构的形成都具有重大的意义。

（二）股权结构的衡量指标

对股权结构的衡量主要涉及股权集中度和股权制衡度两个指标。

1.股权集中度　基本决定着控制权的集中程度和竞争程度，对公司治理和经营管理格局产生深刻影响。衡量股权集中度的指标主要有 CRn 指数（Concentration Ratio）和 HHI 指数（Herfindahl–Hirschman Index）。

CRn 指数是指公司前 n 位股东持股比例的总和。例如，CR4 代表前四大股东的持股比例的总和。CRn 越小，表明该公司的股权越分散；而该指数越大，则说明该公司的股权就越集中。

HHI 指数是指前 n 位股东的持股比例的平方和。这个指数是 CRn 指数的一个补充，因为当公司的前 n 位股东的股权比例相同时，将难以区分两公司的股权分布的差异，所以 HHI 指数就很好地解决了这个问题。因为小于 1 的数进行平方计算，会使得差异更加显著，于是便反映出了股权在分布上的不平衡。

2.股权制衡度　是指由少数几个大股东分享控制权，通过内部牵制，使得任何一个大股东都无法单独控制企业的决策，达到互相监督、抑制内部人掠夺的股权安排模式。股权制衡度的主要指标为 Z 值指数和 CNn 指数。

Z 值指数是指第一大股东持股比例与第二大股东持股比例之比。Z 值越小，表明第二大股东对第一大股东的制衡能力就越强；反之，则表明制衡能力较弱。当该数值趋于 1 时，则表明两大股东持股比例相近；公司不是由最大的股东单独控制，即不属于控制型的股权结构。

CNn 指数表示第二到第 n 位股东的持股比例总和与第一大股东的持股比例之比。CNn 越大，表示该公司的股东制衡程度越高；反之，则表明制衡程度相对较低。

（三）股权结构的分类

1. 分散型股权结构　是一种股权比例较为分散的股权结构，表现形式如 30％、20％、20％、20％、10％。分散型的股权比例产生的原因可能是公司的创始人较多，且因各个股东投入和地位相当，导致股权比例在分配上难以集中。

分散型股权结构具有以下特点：①在这种股权结构之下，由于股权的零散分布，公司需要在部分股东达成一致的情况下才能进行决策。股东之间的相互制衡有利于提高决策的民主性和科学性；但相较于控制型的股权结构而言，分散型股权结构无论是在股东决策的效率上还是在公司的反应速度上都要低很多。②股权的分散将导致公司的中小股东数量较多，这些中小股东因为自己在公司的股权很少，个人没有什么决定性的发言权，所以就直接放弃管理公司的权利和对公司的投入，把管理公司和对公司的投入问题交给大股东，而消极的投入和参与管理将会出现中小股东"搭便车"的现象发生。③由于股权的分散分布，股东会决策时会因为各方股东的意见不一致，导致公司难以形成决策，以至于出现公司僵局的情况。④因为股东追求投资利益最大化的预期，势必将导致股权的不断转手，然后在分散型股权结构下，公司缺少实际的控股股东，在股权的不断交易中容易造成公司的兼并与监管动荡。

由于股权的分散导致股东在公司的股东会上难以形成控制权，所以公司可以利用董事会进行日常的公司管理和决策。相较于股东会利用表决权比例进行决策的议事规则，一人一票的董事会议事规则似乎更适合股权分散型的公司。

2. 控制型股权结构　是常见于家族企业的股权结构形式。在这种结构模式之下，由一个持有股权比例在 51％甚至是 67％以上的股东或家族控制公司的股东会，其表现为控制股东"一股独大"，而该控股股东通常为该公司的董事长、执行董事、总经理，同时作为公司的法定代表人，并保管公司的印章、证照，实现对公司的全方位控制。

控制型股权在创业初期有一定的优势。因为股权的高度集中，使得创业项目的负责人和创业前期的成功与失败有着最为直接的关联，且创业初期往往需要将更多的精力放在产品研发和市场的开拓工作上，因此需要进行高效的决策，以便将更多时间用于实质性的工作上。相较于分散型的股权结构，在控制型的股权结构下，只要实际控制人不发生变动，其他股东的进入和退出对公司的影响都较小，因此这样的股权结构安全性更强。以上都是控制型股权在创业初期所发挥出的优势，但如果一家公司长期保持这种模式，将不利于公司的发展。

控制型股权结构可以通过股权激励的形式，使管理层和员工进行持股，以调动职业经理人和员工的工作积极性，来弥补激励和约束机制的不健全。管理层持股从另一方面来说也稀释了股权的结构，分散了大股东对企业的控制权，改变了公司治理的组织结构，能够提高生产效率，并改进公司决策机制。同时，在控制型的股权结构模式下可以将经营权和所有权相分离，控股股东不参与董事会和公司管理层，以避免形成封闭式的经营机制。

3. 博弈型股权结构　是最常见的股权结构形式之一，是指股东之间股权平均分配，股东间所持股权比例相当，相互制衡，常见的表现形式为50％、50％或40％、40％、20％。这种股权结构通常因为难以形成实际控制人，容易造成公司僵局，没有核心股东，也容易造成股东矛盾，因此被人们称为"最差"的股权结构。

有些企业在创业初期，各个股东之间的资源投入和股东能力旗鼓相当是比较常见的情况，在这种情形下平均分配股权也许是适合企业的一种方式。但是，随着企业的发展，考虑到避免公司僵局的产生，其实可以通过很多方式化解平均分配股权的弊端。在公司发展后期可以通过股权转让的形式解决股权结构不理想的问题，也可以考虑实行分红权与决策权相分离的设计。《公司法》第四十二条规定了有限责任公司的公司章程有权对股东会会议中股东的表决权和出资比例做分离设计，第三十四条规定了有限责任公司的公司章程有权对股东的分红权和出资比例做分离设计。有限责任公司在进行分红权与决策权的分离设计时，还可以参考双层股权结构（即AB股制度）进行。

二、股权结构的影响因素

股权结构的形成过程是股东间博弈的过程，是参与各方综合各方面因素讨价还价和妥协的结果，也会受到随机因素的影响。股权结构的影响因素较多，主要有以下几个方面：

（一）法律、法规

各国法律、法规对本国股权结构有重大影响。市场经济国家的实践表明，只有极少数对股东权益的法律保护较为完善的国家存在分散的股权结构，股权集中是法律对股东保护不足的一种替代。由于法律保护不力，投资者只有通过股权集中、形成控制股东以监督代理人的行为，降低代理成本。同时，由于法律体系对股东的保护不力，中小股东面临较大的被侵犯风险，导致购买股票的需求不足或股价偏低，这会阻碍发起人对股票融资的积极性，也将导致股权的相对集中。

《中华人民共和国公司法》《中华人民共和国证券法》等法律、法规规定：

（1）股东大会一股一票。

（2）股东大会一般决议获得通过的条件是赞成票超过到会股东所持表决权数的半数，特别决议获得通过的条件是赞成票超过到会股东所持表决权数的2/3。

（3）以募集方式设立的股份有限公司，发起人认购的股份不得小于35％。

（4）总股本4亿股以下的公司上市，对外公开发行的股份不能少于公司股份总额的25％；总股本4亿股以上的公司上市，对外公开发行的股份不能少于公司股份总额的10％。

（5）单独或者合并持有公司有表决权股份总数10％（不含投票代理权）以上的股东有权提名董事和股东代表监事的候选人。

（6）单独或者合并持有公司有表决权股份总数 10% 以上的股东可提议召开临时股东大会。

（7）投资者持有一个公司已发行股份的 30% 时，继续进行收购的，应当向该公司所有股东发出收购要约。同有股、法人股为限售流通股。

从上述规定可以看出，我国一些上市公司"一股独大"，未形成相互制衡、股权分置的格局。

（二）控制权偏好及社会信用基础

控制权能带来控制权收益，包括主导董事会，左右股东会和董事会，对项目选择、现金流向、股利支付率有相当的选择权。所以，国家股东、财大气粗的企业集团、家族企业往往控制权偏好明显。另外，在社会信用基础较好的情况下，大股东权衡资本效率和风险后，有可能接受较低的持股比例。

（三）企业的生命周期

在企业生命周期的不同阶段，企业规模、风险程度、管理机制有很大不同，成为影响股权结构的选择和形成的重要因素。创建企业的过程是创业的过程，企业此时的规模小，风险大，家族控制或一股独大的股权结构比较普遍。当企业快速成长、成熟的时候，一方面企业需要资金，另一方面大多数投资者对该类企业有了兴趣，股份逐步社会化，股权集中度会呈现下降趋势。而当企业寻求再生或再腾飞时，会重组其股权结构，构建新的、适宜的股权结构，包括引进新股东、重新思考股权集中度和制衡度等。

三、股权结构与公司治理

股权结构是公司治理机制的基础，它决定了股东结构、股权集中程度及大股东的身份，导致股东行使权力的方式和效果有较大的区别，进而对公司治理模式的形成、运作及绩效有较大影响。换句话说，股权结构与公司治理中的内部监督机制直接发生作用。同时，股权结构一方面在很大程度上受公司外部治理机制的影响，反过来，股权结构也对外部治理机制产生间接作用。

（一）股权结构对公司治理内部机制的影响

1. 股权结构和股东大会　在控制权可竞争的股权结构模式中，剩余控制权和剩余索取权相互匹配，大股东就有动力去向经理层施加压力，促使其为实现公司价值最大化而努力；而在控制权不可竞争的股权结构模式中，剩余控制权和剩余索取权不相匹配，控制股东手中掌握的是廉价投票权，它既无压力也无动力去实施监控，而只会利用手中的权利去实现自己的私利。所以对一个股份制公司而言，不同的股权结构决定着股东是否能够积极主动地去实施其权利和承担其义务。

2. 股权结构与董事会和监事会　股权结构在很大程度上决定了董事会的人选。在控制权可竞争的股权结构模式中，股东大会决定的董事会能够代表全体股东的利益；而在控制权不可竞争的股权结构模式中，由于占绝对控股地位的股东可以通过垄断董事会人选的决定权来获取对董事会的决定权，因而在此股权结构模式下，中小股东的利益将不能得到保障。股权结构对监事会的影响也是如此。

3. 股权结构与经理层　股权结构对经理层的影响在于是否在经理层存在代理权的竞争。一般认为，股权结构过于分散易造成"内部人控制"，从而代理权竞争机制无法发挥监督作用；而在股权高度集中的情况下，经理层的任命被大股东所控制，从而也削弱了代理权的竞争性。相对而言，相对控股股东的存在比较有利于经理层在完全竞争的条件下进行更换。

总之，在控制权可竞争的股权结构下，股东、董事（或监事）和经理层能各司其职，各行其能，形成健康的制衡关系，使公司治理的内部监控机制发挥出来；而在控制权不可竞争的股权结构下，则相反。

（二）股权结构对公司外部治理机制的影响

公司外部治理机制为内部治理机制得以有效运行增加了"防火墙"，但即使外部治理机制制订得再完善，如果股权结构畸形，公司外部治理机制也会形同虚设。但也有观点认为，很难说明公司内外部的治理机制谁是因，谁是果。例如，在立法形式上建立了一套外部市场治理机制，随着新股的不断增发或并购，股权结构可能出现过度分散或集中，就易造成公司管理层的"内部人控制"现象，使得公司控制权市场和职业经理人市场的外部市场治理机制无法发挥作用；另一个例子是，由于"内部人控制"现象，公司的经营者常常为了掩盖个人的私利而需要"花钱买意见"，这就会造成注册会计师在收益和风险的夹缝中进退维谷，使得外部社会治理机制也会被扭曲。

本章小结

创业团队是在创业初期（包括企业成立前和成立早期），由一群才能互补、责任共担、愿为共同的创业目标而奋斗的人所组成的特殊群体。现代企业从一开始就需要规范化的管理，因此，创业者在注册公司时就应该组建创业团队。一个好的创业团队对新创科技型企业的成功起着举足轻重的作用。新型风险企业的发展潜力与企业管理团队的素质之间有着十分紧密的联系。要实现有效的激励，首先就必须把成员的收益模式界定清楚，尤其是关于股权与团队成员利益密切相关的事。股权即股票持有者所具有的与其拥有的股票比例相应的权益及承担一定责任的权力（义务）。股权结构是公司治理结构的基础，公司治理结构则是股权结构的具体运行形式。总之，在控制权可竞争的股权结构下，股东、董事（或监事）和经理层能各司其职、各行其能，形成健康的制衡关系，使公司治理的内部监控机制发挥出来，才能推动公司良性健康发展。

课后思考练习

多年前的那个秋天，马化腾与他的同学张志东"合资"注册了深圳腾讯计算机系统有限公司。之后又吸纳了三位股东：曾李青、许晨晔、陈一丹。马化腾是 CEO（首席执行官），张志东是 CTO（首席技术官），曾李青是 COO（首席运营官），许晨晔是 CIO（首席信息官），陈一丹是 CAO（首席行政官）。之所以将腾讯的创业五兄弟称之为"难得"，是因为在 2005 年的时候，这五人的创始团队还基本是保持这样的合作阵形，不离不弃。直到腾讯做到如今的商业局面，其中四个还在公司一线，只有 COO 曾李青挂着终身顾问的虚职而退休。

在这个背后，工程师出身的马化腾从一开始对于合作框架的理性设计功不可没。从股份构成上来看，5 个人一共凑了 50 万元，其中马化腾出了 23.75 万元，占了 47.5% 的股份；张志东出了 10 万元，占 20%；曾李青出了 6.25 万元，占 12.5% 的股份；其他两人各出 5 万元，各占 10% 的股份。保持稳定的另一个关键因素，就在于搭档之间的"合理组合"。

2019《财富》未来 50 强榜单公布，腾讯控股有限公司排名第 12。"一带一路"中国企业 100 强榜单，腾讯排名第 14 位。2019 年 12 月，腾讯入选 2019 中国品牌强国盛典榜样 100 品牌。2019 年 12 月 18 日，人民日报发布中国品牌发展指数 100 榜单，腾讯排名第 4 位。

腾讯的发展离不开团队的力量，结合案例谈谈你对股权结构与公司治理的理解。

第五章　创业计划

励志名言

懒惰像生锈一样，比操劳更能消耗身体；经常用的钥匙，总是亮闪闪的。

——本杰明·富兰克林

内容提要

创业计划是由创业者准备的一份书面计划，用以描述创办一个创业企业时所有相关的外部及内部要素，包括商业前景的展望、人员、资金、物质等各种资源的整合，以及经营思想、战略确定等，是为创业项目制定一份完整、具体、深入的行动指南，又叫创业的商业计划。书面的创业计划叫做创业计划书，是开启一个创业项目的第一步，也是让投资人快速了解项目核心价值的途径。写好一份创业计划书，需要了解其撰写的原则和方法，梳理清晰的创业思路。

学习目标

1. **知识目标**　了解创业计划的概念，理解和掌握创业计划书撰写的原理和方法。
2. **能力目标**　培养创业计划的分析能力和创业计划书的撰写能力。
3. **思政目标**　引导制定体现积极的社会价值的创业计划。

案例引导

一份精心的策划书开启药食同源饮品连锁店

校园里的大学生活距离创业有多远？一个校园初创项目如何能够吸引到上百万的社会投资资金？一份目的明确、逻辑清晰的创业计划书，就是开启创业的第一步。四川中医药高等专科学校2020级药品经营与管理专业的学生张菱雪茹，进入大学后一直在思索如何能把自己学习到的专业知识用于实践。张同学在进入学校之前就有多次在奶茶店打工的经历，她注意到现在尤其是疫情后，奶茶都在不断地"健康化"升级，消费者已经不单单是追求美味好喝，更注重饮品的"健康""养生"。

带着这份对于市场的思考，张同学马上咨询了学校的药学专家，在专家的指导和建议下，一个"中医药食同源健康茶饮"项目应运而生——以中医药组方为主要元素来打造具有养生、保健功效的奶茶饮品。项目确定后，张同学立刻组建了团队，分工合作，开始筹备项目，做产品研发和市场调研。在积累了一定的市场数据后，张同学做出了她的第一份创业计划书。但是这份计划书在专家评估后被认为缺乏真实市场数据，内容全部是基于分析和猜测。张同学为了验证项目市场，向学校申请了一个校内门面，在学校的支持下开启了"阿茹姑娘药食同源饮品实践店"，在校内实践经营项目。经过半年多的经营与销售，张同学为自己创办的品牌积累到了一定的数据，并对原本的项目内容及规划做了大量修正与调整。

经过了近一年的努力，张同学完成了一份完整的商业计划书。这份计划书完整地呈现了该项目的市场可行性、实践数据、发展思路及规划，以及重要的财务预测。带着在全市发展 10 家连锁直营店、打造具有影响力的中医药饮品品牌的目标，她把这份商业计划书汇报给了多方投资人。2022 年 6 月，张同学顺利拿到一笔 300 万的投资资金用于项目连锁店的发展，并于 7 月底正式在绵阳市的上马新村商业街开张了第一家门店。一个来自校园里的创新项目，通过一份策划书走到资本市场，正式开启了张菱雪茹同学的青春创业奋斗之路。

案例导学

大学生初创项目，资源匮乏，经验缺少，项目发展缓慢。要想把项目展示给社会机构，寻找到需要的资源，就需要一份精心组织的商业计划书，让感兴趣的人通过计划书清晰地了解到项目的主要内容尤其是重点环节，为项目对接需要的资源或投入必需的资金，推动项目落地起步。

（案例来源：四川中医药高等专科学校创新创业学院提供）

第一节　创业计划

创业计划是创业者叩响投资者大门的"敲门砖"，一份优秀的创业计划往往会使创业者达到事半功倍的效果。一个创业项目的启动，始于创意，动于计划。能够做好一份正确的创业计划，是每一位创业者必须具备的重要能力。

一、创业计划概述

（一）创业计划的概念

创业计划是创业者计划创立的业务的书面摘要。它用以描述与拟创办企业相关的内外部环境条件和要素特点，为业务的发展提供指示图和衡量业务进展情况的标准。创业计划是由创业者准备的一份书面计划，用以描述创办一个创业企业时所有相关的外部及内部要素，包括商业前景的展望、人员、资金、物质等各种资源的整合，以及经营思想、战略确定等，是为创业项目制定一份完整、具体、深入的行动指南，又叫创业的商业计划。

（二）创业计划的特征

通常创业计划是市场营销、财务、生产、人力资源等职能计划的综合。创业计划具有 3 个方面的特征：

1. 预见性　创业计划一定是涉及未来，因而应具有预见性。不论个人或组织，都必须在对未来进行充分估计的基础上行动。因此，运用科学的方法对未来进行预测，应是计划的一个基本组成部分。这些预测按内容分类，包括国家宏观经济前景及变动预测等。正确的预测将有助于创业者避免失败的陷阱。

2. 可行性　创业计划一定涉及行动，因而需要有可行性。创业就是行动，没有具体的行动，创业就是一句空话，所以创业计划又可称为创业行动计划。它既指出了所要达到的目标，又指出了所要遵循的路线、通过的阶段和所使用的手段。因此，失去了可行性，就会失去指导行动的功能。

3. 灵活性　创业计划一定涉及许多复杂的环境因素及其变化，因此应具有灵活性。创业者受自身知识结构、所获信息数量和质量的限制，完全准确地看清未来是不可能的，因而对于不确定的未来，创业计划应是相当灵活的，能顺应人们认识的深化而调整。越是能在计划中体现灵活性，由偶发事件发生所造成损失的风险就越小。另外，针对创业的不同阶段，对计划的要求是不同的。一般说来，在创业的初期，要求计划更具有指导性；在创业的成长期，要求计划更为具体和详细；在创业的成熟期，要求长期的、具体的战略发展计划。

（三）创业计划的分类

根据投资者的不同，把创业计划分为四类：①争取创业投资股权投入的创业计划；②争取产业资本股权投入的创业计划；③争取他人合伙的创业计划；④争取政府支持的创业计划。

二、创业计划的作用

（一）把计划中要创立的企业推销给自己

通过创业计划的制定，创业者必须建立自信，应该以认真的态度对自己所拥有的资源、已知的市场情况和初步的竞争策略做一个简单的分析，并提出一个初步计划。通过将心中的设想编写成书面的、规范的创业计划，创业者可能会发现，事情并非原来想象中那么简单，很多因素之前都没有想到，很多的设想都不现实。这个时候，需要创业者保持清醒的头脑，客观地、严肃地、不带个人主观情感地从整体角度审视自己的创业思路，并且适当地进行调节，使计划更趋完美，以确保计划的可操作性。当然，通过撰写书面的创业计划，如果发现原来的设想根本不可能成为现实，创业者不得不放弃该创业计划，则千万不要勉强。

（二）有利于获得银行贷款等其他资金

银行一般只要求申请贷款的企业提供过去和现在的财务报表。但是，初创的企业经营风险太大，为这类企业提供贷款，银行一般先要求创业者提供创业计划。对于银行来说，一份制作规范而专业的创业计划就等于一张考究的名片。一份书面的创业计划会提供很多的信息，是一份浓缩了的企业经营设想。一份详尽的、与众不同的、切实可行的创业计划将大大降低银行发放贷款的风险，增加获得贷款的机会。当然，创业计划也有利于初创企业获得其他形式的资金支持。

（三）把要创办的风险企业推荐给风险投资家

创业计划是创业融资的必备工具。对于初创的风险企业来说，创业计划的作用尤为重要。企业的成长基本上离不开外来资金。如果没有创业计划，创业者就无从知道创办这家企业所需资金的确切数目，也就不知道到底还缺多少资金。风险投资家都要求创业者提供创业计划，他们依据创业计划进行评价和筛选，选择他们认为最有发展潜力的企业进行投资。但是，必须明确的一点是，即使创业者不需要借钱，也不需要寻找合作伙伴，也必须撰写详细的创业计划。

（四）有利于企业的经营管理

完美的创业计划可增强创业者的自信，创业者会明显感到对企业更容易控制、对经营更有把握。因为创业计划提供了企业全部的现状和未来发展的方向，也为企业提供了良好的效益评价体系和管理监控指标，使得创业者在创业实践中有章可循。

第二节　创业计划书的撰写

一份好的创业计划书是一个创业项目开始的第一步。掌握创业计划书的撰写原则和方法，梳理清晰的创业项目计划与脉络，有利于投资人快速了解创业项目的核心价值。

一、创业计划书的基本内容

创业计划一般包括以下 10 个方面：执行总结，产业背景和公司概述，市场调查和分析，公司战略，总体进度安排，关键的风险、问题和假定，管理团队，企业经济状况，财务预测，假定公司能够提供的利益等。

1. 执行总结　执行总结是创业计划一到两页的概括。包括以下 7 个方面：①创业计划的创意背景和项目的简述；②创业的机会概述；③目标市场的描述和预测；④竞争优势和劣势分析；⑤经济状况和盈利能力预测；⑥团队概述；⑦预计能提供的利益。

2. 产业背景和公司概述　产业背景包括：①详细的市场分析和描述；②竞争对手分析；③市场需求。公司概述包括：①详细的产品或服务描述；②产品或服务如何满足目标市场顾客的需求；③进入策略；④市场开发策略。

3. 市场调查和分析　包括：①目标市场顾客的描述与分析；②市场容量和趋势的分析、预测；③竞争分析和各自的竞争优势；④估计的市场份额和销售额；⑤市场发展的走势。

4. 公司战略　公司战略主要阐释公司如何进行竞争，包括：①在发展的各阶段如何制定公司的发展战略；②通过公司战略来实现预期的计划和目标；③制定公司的营销策略。

5. 总体进度安排　公司的进度安排包括以下领域的重要事件：①收入来源；②收支平衡点和正现金流；③市场份额；④产品开发介绍；⑤主要合作伙伴；⑥融资方案。

6. 关键的风险、问题和假定　包括：①关键的风险分析（财务、技术、市场、管理、竞争、资金撤出、政策等风险）；②说明将如何应付或规避风险和问题（应急计划）。

7. 管理团队　介绍公司的管理团队，其中要注意介绍各成员与管理公司有关的教育和工作背景（注意管理分工和互补），介绍领导层成员，创业顾问及主要的投资人和持股情况。

8. 企业经济状况　包括：①股本结构与规模；②资金运营计划；③投资收益与风险分析。

9. 财务预测　包括：①财务假设的立足点；②会计报表（包括收入报告、平衡报表，前两年为季度报表，前五年为年度报表）；③财务分析（现金流、本量利、比率分析等）。

10. 假定公司能够提供的利益　这是创业计划的"卖点"，包括总体的资金需求、在这一轮融资中需要的是哪一级、如何使用这些资金及投资人可以得到的回报，还可以讨论可能的投资人退出策略。

二、创业计划书常见误区

1. 商业计划书写得过于详细　写商业计划书的目的，就是用最简单、最高效的方式告诉投资人你是谁，你在做什么项目，为什么要做，如何去做。大部分投资机构的投资经理是没有兴趣看大段大段的文字，投资人看一份商业计划书的时间也就 3 ～ 5 分钟，有些甚至更短。如果前 1 分钟还没让投资人看明白你想干什么，大概率你的商业计划书已经被丢弃了。有重点的描述比事无巨细的描述要好很多。

2. 商业计划书盲目夸大商业模式　很多创业者的商业计划书喜欢假大空，总是说未来 3 ～ 5 年要做到几千亿甚至万亿级公司，或者超越阿里、腾讯，这些盲目的自信出来的数据只能让投资人反感。商业计划书当然可以稍做包装，但包装的前提是以客观事实为依据，不要过分夸大商业模式。有人会说，商业计划书不是要写未来的 3 ～ 5 年规划吗？既然是规划，当然会有比较大的数据。但商业计划书 70% 是说现在，30% 是说未来（未来战略，未来成为什么样的公司）。规划不仅仅是切实可实现的数据，还包括未来行动策略层面。过分夸大商业模式，只会让投资人从你的执行力、诚信方面做一些其他的思考。

3. 商业计划书中大量地描述技术原理　犯这类错误的往往都是技术出身的创业者，这类创业者最希望让投资人看到公司的技术优势，但大量描述技术原理并不能获得投资人的好感。技术优势可以用几句话来描述，但不需要告诉投资人其底层逻辑是什么，用了什么开发语言等。具体描述技术原理是没有意义的，核心是要描述在技术层面有哪些明显的优势，以及在技术层面攻克了原先哪些技术难关，用技术解决了哪些实际问题。

4. 商业计划书后面带有大量的附件　很多创业者会担心，投资人看完他的商业计划书，究竟能不能理解他的公司？所以有很多创业者前面 20 页说商业，后面再附上 20 多页的有关或无关的说明。然而，投资人往往是不会看这个的。投资人希望从商业计划书中快速找到创业者的优势所在，而不是通过创业者的商业计划书来学习整个行业情况。如果实在觉得商业计划书中没有说清楚行业情况，可以另附一个文档，用第三方的资料来描述所在行业的客观情况。

三、创业计划书的评估原则

编制了一份创业计划，无非是为了吸引他人的介入、参与或支持。而他人是否会介入、参与或支持创业者的创业活动，相当程度上取决于他人对于创业者创业计划的主观评估。

（一）创业计划的评估者

在一定意义上，某个创业计划的各类读者，都是该计划的评估者。无论他是否与该计划的研究、编制者有这样那样的利益关系，他们都会对创业者策划的创业活动品头论足。其中，创业者需要特别关注的是以下评估者：①创业者希望吸纳进创业团队的人或机构；②潜在的投资者；③政府机构；④未来的供应商。

（二）创业计划的自评估

在将创业计划交由他人评估之前，创业者首先需要自己先对创业计划做个自我评估。自我评估主要是检查自己的创业计划是否具备某些必要的特点，是否没有某些缺陷。

一般而论，一项成功的创业计划通常具备以下六个特点：①清楚、简洁，尽可能不出现不必要的分析、描述和文字；②清晰地展示创业者所做的市场调查、预期的市场起始规模和前景；③清晰地描述未来顾客的需求特征；④令人信服的解释为什么客户会掏钱买创业者的产品或服务；⑤适当地描述未来万不得已、创业受阻时的投资退出策略；⑥清晰地解释为什么本创业者最合适做这件事情。

相反，一份糟糕的创业计划通常有以下五种弊病：①过分乐观。这反倒会使投资者、支持者感到不可信。②计划中出现了一些与产业标准、常规经验相距甚远的数据。这会使投资者、支持者感到创业者缺少某些知识或经验。③整个创业活动仅仅面向一种产品。显然，一种产品是难以支持一个企业的生存与发展的。④忽视竞争威胁。创业活动都会面临竞争，忽视竞争威胁，恰恰说明创业者还不懂得市场规律。⑤创业者力图进入一个"拥挤的市场"。因为市场越是拥挤，竞争越是激烈，新创企业越是很难敌过现有企业，除非未来新创企业有特殊的竞争力。

（三）他人评估的角度与要点

无论是潜在的合作伙伴、加盟者，潜在的投资者，或是未来的供应商，还是有关政府机构，他们对于创业者提供的创业计划，多会反向思维、品头论足。

1. 评估的角度　不可行性评估。创业者认为某件事情"十分可行"，而潜在的合作伙伴、加盟者，潜在的投资者，未来的供应商及政府机构，多会反着来，偏要看创业者的计划是不是"不可行"的。基于此，面对创业者提交的各类创业计划书，各类评估者都会换个角度、反向思维，即从"不可行"的角度来审视这个计划。千方百计地寻找它的"不可行之处"。这看似苛刻，却可以使创业者和潜在加盟者少犯错误，使投资者和供应商少遭受损失，使政府机构少做不当的决策。

2. 评估的技术性要点　从"不可行"的基本视角和立场出发，如能发现某个创业计划中的矛盾和缺陷，自然可以否定这个创业计划。就此而言，评估者应特别关注的是，创业者编制计划的依据是什么？计划中分析问题的方法是否恰当？计划中的推理逻辑是否合理？关键数据是否可信？计划的总体结论与各部分结论是否一致与可信？如果计划中采用的分析方法存在明显的错误或缺陷，或者计划中的推理逻辑是不合理的，那就无须进一步审视预期结果的优劣正误。如果计划中的关键数据是不可信的，要么是创业者缺乏经验，要么是创业者故意造假。如果计划的总体结论与各部分的结论不一致，特别是关键部分的结论是"劣的、差的"，而总体结论是"优的、好的"，那一定是创业者在对评估者进行误导。

（四）评估的重点内容

在对一项创业计划进行实质性评估时，评估者应主要关注五项基本内容：①创业团队成员搭配的合理性及其优劣；②所提供产品或服务的市场前景；③所采用的生产技术的先进性；④特许资源的可保障程度；⑤财务效益与股东回报。

第三节　创业计划书解析及案例指导

撰写好一份完整的、清晰的创业计划书，首先需要对其整体的框架做一个结构规划，再对应地完善每一个部分的内容。

一、创业计划书框架解析

一般来说，在创业计划中应该包括创业的种类、资金规划及基金来源、资金总额的分配比例、阶段目标、财务预估、行销策略、可能的风险评估、创业的动机、股东名册、预定员工人数等具体内容。创业计划书一般包括以下内容：

1.封面　封面的设计要有审美观和艺术性。一个好的封面会使阅读者产生最初的好感，形成良好的第一印象。

2.计划摘要　是浓缩了的创业计划的精华。计划摘要涵盖了计划的要点，以求一目了然，以便读者能在最短的时间内评审计划并做出判断。

计划摘要一般包括公司介绍、主要产品和业务范围、市场概貌、营销策略、销售计划、生产管理计划、管理者及其组织、财务计划、资金需求状况等内容。

计划摘要应尽量简明、生动，特别要说明自身企业的不同之处及企业获取成功的市场因素。

3.企业介绍　这部分的目的不是描述整个计划，也不是提供另外一个概要，而是对新创公司做出介绍，重点是公司理念和如何制定公司的战略目标。

4.行业分析　应正确评价所选行业的基本特点、竞争状况及未来的发展趋势等。

行业分析的典型问题如下：

（1）该行业发展程度如何？现在的发展动态如何？

（2）创新和技术进步在该行业扮演着一个怎样的角色？

（3）该行业的总销售额有多少？总收入为多少？发展趋势怎样？

（4）价格趋向如何？

（5）经济发展对该行业的影响程度如何？政府是如何影响该行业的？

（6）是什么因素决定着它的发展？

（7）竞争的本质是什么？作为创业者将采取什么样的战略？

（8）进入该行业的障碍是什么？作为创业者将如何克服？该行业典型的回报率有多少？

5.产品（服务）介绍　应包括以下内容：产品的概念、性能及特性；主要产品介绍；产品的市场竞争力；产品的研究和开发过程；发展新产品的计划和成本分析；产品的市场前景预测；产品的品牌和专利等。

在产品（服务）介绍部分，企业家要对产品（服务）做出详细的说明，说明要准确，也要通俗易懂，使不是专业人员的投资者也能明白。一般地，产品介绍都要附上产品原型、照片或其他介绍。

6. 人员及组织结构　在企业的生产活动中，存在着人力资源管理、技术管理、财务管理、作业管理、产品管理等等。而人力资源管理是其中很重要的一个环节。

社会发展到今天，人已经成为最宝贵的资源，这是由人的主动性和创造性决定的。企业要管理好人力资源，更是要遵循科学的原则和方法。

在创业计划中，必须要对主要管理人员加以阐明，介绍他们所具有的能力，他们在本企业中的职务和责任，他们过去的详细经历及背景。此外，还应对公司结构做一简要介绍，包括：公司的组织机构图；各部门的功能与责任；各部门的负责人及主要成员；公司的报酬体系；公司的股东名单，包括认股权、比例和特权；公司的董事会成员；各位董事的背景资料。

经验和过去的成功比学位更有说服力。如果准备把一个特别重要的位置留给一个没有经验的人，一定要给出充分的理由。

7. 市场预测　应包括以下内容：对市场需求进行预测；市场现状综述；竞争厂商概览；目标顾客和目标市场；本企业产品的市场地位等。

8. 营销策略　对市场的错误认识是企业经营失败的主要原因之一。

在创业计划中，营销策略应包括以下内容：市场机构和营销渠道的选择；营销队伍和管理；促销计划和广告策略；价格决策。

9. 制造计划　应包括以下内容：产品制造和技术设备现状；新产品投产计划；技术提升和设备更新的要求；质量控制和质量改进计划。

10. 财务规划　这部分内容的重点是现金流量表、资产负债表及损益表的制备。

（1）现金流量表　流动资金是企业的生命线，因此企业在初创或扩张时，对流动资金需要预先有周详的计划和进行过程中的严格控制。

（2）资产负债表　反映在某一时刻的企业状况。投资者可以用资产负债表中的数据得到的比率指标来衡量企业的经营状况及可能的投资回报率。

（3）损益表　反映的是企业的盈利状况，它是企业在一段时间运作后的经营结果。

11. 风险与风险管理　典型问题如下：

（1）新创公司在市场、竞争和技术方面都有哪些基本的风险？

（2）创业者准备怎样应付这些风险？

（3）新创公司还有一些什么样的附加机会？

（4）在创业者自身的资本基础上如何进行扩展？

（5）在最好和最坏的情形下，新创公司的五年计划表现如何？

如果创业者的估计不那么准确，应该估计出误差范围到底有多大。如果可能的话，对关键性参数做最好和最坏的设定。

二、创业计划书的难点——财务部分撰写指导

一份质量高的财务规划对准确预测企业资金需要量、增加投资者对创业项目的信任度、对提升项目的融资能力很有帮助。如果财务规划编制得不好，则会给投资者一种项目管理者缺乏管理经验的印象，从而降低对该项目的评价。

1. 财务规划的假设条件 完成具体的财务规划，要同创业项目的生产过程、人力资源安排、销售计划等方面结合起来，明确下列问题：

（1）创业项目是属于生产产品，还是提供技术、服务？

（2）创立企业的资产规模大小、从业人数多少、应纳税所得额估计有多少？该企业是否属于小型微利企业？能享受小微企业的哪些税收优惠政策？

（3）创立的企业是一般纳税人还是小规模纳税人？小规模纳税人能否享受免增值税的优惠政策？

（4）确定产品或服务适用的增值税税率、城建税税率、教育费附加率，以及确定企业的企业所得税率等。

（5）生产能力有多大？销售量有多大？是否假设产销量一致？

（6）在运营期内，生产能力是否一致、稳定不变？是否考虑扩产？

（7）产品或服务的单位成本是否在运营期内保持不变？如果要变，料、工、费的变动趋势如何？

（8）每件产品或服务的定价是多少？产品是否要根据市场需求调整售价？

（9）产品销售的结算方式是全部现销，还是部分现销部分赊销？如果有赊销，赊销的比例是多少？赊销的金额什么时候收回？

（10）需要雇佣哪几种类型的员工？每类员工的工资预算如何确定？计时工资还是计件工资？

（11）是否所有的固定资产选择统一的折旧方法计提折旧？不同的固定资产是否区分不同的折旧年限？

（12）是否每年给投资者发放利润？发放比例是否固定？

以上的假设会涉及后面财务规划的数据预测，因此事先需假定清楚。这些假设主要是针对产品生产项目设计的，其他类型的创业项目的假设可根据具体情况具体考虑。

2. 资金的来源和使用 根据要创业的项目，结合前提假设相应地考虑机器设备的购置成本、场地购置成本或场地租用成本、原材料成本、员工成本等，规划创业所需初始投入资金。

资金需求量预测出来后，就要考虑资金的筹集来源与金额：自主投资额有多少？能向亲朋好友筹资多少？能吸收其他投资者的金额有多少？需不需要向银行贷款，贷款额是多少？同时还要考虑资金的投入方式，是货币资金入股、技术入股、无形资产入股还是实物入股，并且考虑资本的构成。

项目资金的使用主要体现在对内投资的活动中，以及前期开办费支出、场地费投入、办公设备支出、专利申请费用、原材料采购成本、生产设备购置成本、各项费用的发生等。项目资金使用的各项数据，应在财务规划中有条理地体现，最好配以各种表格展示，使资金使用情况一目了然。

3. 预计资产负债表　资产负债表反映在某一特定时点的财务状况。通过预计资产负债表，可以看到在特定时点的资产有多少？负债有多少？所有者权益有多少？投资者可以利用资产负债表中的相关数据分析创业项目的长期偿债能力、短期偿债能力和营运能力。预计资产负债表的表内项目可以根据创业项目的情况，设置货币资金、应收账款、存货、固定资产、无形资产、短期借款、应付账款、应付职工薪酬、应交税费、应付利润、长期借款、实收资本、盈余公积、未分配利润等科目。资产负债表反映的是静态结果，还要通过利润表来反映动态的经营成果。

4. 预计利润表　利润表反映的是特定期间的经营成果。利润表最直观的结果就是可以看到项目经营后，得到的是利润还是亏损，收入有多少？成本有多少？费用有多少？税费有多少？信息使用者可以用利润表中的数据来分析创业项目的获利能力和项目的发展能力。利润表的不足是采用权责发生制编制的，它不能真实地反映创业项目的实际现金流，因此还需要采用收付实现制编制的现金流量表来分析现金流的强弱。

5. 预计现金流量表　现金流是创业项目不可或缺的部分。采购物资、生产产品、支付工资、销售宣传、偿还债务……无不需要资金。现金流充足，项目各个环节才能正常运转。现金流一旦断裂，则导致创业项目出现经营危机。现金流量表是反映特定时期项目经营活动、投资活动和筹资活动的现金流入和现金流出的财务报表，借以分析现金的溢余或不足，并针对性地采取措施。为了体现创业项目的可持续发展，至少应编制未来 3 ～ 5 年的预计资产负债表、利润表、现金流量表。

6. 财务指标的分析评价　创业项目是否具有财务可行性，还要根据相应的财务指标进行分析评价。财务规划书中，较常使用投资回收期、净现值、内含报酬率这几个财务指标分析财务可行性。在运用这几个指标的时候，一定要注意指标的合理性，不能说达到或超过评价标准就可行，如果计算出来的指标高得脱离实际，那就说明前面的相关前提假设工作没做好，就要对相应的财务规划做调整。

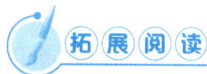

拓展阅读

创业计划书提纲样本——甜品店计划书

一、企业描述

1. 店名："贝儿小卷"甜品店。

2. 经营范围：港式甜品、各类饮料、蛋糕等。

3. 经营规模：中小型。

4. 经营原则：诚信创新，顾客至上。

5. 产品描述："贝儿小卷"甜品店是一家以甜品为主的综合休闲店。主打产品有双皮奶类、冰激凌类、龟苓膏类、西米露类、布丁类、奶昔类等。也有蛋糕、甜甜圈、披萨这类小吃提供给顾客。

以下为甜品店主打产品：略。

二、市场分析

随机在选址处抽取 100 位行人进行市场问卷调查，得出以下数据，并对某些可用性问题的数据进行了一定的分析，对甜品店的创业会有一定的参考性。

（一）目标顾客分析（表 5-1）

表 5-1 市场调查表 1

Q1. 您是否经常吃甜品？（单选）					
条件 / 选项	A 经常	B 偶尔	C 从未尝试	D 不喜欢甜品	调查人数
18 周岁下男性	3	2	6	2	13
18～25 周岁男性	2	3	4	3	13
25～40 周岁男性	0	2	5	5	12
40 周岁上男性	0	0	4	8	12
18 周岁下女性	4	5	2	1	12
18～25 周岁女性	5	6	2	0	13
25～40 周岁女性	2	7	3	1	13
40 周岁上女性	1	3	5	3	12

分析结果：这个问题是针对甜品店的目标顾客进行提问的。从数据中可以看出，女性相对于男性，更乐于接受去甜品店消费；而鉴于 18 周岁以上的人，普遍开始经济独立，因此消费人群有所上升；但是 40 周岁以上就没有什么消费动力，原因应该是从类似于糖尿病之类的健康因素考虑，为了自身的健康，会对甜食进行一定的遏制。由此可知，主要目标人群应该是女性，而学生族和经济独立的上班族也是目标顾客。

（二）目标市场分析（表 5-2）

表 5-2 市场调查表 2

Q5. 您会选择甜品店的原因是？（多选）					
选项 / 条件	18 周岁下	18～25 周岁	25～40 周岁	40 周岁上	选项总数
A 压力大来休闲	7	13	14	9	43
B 朋友聚会聊天	10	18	10	7	45
C 爱吃甜食	8	10	5	2	25
D 物美价廉	12	11	15	8	46

分析结果：这个问题是针对甜品店的目标市场分析的。甜品店为何吸引消费者前来

消费？哪些因素又影响着顾客前来消费？首先，从数据中可以看出，压力大选择来休闲放松、与朋友来聚会聊天和物美价廉是吸引消费者前来消费的主要动力。因此，甜品店应该注重这几个原因，制定合理的价格，营造休闲放松的气氛来吸引消费者。其次，从自由选项（其他）来分析，也有消费者认为，天一广场没有相类似的甜品店，会令行人好奇，进而满足好奇感，进入店内消费；或者也有人认为习惯了咖啡厅、茶吧、奶茶店这类普遍存在的休闲店面形式，甜品店会是个比较新鲜的尝试。因此，甜品店的创业，无疑有着比较乐观的前景。

（三）顾客需求分析（表5-3）

表5-3　市场调查表3

Q8. 影响您消费的因素有哪些？（多选）			
选项 / 条件	男性	女性	总计
A 价格	12	35	47
B 卫生条件	35	41	76
C 品牌效益	17	15	32
D 口味	23	38	61
E 服务态度	31	40	71

分析结果：这个问题是针对消费者在消费所在地的需求所进行的提问。从数据中可以看出，卫生条件和服务态度"遥遥领先"，作为消费者最最关心和在意的条件，也影响了她们是否选择消费的动力。因此，创造良好的就餐休闲环境，并注重员工的素质与服务态度培养，成为甜品店首要的目标。由表格可见，女性对甜品店的要求比较高，各选项都超过男性的需求。另外，还可以看出，口味与价格也占了很大的比例，作为甜品店，要尽量推出物美价廉的产品。在"其他"这个选项中，也有顾客提到，主题是否鲜明。品牌效益作为一个不可或缺的条件，在发展阶段，为了能被顾客所记住，确实应该创立出自己独特的风格和主题。现在市面上就有很多主题咖啡店、主题甜品店，如动漫主题咖啡厅、机器人主题甜品店、宠物主题甜品店等。我们的甜品店也将把这个纳入考虑范围，争取打造出主题风格鲜明，让顾客能够宾至如归、流连忘返的甜品店。

（四）分析总结

宁波天一广场是浙江省内最大的"一站式"购物商业广场，能满足顾客吃、游、购、娱的需求，因此甜品店的目标顾客为全体顾客。而其中又以学生族与年轻女性为主要目标顾客。

甜品作为现代餐饮业的一条支流，在现代生活中占有率越来越大，已不仅仅局限于年轻人。天一广场客流量大，且经实地调查，广场内并没有开设任何甜品店，对于这个新兴的产业来说，无疑具有比较乐观的前景。

现在的顾客已不仅仅局限于产品的质量，也开始注重产品的服务与店内的气氛。所以仅仅注重产品的种类与口味是不够的。要让顾客有宾至如归的感觉。为此，我将通过推出物美价廉的产品，注重店内卫生环境与员工的服务态度，来完善本店。

现代餐饮业的发展趋势为"品牌化，多元化，低碳化"。因此，我们将秉承专营甜品的品牌化经营理念，推出层出不穷的产品，并采用自己独特的风格主题，让消费者印象深刻。当然，也不光只是这些表面功夫，我们会竭尽所能让顾客不仅吃得到美味，同时也吃得安全又健康。

三、竞争分析

（一）行业竞争者

现宁波天一广场大大小小的餐饮店多不胜数，但迄今为止，没有一家着重以休闲为主题、提供甜品的餐饮店。因此我的甜品店以此为创业主题，意在让消费者品尝到美味的同时，放松身心，因而具有其他餐厅不可比拟的优势。但是市中心休闲一类的餐厅同样会构成我们的强劲竞争对象，例如星巴克、百滋百特、面包新语等，但是他们都没有明确的餐饮主题。

（二）消费者

随着城市生活节奏的加快，经济的快速发展，现代职场上的人们心理压力较大，缺少休闲放松的条件。健身房、公园、酒吧已经满足不了人们对于休闲的追求。针对这一情况，甜品店的创业就显得很有市场，人们不会拒绝美食，同时又可以得到放松。而这一类生活压力大的职场人士，消费水平又普遍比较高，便形成了一个很大的市场。

（三）替代者

餐饮业的更新速度迅速，市场需求不断改变，新的产品会不断涌现。因而我们的甜品店会紧跟市场发展，通过不断提升自身的创新能力，不断推出符合市场需要的新产品；同时会更加注重产品的多元化，以满足不同顾客的需求。而为了增加餐厅的活力，提高餐厅的综合竞争力，我们会引进更多的优秀人才进入我们的餐厅。

（四）竞争优劣分析表（表5-4）

表5-4　竞争对手分析表

	本企业	竞争对手
优势	1. 相比快销品而言有可休息的地方，环境休闲； 2. 品种多，不仅仅局限于各式甜品及饮料； 3. 选址好，人流量大； 4. 前景好，受年轻人欢迎	1. 品牌效应，有相对固定的顾客群； 2. 有自己的主打产品； 3. 经营时间久，有一定的管理与营销经验
劣势	1. 顾客接受新产品需要一定时间； 2. 缺乏管理经验与营销经验； 3. 前期资金不足； 4. 潜在竞争者多； 5. 需求变化大	1. 产品更新慢，种类比较单一； 2. 价格贵； 3. 部分顾客会开始尝试挖掘新的店来休闲

四、企业组织结构

1. 企业形式：个体工商户。

2. 企业组织结构图（图 5-1）

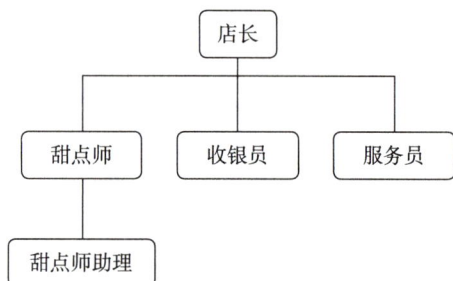

图 5-1　甜品店企业组织图

五、营销策略

（一）产品策略

产品策略主要是指将甜品的颜色、口味、外观等进行翻新。其主要研究新产品开发、产品生命周期、品牌策略等，是价格策略和促销策略的基础。赋予产品鲜明的特色，可以让其在消费者心目中留下深刻的印象。

1. 每月推出一款新品，可以改变口味，更换搭配，给客人耳目一新的感觉。

2. 可以使装盛甜品的容器更吸引人，独特化。让客人除了对产品，更对店内独特的风格产生兴趣。

（二）价格策略

价格策略主要是指甜品的定价，主要考虑成本、市场、竞争等，其主要研究甜品的定价、调价等市场营销工具。

1. 差价不超过产品本身的成本，根据原材料的时令适当调价。

2. 每周推出一款甜品半价。

3. 一次性消费满 100 元打 8.5 折。

4. 购买会员卡，每款产品享受 9 折。

5. 一次性消费满 50 元赠送卡片一张，集齐三张可兑换一份双皮奶。

（三）促销策略

促销策略主要是采用一定的促销手段来达到销售产品，增加销售额的目的。促销的形式包括广告宣传、促销活动、人员销售、口碑操作等，通过推广，得以让消费者进店消费产品。促销的强度及其计划是否得宜，足以影响或操纵产品的知名度、形象、销售量，乃至于企业的品牌形象。

1. 派发传单：发布招聘信息，并制作传单，兼职人员在人流量大的岔路口或地下通道入口派发宣传单，凭宣传单可优惠。

2.网络团购：网络团购已经成为一种新的消费形式，深受年轻人的欢迎。企业可通过网络团购为自己带来更多的客流，顾客也可从团购中得到更多的优惠。

3.节假日优惠：在主题节日，如情人节，可推出情侣双人优惠套餐；圣诞节推出圣诞套餐等。

六、店内装修创意

1.菜单制作：可制作大板报，列上餐单，放置在收银台上方，让顾客可以直视到产品及其价格，且在每张桌子上贴上缩小版的菜单。方便顾客先坐下再点单，或消费产品时继续购买其他产品。

2.愿望墙：愿望墙已成为几乎所有甜品店的一个标志。在每张桌上放上便签纸与笔，并空出一到两面墙，成为顾客的愿望墙。

3.娱乐项目：可租赁给顾客飞行棋、象棋、跳棋、杂志等。

七、风险分析预测

（一）环境风险

1.自然风险：如台风，浙江宁波位于东海岸，每至夏天是台风多发地区。这类自然灾害不仅仅会影响到店内的销售利润，台风多发季节的天气，还会损坏店外设备设施。

2.选址风险：天一广场位于宁波最繁华的市中心，把店开设在此处，租金无疑非常高，因此，前期利润不是很可观。并且，周边还开设有例如星巴克、百滋百特、DQ这样的知名连锁餐饮企业，竞争上并不占优势。

（二）经营风险

1.设备更新：企业运营过程中，由于设备的折旧，设备运作效率将会变低。后期还可能出现设备的损坏，维修与设备更新也将会是一笔不小的费用。

2.信息更新：随着店内产品的不断推出，菜单也会随之不断更新。同理，宣传单与店内外大幅新产品的海报也会使得成本不断增加。

3.管理风险：管理层的错误决策，有时候会影响到经营甚至给企业带来损失。

4.员工管理：员工的服务不妥当，或者遭到店内顾客的投诉，也将会影响到企业的销售。

（三）市场风险

1.通货膨胀：物价上涨，会导致成本预测与实际情况不符，出现利润虚增，资本流失。改动菜单价格，也会影响新老顾客的购买情绪。物价上涨代表原材料价格上涨，员工工资也会有一定的上涨，对企业的损失会比较大。

2.同行竞争：此行业市场前景好，会新增不少的同类甜品店，如何在同等产业中标新立异，也将是对企业生存的一个考验。

3.知名度：知名度无疑对企业的销售额有一定的帮助，品牌效益带来的会是销售效益。但是昂贵的广告费会令产品的推广望而却步。

（四）财务风险

1. 资金筹集：昂贵的前期成本，会使企业初期负债累累。

2. 资金管理：成本的预算、材料的采购、销售情况与净利润等，要及时做好财务报表，出现一点瑕疵，将会对企业的资金管理造成严重影响。

3. 财务管理：要处理好财务的各种相关费用，合理规划利息支出。财务费用是公司的支出费用，会减少企业的利润。

4. 财务预算：财务预算的错误，会使企业不能有效地使用资源及统一协调各种经营活动，也就不能产生更多的利润。

八、投资预算

（一）建设投资（表5-5）

表5-5　甜品店投入预算表

类别	项目	金额（元）	总计（元）
场地	租金	7000/月	7000
装修、装饰	灯具	5000	20000
	柜台	1000	
	瓷砖	2500	
	墙面	1500	
	桌椅	8000	
	工作台	2000	
设备	制冰器	500	3000
	冰柜	1000	
	烤箱	1000	
	消毒柜	500	
总金额			30000

（二）管理成本（表5-6）

表5-6　甜品店成本预算表

类别	项目		金额（元）
员工及其薪酬	名字	职务	月薪
	陈XX	业主（店长）	3000
	王XX	服务员	2000
	李XX	服务员	2000
	许XX	收银员	2000
	张XX	甜点师	2500
	方XX	甜点师助理	2000
	黄XX	兼职	1800

类别	项目	金额（元）
变动类 项目	原料采购	5000/ 月
	登记注册费	3000
	广告宣传费	2000
	公共事业费	2000/ 月
	维修费	500
总计		27800

附录 1：甜品店市场调查问卷

尊敬的顾客，我们将在天一广场开设一家"贝儿小卷"甜品店，特此做此次问卷调查，感谢您的参与和配合，您的宝贵意见是对我们最大的支持，谢谢！

调研日期：＿＿＿＿年＿＿＿＿月＿＿＿＿日

一、调研对象个人情况

性别：男□　女□

年龄：18 周岁以下□　18 ～ 25 周岁□　25 ～ 40 周岁□　40 周岁以上□

收入水平：无□　1500 以下□　1500 ～ 2500 □　2500 ～ 4000 □　4000 以上□

二、调研内容（4-8 可多选）

1. 您是否经常吃甜品？

　　A. 经常　B. 偶尔　C. 从未尝试　D. 不喜欢甜品

2. 您吃甜品一般是

　　A. 自己喜欢吃　B. 朋友赠送　C. 觉得时尚，美味　D. 图个新鲜

3. 您的口味是

　　A. 很甜　B. 偏甜　C. 清淡　D. 不喜欢甜的

4. 请从以下选择您喜欢或想尝试的甜品

　　A. 水果型（芒果捞 \ 芒果布丁 \ 仔西米露等）

　　B. 炖品（木瓜雪蛤 \ 莲子百合红豆沙等）

　　C. 冰品（各种水果冰沙 \ 冰奶茶 \ 冰咖啡等）

　　D. 点心（甜甜圈 \ 芒果糯米卷 \ 铜锣烧等）

5. 您会选择甜品店的原因是

　　A. 压力大来休闲　B. 与朋友聚会聊天　C. 爱吃甜食　D. 物美价廉

　　其他 ＿＿＿＿＿＿＿＿＿＿＿＿＿＿＿＿＿＿＿＿＿

6. 您能接受的甜品单价为

　　A.20 元以上　B.10 ～ 20 元　C.5 ～ 10 元　D.5 元左右

7. 您希望店内装修风格是怎样的?

    A. 现代时尚风格   B. 简约休闲风格   C. 古典浪漫风格   D. 动感主题风格

    其他 _____

8. 影响您消费的因素

    A. 价格   B. 卫生条件   C. 品牌效益   D. 口味   E. 服务态度

    其他 _____

感谢您百忙之中来填写这份问卷,也感谢您对我们的支持,祝您生活愉快!

本章小结

创业计划是创业者计划创立的业务的书面摘要。它用以描述与拟创办企业相关的内外部环境条件和要素特点,为业务的发展提供指示图和衡量业务进展情况的标准。创业计划的作用包括把计划中要创立的企业推销给自己、有利于获得银行贷款等其他资金、把要创办的风险企业推荐给风险投资家、有利于企业的经营管理。在撰写一份商业计划书时要注意规范的格式要求,最重要的是要避免商业计划书写得过于详细、盲目夸大商业模式、大量地描述技术原理、后面带有大量的附件等常见误区。同时,要把握好创业计划书的评估原则,通过计划书理清创业计划的思路和脉络,向市场呈现一个清晰的商业价值。

课后思考练习

1. 创业计划的作用是什么?

2. 创业计划书的撰写应避免哪些误区?

3. 如何评估一份创业计划书?

第六章　商业模式设计

内容提要

商业模式的设计关乎企业成败，是一个企业创造价值的核心逻辑，价值的内涵不仅仅是创造利润，还包括客户、员工、合作伙伴等提供的价值。本章节通过商业模式的定义、构成要素、商业模式设计工具、商业模式创新模块及技巧的学习，运用丰富鲜活、典型的具有时代感的商业模式案例，使学生学会运用商业模式，凸显创业者的核心竞争力。

学习目标

1. **知识目标**　掌握商业模式的含义及设计的基本要求和工具。
2. **能力目标**　培养商业模式的设计能力。
3. **思政目标**　引导大学生勇于探索、打破常规的商业思维。

案例引导

体验式商业模式带动大学生净水器项目市场

水质污染是社会的一个严峻的问题，带给人们的健康危害是极其严重的。现在，越来越多的家庭开始使用净水器，据统计，目前全国已有 5% 的家庭安装了饮用净水器。四川中医药高等专科学校 2021 级医疗器械维护与管理专业的李琪同学，在校期间积极参加社会水资源环保公益活动。在一次有关水污染的环保宣传活动中，李琪注意到自来水不仅仅在饮用上需要注意净化，日常的肌肤清洁也需要用净化后的自来水才行。因为自来水中的余氯、有机物、微生物等会被肌肤表层吸收，尤其是对于母婴、手术后、皮肤病等敏感人群会带来极大的感染风险。

针对这个市场问题，李琪在学校申请了学生科研课题项目，并在课题经费的支持下大胆尝试了研究，并得到了上海净水科技公司的关注和支持。一款能够高效净化水质并且能有效抑菌的净水花洒应运而生。李琪为该产品技术申请了 3 项专利技术，并且取了品牌名称"沁颜"。为了能够适用于患有妇科炎症、肌肤疾病、手术后康复中的人群，该产品正在申请一类医疗器械，械字号净水器将会是行业的一大突破。项目在四川省第七届"互联网 +"大学生创新创业大赛中取得了铜奖。

该产品上市初期销售并不乐观，因为人们已经习惯了传统的自来水洗澡方式，对于这样"新"的产品并不乐于接受。李琪考虑到这款净水花洒的体验感特别强，用过的人都非常喜欢，于是她思考让消费者们"先体验、后付钱"。她设计了一套体验式商业模式，让居民先通过押金的形式把产品领回去使用，用满一个月可以无条件退回也可以优惠价购买下来。这样的模式果然引起了当地市场的良好反响，模式推行 3 个月就已经售出了近 3000 套产品。

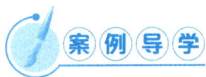

案例导学

好的产品更需要一个好的商业模式来抓住市场需求。产品和消费者之间存在着一定的隔阂，商业模式的建立就是打破这个隔阂，精准地把握住客户的需求，让产品快速地融入市场。

（资料来源：四川中医药高等专科学校创新创业学院提供）

第一节　商业模式的内涵

精准的客户定位是我们追求的商业模式主体，尽可能把"客户画像"描绘清楚，客户画像描绘得越准确、越清晰，企业进入市场的成本就会越低，风险越小，反之亦然。

一、商业模式的含义和特征

（一）商业模式含义的起源

从创业者的角度来讲，商业模式（business model）是创业者创意，商业创意来自机会的丰富和逻辑化，并有可能最终演变为商业模式。其形成的逻辑是：机会是经由创造性资源组合传递更明确的市场需求的可能性（Schumpeter，1934；Kirzner，1973），是未明确的市场需求或者未被利用的资源或者能力。尽管它第一次出现在 20 世纪 50 年代，但直到 90 年代才开始被广泛使用和传播，已经成为挂在创业者和风险投资者嘴边的一个名词。

有一个好的商业模式，成功就有了一半的保证。商业模式就是公司通过什么途径或方式来赚钱。简言之，饮料公司通过卖饮料来赚钱，快递公司通过送快递来赚钱，网络公司通过点击率来赚钱，通信公司通过收话费赚钱，超市通过平台和仓储来赚钱等。只要有赚钱的地方，就有商业模式存在。

随着市场需求日益清晰及资源日益得到准确界定，机会将超脱其基本形式，逐渐演变成为创意（商业概念），包括如何满足市场需求或者如何配置资源等核心计划。

随着商业概念的自身提升，它变得更加复杂，包括产品/服务概念，市场概念，供应链/营销/运作概念（Cardozo，1996），进而这个准确并差异化的创意（商业概念）逐渐成熟最终演变为完善的商业模式，从而形成一个将市场需求与资源结合起来的系统。

商业模式是一种包含了一系列要素及其关系的概念性工具，用以阐明某个特定实体的商业逻辑。它描述了公司所能为客户提供的价值及公司的内部结构、合作伙伴网络和关系资本（relationship capital）等用以实现（创造、推销和交付）这一价值并产生可持续盈利收入的要素。

在文献中使用商业模式这一名词的时候，往往模糊了两种不同的含义：一类作者简单地用它来指公司如何从事商业的具体方法和途径，另一类作者则更强调模型方面的意义。这两者实质上是有所不同的：前者泛指一个公司从事商业的方式，而后者指的是这种方式的概念化。后一观点的支持者们提出了一些由要素及其之间的关系构成的参考模型（reference model），用以描述公司的商业模式。

随着互联网的发展，越来越多的企业知道注重商业模式的重要性，但究竟什么是商业模式，目前还没有一个清晰的定义。

（二）什么是商业模式

商业模式是指为实现客户价值最大化，把能使企业运行的内外各要素整合起来，形成一个完整的高效率的具有独特核心竞争力的运行系统，并通过最优实现形式满足客户需求、实现客户价值，同时使系统达成持续赢利目标的整体解决方案。简言之，商业模式就是为满足客户需求或实现客户价值而采取的整体解决方案或一切方式方法总和。

从根本而言，商业模式覆盖了商业的四个主要方面：客户、提供资源（产品/服务）、基础设施、财务生存能力。商业模式是站在产业的视角看待问题，是创新整合思维，而战略模式是站在企业的视角，是竞争选择思维，商业模式包含战略模式、盈利模式、运营模式等。

（三）商业模式的特征

商业模式的核心就是打破常规，长期从事商业模式研究和咨询的埃森哲（Accenture）公司认为，成功的商业模式具备以下三个特征：

1. 成功的商业模式要能提供独特的价值 有时候这个独特的价值可能是新的思想；而更多的时候，它往往是产品和服务具有独特性的组合。这种组合要么可以向客户提供额外的价值，要么使得客户能用更低的价格获得同样的利益，或者用同样的价格获得更多的利益。目标市场即创业公司计划通过营销来吸引的客户群体，无论是产品还是服务，都是要面向这一部分人的。锁定一个大众市场，意味着竞争较大，但潜在购买力相对也比较大；锁定一个小众市场，则意味着竞争较小，但客户规模也不会太大。市场大小的不同，决定了商业模式也要有所差异。

要理解商业模式，一定要理解在这种商业模式出现以前市场是什么样，出现了以后又是什么样。例如如家快捷酒店出现以前，酒店行业是什么样？就是很多旅馆要么开在火车站旁边，要么就是典型的传统酒店，经营方式比较单一，除此之外就没有其他的模式了。又例如我国在线挂号预约的主流平台当属"挂号网"，在没有该 APP 之前，患者看病只能到医院排队挂号。

2. 商业模式有自己的特色，是难以模仿的　企业通过商业模式的设定树立自己的与众不同。比如怎样接触到客户？是采用传统媒体的广告营销，还是利用微博等全新的社会化媒体做病毒式营销？是采用传统实体店铺销售，还是互联网平台销售？或者二者结合，走 O2O 路线？这些都是在指定商业模式时必须考虑的问题。营销和销售途径的不同，也在最终影响着销售的效果。

3. 成功的商业模式是脚踏实地，可以操作的 企业要做到收支平衡。成功的商业模式一定要使企业能长期经营下去，在运作的过程中一定要考虑到怎么投资，怎么去经营，怎么去赚钱，所以它的投入过程要有一个科学的规划。这个看似不言而喻的道理，要想年复一年、日复一日地做到，却并不容易。

现实当中的很多企业，不管是传统企业还是新型企业，对于自己的钱从何处赚来，为什么客户看中自己企业的产品和服务，乃至有多少客户实际上不能为企业带来利润，反而在侵蚀企业的收入等关键问题，都不甚了解。

二、商业模式的构成和逻辑

（一）企业自身定位

一个企业要想在市场中赢得胜利，首先必须明确自身的定位。定位就是企业应该做什么，它决定了企业应该提供什么特征的产品和服务来实现客户的价值。定位是企业战略选择的结果，也是商业模式体系中其他有机部分的起点。

定位是在战略层面和执行层面建立更直接和具体的联系，即企业的定位直接体现在商业模式所需要实现的顾客价值上，强调的是商业模式构建的目的。企业对于自身的定位直接影响（而非决定）到企业需要构筑何种"物种"的商业模式。与战略中的定位略微有些差异的是战略中的定位将决定战略的成败，而商业模式中的定位更多地作为整个商业模式的一个支撑点，因为同样的定位可以有不一样的商业模式，同样的商业模式也可以实现不一样的定位。此外，商业模式中的定位更多地可以用来帮助理解企业的状态，这个状态包括提供什么样的产品和服务、进入什么样的市场、深入行业价值链的哪些环节、选择哪些经营活动、与哪些合作伙伴建立合作关系、怎么分配利益等。在商业模式的定位中，选择不做什么与选择做什么同样重要，同时，这也关系到企业如何构建业务系统、确定盈利模式、分布资源能力、设计现金流结构等商业模式体系中的其他部分。

（二）业务系统

业务系统是指企业达成定位所需要的业务环节、各合作伙伴扮演的角色，以及利益相关者合作与交易的方式和内容。可以从行业价值链和企业内部价值链及合作伙伴的角色两个层面来理解业务系统的构造。

业务系统是商业模式的核心。高效运营的业务系统不仅仅是赢得企业竞争优势的必要条件，同时也有可能成为企业竞争优势本身。一个高效的业务系统需要根据企业的定位识别相关的活动并将其整合为一个系统，然后再根据企业的资源能力分配利益相关者的角色，确定与企业相关价值链活动的关系和结构。围绕企业定位所建立起来的这样一个内外部各方利益相关者相互合作的业务系统将形成一个价值网络，该价值网络明确了客户、供应商和其他合作伙伴在影响企业通过商业模式而获得价值的过程中所扮演的角色。

（三）关键资源和能力

业务系统决定了企业所要进行的活动，而要完成这些活动，企业需要掌握和使用一整套复杂的有形和无形资产、技术和能力，称为"关键资源和能力"。

关键资源和能力是让业务系统运转所需要的重要的资源和能力。任何一种商业模式构建的重点工作之一就是明确企业商业模式有效运作所需的资源和能力，如何才能获取和建立这些资源和能力。

任何一种商业模式构建的重点工作之一就是了解企业所需要的重要的资源和能力有哪些、它们是如何分布的，以及如何才能获取和建立这些资源和能力。不是所有的资源和能力都是同等珍贵，也不是每一种资源和能力都是企业所需要的，只有和定位、业务系统、盈利模式、现金流结构相契合、能互相强化的资源和能力才是企业真正需要的。

（四）盈利模式

盈利模式指企业如何获得收入、分配成本、赚取利润。盈利模式是在给定业务系统中各价值链所有权和价值链结构已确定的前提下，企业利益相关者之间利益分配格局中企业利益的表现。良好的盈利模式不仅能够为企业带来利益，更能为企业编制一张稳定共赢的价值网。

各种客户怎样支付、支付多少？所创造的价值应当在企业、客户、供应商、合作伙伴之间如何分配？这是企业收入结构所要回答的问题。

一个企业可以使用多种收益和成本分配机制。例如，同样是新闻媒体，电视台与报纸对于客户的收费方式就不完全一样。电视台的收入主要是向广告客户收取的广告费、赞助费等，而报纸则除了向广告客户收费外，还可以从读者客户中收取报纸费用。一个好的盈利模式往往可以产生多种收入来源，传统的盈利往往是企业提供什么样的产品和服务，就针对这种产品和服务向客户收费。现代企业的盈利模式则变化极大，经常出现的盈利模式是企业提供的产品和服务不收费并且是永远不收费，吸引来的顾客产生的价值则由其他利益相关者支付。

（五）自由现金流结构

自由现金流结构是企业经营过程中产生的现金收入扣除现金投资后的状况，其贴现值反映了采用该商业模式的企业的投资价值。不同的现金流结构反映企业在定位、业务系统、关键资源能力及盈利模式等方面的差异，体现企业商业模式的不同特征，并影响企业成长速度的快慢，决定企业投资价值的高低、企业投资价值递增速度及受资本市场青睐的程度。

（六）企业价值

企业价值，即企业的投资价值，是企业预期未来可以产生的自由现金流的贴现值。如果说定位是商业模式的起点，企业的投资价值就是商业模式的归宿，是评判商业模式优劣的标准。企业的投资价值由其成长空间、成长能力、成长效率和成长速度决定。好的商业模式可以做到事半功倍，即投入产出效率高、效果好，包括投资少、运营成本低、收入的持续成长能力强。

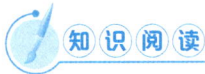

知识阅读

成功商业模式的内涵

为实现客户价值最大化，把能使企业运行的内外各要素整合起来，形成一个完整的、内部化的、利益相关的、高效率的、具有独特核心竞争力的运行系统，并通过最优实现形式满足客户需求、实现客户价值，同时使系统达成持续赢利目标的整体解决方案。

在设计商业模式的过程中，如何做到注重顾客利益？

首先，企业的核心战略要充分显示企业为顾客服务的意图。其次，在构建顾客服务与支持系统及进行产品定价的时候，也一定考察这些是否与企业核心战略一致。

在设计商业模式过程中，如何解决企业边界问题？

企业边界是连接企业战略资源与伙伴网络的界面，其内涵在于企业要根据所掌控的核心能力和关键资源来确定自身在整个价值链中的角色。尤其是新企业，创建之初往往面临较大的资源与能力的约束，集中于自己所长，是竞争成功的关键。

（资料来源：摘自李振勇《商业模式》《商道逻辑》）

第二节　商业模式的设计

当今企业间的竞争，不是产品之间的竞争，而是商业模式之间的竞争。在移动互联网快速发展的今天，如果没有一个出色的商业模式，不管企业名气有多大，资产有多雄厚，也很可能会走向衰亡。然而，商业模式不是静态的，处于不同发展阶段的组织，其商业模式也有所不同。如何构建适合自己发展阶段的商业模式，是很多组织和管理者面临的挑战。

一、商业模式设计的基本要求

商业模式对于任何一家企业而言都是很重要的事情，尤其现在这个竞争激烈的时代，更需要认真设计商业模式，找到适合企业发展的商业模式，这对于未来的竞争与发展都十分关键。

1.非顾客，隐形需求　无论设计哪种商业模式，最重要的就是获取庞大的顾客用户数，顾客是交易的基础。如何获得庞大的顾客呢？如今的顾客分为两类：一类是准顾客，另一类是非顾客。

2.去成本，外包删除　所谓"去成本，外包删除"，就是减成本，不投钱，同时不让合作伙伴增加额外的成本。让你的代理商、加盟商都可以去成本，整个交易链条里所有人都可以轻装上阵。

3.回本制，业绩倍增　回本制就是让你的顾客花了钱，还有机会能回本。以前顾客花钱买了产品就离开了，可能再不会和商家有链接；今天可以通过回本制与顾客产生链接，你让顾客回本，顾客让你业绩倍增。比如你售出一件产品98元，顾客买了之后只要能给你再推荐3个人，他就能全款返现。

4.裂变式，全国复制　所谓"裂变式，全国复制"，需要和"去成本""回本制"相结合。如果代理商赚钱速度慢，回本速度慢，你的公司发展速度就慢。相反，当代理商的赚钱速度快，转介绍裂变的速度就快。

5.抓资源，核心定价　抓住最重要的资源，让自己拥有核心竞争力，并且拥有定价权。对于中小微企业来说，产品、团队、学习、努力、品牌这些都不是核心竞争力，只有渠道才是竞争的核心。

6.上下游，产业整合　所谓"上下游，产业整合"，总结起来就是四句话：①帮扶下游渠道，比如将实体门店、微商、电商相结合形成三网合一；②整合上游，以更低的价格拿到更高品质、更领先的产品，同时还有更长的账期；③并购中游，多品牌运作，多人群覆盖；④跨行盈利，原因在于你有庞大的用户数和渠道数。

二、初创企业商业模式设计的工具

商业画布是指一种能够帮助创业者催生创意、降低猜测、确保他们找对了目标用户、合理解决问题的工具。

商业画布不仅能够提供更多灵活多变的计划，而且更容易满足用户的需求。更重要的是，它可以将商业模式中的元素标准化，并强调元素间的相互作用。

商业画布包括九个构造块，分别是客户细分、客户关系、价值服务、关键业务、重要合作、成本结构、核心资源、渠道通路、收入来源（图6-1）。

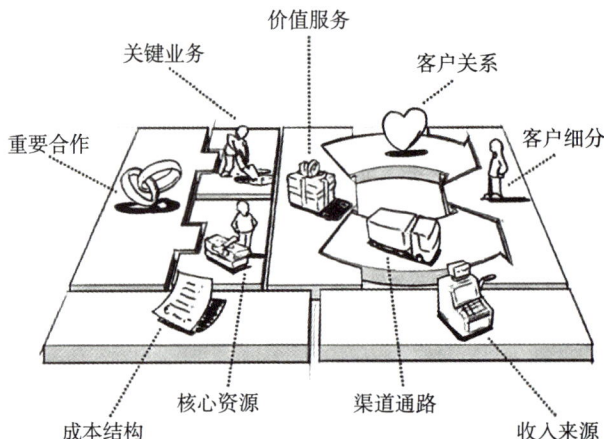

图 6-1 商业画布

1.**客户细分** 用来描绘一个企业想要接触和服务的不同人群或组织。主要解决的问题是"我们正在为谁创造价值？谁是我们最重要的客户？"

2.**价值服务** 用来描绘为特定客户细分创造价值的系列产品和服务。主要解决"我们该向客户传递什么样的价值？我们正在帮助我们的客户解决哪些难题？我们正在满足哪些客户需求？"

3.**渠道通路** 用来描绘公司是如何沟通、接触其细分的客户而传递其价值主张。公司沟通、接触其细分的客户，传递其价值主张是通过渠道通路。主要解决"我们的渠道如何整合？哪些渠道最有效？哪些渠道成本效益最好？如何把我们的渠道与客户的例行程序进行整合？"

4.**客户关系** 用来描绘公司与特定客户细分群体建立的关系类型。主要解决"我们每个客户细分群体希望我们与之建立和保持何种关系？这些关系成本如何？如何把它们与商业模式的其余部分进行整合？"

5.**收入来源** 用来描绘公司从每个客户群体中获取的现金收入（包括一次性收入和经常性收入）。如果客户是商业模式的心脏，收入来源就是动脉。主要解决"什么样的价值能让客户愿意付费？他们更愿意如何支付费用？每个收入来源占总收入的比例是多少？"

6. 核心资源　用来描绘让商业模式有效运转所必需的最重要的因素。每个商业模式都需要核心资源，这些资源使得企业组织能够创造和提供价值主张、接触市场、与客户细分群体建立关系并赚取收入。核心资源可以是实体资产、金融资产、知识资产或人力资源。

7. 关键业务　用来描绘确保其商业模式可行，是企业必须做的最重要的事情。和核心资产一样，关键业务也是创造和提供价值主张、接触市场、维系客户关系并获取收入的基础。关键业务可以分为制造产品、问题解决、平台/网络等几类。

8. 重要合作　用来描绘让商业模式有效运作所需的供应商与合作伙伴的网络。商业模式的优化和规模经济的运用、风险和不确定性的降低、特定资源和业务的获取等三种动机有助于创建合作关系。很多公司创建联盟来优化其商业模式、降低风险或获取资源。

9. 成本结构　用来描绘运营一个商业模式所引发的所有成本。成本结构分为成本驱动和价值驱动两种类型，而很多商业模式的成本结构介于这两种极端类型之间。

三、企业创新商业模式设计的工具

企业想要实现商业模式上的创新，有四个途径：设界、补缺、觅新和重构。

1. 设界　是为了解决生态系统里面所有资源的效率问题。设界的具体做法很明确也很简单，就是把生态系统当中的有些角色，以前不是你做的，现在变成你做的，或有些以前是你做，现在交给别人去做。以大家都很熟悉的独角兽企业名创优品为例，它就是把零售商一般不做的设计角色由自己来做。再比如说海澜之家，把服装品牌商一般都会做的设计角色交给供应商来做，这就是所谓的设界。

2. 重构　是通过生态系统当中每一个主体的交易结构的变化，让生态系统的结构发生大变化，最后创造价值。比如说改变盈利模式，像拼多多就是把电商的分成模式、价差模式改成团购模式，把交易方式从"搜索"方式变成"社交"方式，这就是结构的变化。

3. 觅新　是在生态系统当中或者生态系统之外，找到不一样的新资源，这个资源能让生态系统创造价值的能力更强。具体做法是在生态系统内把那些没有进入到价值变现过程的资源找出来，可以通过新的交易结构设计，让它产生价值。当然也包括生态系统之外，别的行业、新的技术带来的一些资源，让这个生态系统更有价值。

4. 补缺　是完善生态系统的结构，就是它的角色要完善。每一个生态系统不可能一开始就很完备，比如说手机行业，在生产配件、开发软件的时候，如果想让不同的企业之间能协作顺畅，那么可能需要一个联盟角色，让这些企业能够对接得更方便。也就是弥补生态系统中缺失的角色，通过这种方式来让生态系统创造更多的价值。

知 识 阅 读

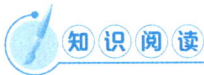

抓住行业本质的巨头

1. 欧莱雅：通过代言人营造品牌共鸣，来满足顾客情感需求。

2. 耐克：联系运动精神。

3. 苹果电脑：成为亲密伙伴。

4. 星巴克咖啡：体验消费。

5. 宝洁洗发水：由功能支撑的情感诉求。

6. 诺基亚手机：拉高品牌势能，再进占中低端市场。

7. 必胜客：传达饮食体验，掌握定价平衡。

8. 腾讯：售卖体验和注意力。

9. 高露洁：霸权品牌策略。

10. 三星电视：科技驱动。

11. 莎拉时装：快速模仿，平价奢华。

12. 佳能数码相机：联系专业形象。

13. 雕牌洗衣粉：质优价廉。

14. 美的空调：由专业化实现高质价比，再由品牌外溢，逐渐多元化。

（资料来源：12Reads《商业模式必读 12 篇》）

第三节　商业模式的演变与创新

商业模式创新是改变企业价值创造的基本逻辑以提升顾客价值和企业竞争力的活动。其既可能包括多个商业模式构成要素的变化，也可能包括要素间关系或者动力机制的变化。

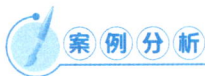

案 例 分 析

互联网床垫品牌 Casper 解决顾客痛点

Casper 是一家互联网床垫初创公司，这种可压缩床垫直接触动了顾客痛点，有效地解决了大体积家具的配送问题。

Casper 通过互联网直销自有品牌的舒适床垫，免除中间商的佣金，价格实惠。事实证明，这种商业模式是有效的，在产品推出的最初 28 天内，其销售额就已超过 100 万美元。继种子轮、A 轮融资后，今年又获 5500 万美元 B 轮融资，好莱坞巨星 Leonardo DiCaprio 也参与了 B 轮融资。

（资料来源：公开资料）

一、商业模式的演变

（一）店铺模式

一般地说，服务业的商业模式要比制造业和零售业的商业模式更复杂。最古老也是最基本的商业模式就是"店铺模式（shopkeeper model）"，具体来说，就是在具有潜在消费者群的地方开设店铺并展示其产品或服务。一个商业模式，是对一个组织如何行使其功能的描述，是对其主要活动的提纲挈领的概括。它定义了公司的客户、产品和服务。它还提供了有关公司如何组织及创收和盈利的信息。商业模式与（公司）战略一起，主导了公司的主要决策。商业模式还描述了公司的产品、服务、客户市场及业务流程。

（二）"饵与钩"模式

随着时代的进步，商业模式也变得越来越精巧。"饵与钩（Bait and Hook）"模式——也称为"剃刀与刀片"（Razor and Blades）模式，或是"搭售"（Tied Products）模式——出现在 20 世纪早期年代。在这种模式下，基本产品的出售价格极低，通常处于亏损状态；而与之相关的消耗品或是服务的价格则十分昂贵。比如说，剃须刀（饵）和刀片（钩），手机（饵）和通话时间（钩），打印机（饵）和墨盒（钩），相机（饵）和照片（钩），等等。这个模式还有一个很有趣的变形：软件开发者们免费发放他们的文本阅读器，但是对其文本编辑器的定价却高达几百美金。

（三）硬件＋软件模式

苹果以其独到的 iPod+iTunes 商业模式创新，将硬件制造和软件开发进行结合，以软件使用增加用户对硬件使用的黏性，并以独到的 iOS 系统在手机端承载这些软件，此时消费者在硬件升级时不得不考虑软件使用习惯的因素。

（四）其他模式

在 20 世纪 50 年代，新的商业模式是由麦当劳（McDonald's）和丰田汽车（Toyota）创造的；60 年代的创新者则是沃尔玛（Walmart）和混合式超市（hypermarkets，指超市和仓储式销售合二为一的超级商场）；到了 70 年代，新的商业模式则出现在 FedEx 快递和 Toys R US 玩具商店的经营里；80 年代是 Blockbuster、Home Depot、Intel 和 Dell；90 年代则是西南航空（Southwest Airlines）、Netflix、eBay、Amazon 和星巴克咖啡（Starbucks）。而没有经过深思熟虑的商业模式则是许多 dotcom 的一个严重问题。随着科学技术不断发展，商业模式也有了多样化趋势，互联网的免费模式就是其中的典型代表，由于新兴商业模式太多，故不一一列举。

（五）互联网时代下商业模式的发展

随着工业经济时代演进到互联网时代，商业模式发生了极大的改变。在互联网的不确定性下，以往的商业模式被颠覆，传统意义上可依托的壁垒被打破，任何的经验主义都显得苍白无力。黑莓、诺基亚、东芝、摩托罗拉等多家国外著名传统电子厂商被兼并、倒闭的消息接踵而至，而苹果公司成为世界上市值最高的公司。中国的小米公司成立4年市值已超百亿美元。无数例子说明，互联网时代的商业模式，需要让消费者参与生产和价值创造，让厂商与消费者连接，厂商与消费者共创价值、分享价值。这样才能够既享有来自厂商供应面的规模经济与范围经济的好处，又享有来自消费者需求面的规模经济与范围经济的好处。商业模式是一个组织在明确外部假设条件、内部资源和能力的前提下，用于整合组织本身、顾客、供应链伙伴、员工、股东或利益相关者来获取超额利润的一种战略创新意图和可实现的结构体系及制度安排的集合。互联网时代的商业模式则是在充满不确定性且边界模糊的互联网下，通过供需双方形成社群平台，以实现其隔离机制来维护组织稳定和实现连接红利的模式群。

互联网的特质驱动了新商业模式的发展，具体体现在以下四个方面：

1. 互联网带来了厂商组织环境的模糊与"混沌"，使厂商的经营处于一种边界模糊、难分内外的环境中。正如管理学家汤姆·皮特斯（Tom J. Peters）认为："混沌将导致一场革命——一场必要的革命，向我们自以为熟知的关于管理的一切知识提出挑战。"互联网的模糊让传统的产业分工、以往成功的商业模式变得毫无意义。

2. 由于互联网时代环境的不确定性，使得厂商的商业模式具有高度的随机性和不固定性。厂商已经没有坚固的堡垒可以依托和支撑，只能求新求变，一切成功的模式在互联网时代都很难持续。

3. 互联网推动去中心化（decentralization）。这不仅相对于中心化媒体，甚至与早期的门户和搜索互联网时代相比，如今的互联网已经从少数人建设或机器组织内容然后大众分享，转变为共建共享。自媒体使得互联网的中心原子化，信息发生自传播。微信、微博等更加适合大众参与的服务出现，信息由大众产生、大众参与、大众共有，使得互联网内容的来源更多元化。

4. 互联网时代的商业模式具有极强的不可复制性，没有一模一样的东西，也没有完全相同的商业模式。

与之相伴的是，工业经济时代商业模式中很多重要的元素在互联网模式下逐渐消亡。商业模式包含了价值创造的逻辑和商业资源的有效协调，由于互联网时代下价值创造的逻辑发生了变化，商业资源的流向也无法避免地发生改变。分销渠道曾经是商业模式的重要组成元素之一，"渠道为王"是工业经济时代商业模式的主旋律，借助他人的渠道或分销商体系进行销售和配送，是工业经济时代厂商完成价值创造和实现价值增值的基本工具。但是，互联网时代出现"脱媒"以后，供需双方可在没有渠道的帮助下进行互动，比如 O2O，通过线下（Offline）的体验然后进行线上（Online）的购买，根本不需要中间环节，直接在供需双方间促成交易行为的实现。分销渠道曾经作为商业模式的重要元素，无法起到创造价值和协调资源的作用，自然被互联网时代的商业模式所抛弃。

互联网时代，商业模式逻辑下的新元素正在逐渐形成。互联网的世界是通透的，无法通过地理的距离形成区域市场，也无法对厂商进行人为区隔，加之互联网具有极强的不确定性，通常一个商业模式只能存活一个厂商，很少有完全相同的商业模式。与此同时，人与人之间的互动变得密切，知识溢出范围增大，知识生产难度下降。所有这些，促使商业模式的创新不断，商业模式的更替速度加快。但是，互联网时代商业模式创新的背后存在共同的逻辑，即以社群为中心的平台模式或称为社群逻辑下的平台模式，简称社群平台。互联网时代的商业模式有着自身独特的关键要素。

互联网思维对于商业来说是一次划时代的革命，经济运行核心已经从计划经济的政府和市场经济的厂商转向互联网经济下的顾客。随着社群平台的进一步发展，在未来价值载体的发展上传统的供应端与消费端会得到极大的融合，供应端将成为两端沟通的平台提供商，而产品的设计乃至生产将由供应端与消费端共同决定。

二、商业模式的创新

（一）商业模式创新的原理

商业环境变幻莫测，企业的商业模式也要赶上这种变化，才不会被淘汰。所以，企业进行商业模式创新非常重要。而商业模式创新，通常要遵循以下原理。

1. 在企业价值上　从纵向一体化到专业化，从产业融合到产业跨界，一个比一个更值钱；从平台经济到生态经济，从范围到共享经济，一个比一个更有价值。

2. 在战略抉择上　任何具有爆发性的商业模式，往往都是围绕一个很小的切入口做到极致，或者围绕很窄的突破口无限地放大；这个切入口或者突破口要么来自新兴领域、交叉领域，要么来自长尾领域或者空隙领域。

3. 在价值再造上　任何令人尖叫的商业模式，往往是利用自身长板挖掘亮点和卖点，将市场及客户的痛点、难点、甚至痒点转化为自身的盈利点与业务的爆发点。

4. 在组织实施上　任何更加轻盈的商业模式，往往是资产越来越轻、销售渠道越来越短、交易环节越来越少、成本结构越来越优，尤其是能够实现大规模、集成化、常态化定制取代大批量生产供应，将交易成本转化为价值再造的源泉。

5. 在运营保障上　任何具有较强延展性、裂变性的商业模式，往往能够立足开放运营、强化资源整合或者提升跨界整合能力，越开放越发展，越发展越开放，最终要么实现业态创新，要么实现跨界融合。

6. 在发展模式上　任何更具有裂变性的商业模式，往往是借助资本运作打破传统，从销售、贸易介入生产、制造再到研发、创新，形成"产供销、人财物"一体化的滚动式发展战略逻辑，进而实现爆发式成长。

7. 在生产方式上 任何更快的商业模式，往往借助新一代信息技术，或者"互联网+"或者"+互联网"，用外部信息反向配置组织内部资源，从过去产品思维的"以产定销"到用户思维的"以销定产"，更加快速地响应、契合、满足市场需求和客户需要。

8. 在创新路径上 新经济时代的商业模式往往不是技术创新驱动，而是想法决定做法；也就是说，商业模式的架构往往从思维层面的价值主张到怎么做的业务模式再到功能实现或者屏蔽门槛的产品技术。

9. 在创新层级上 颠覆以往的游戏规则、技术路线、成本结构、组织方式、经营形态，不但是既定发展结构与游戏规则挑战者、颠覆者、搅局者，还是穿透产业价值链，成为全新的游戏规则制定者、新兴市场开创者。

10. 在消费体验上 不论传统与新兴与否，最能满足市场与客户的逻辑是不变的，过去在传统领域讲求"产量大、价格低、质量好、速度快"12字方针，现在叫做"受众多、费用低、体验好、速度快"12字秘诀。

（二）商业模式具备的三种创新能力

作为一名产品经理，要深刻理解商业模式，怎样具备这些能力呢？

1. 具有投资者的全局思维 在做一个产品前，需要从全局出发，看看该产品的设计会不会和公司的商业模式冲突。

2. 具有颠覆者创新思维 在行业已经饱和的情况下，就需要去颠覆行业。例如，当年杀毒软件满天飞的时候，360杀毒软件率先实行免费。有人可能会问，360杀毒免费，那还怎么赚钱？这是360颠覆行业的根本——植入个性化广告及个性化服务。

3. 具有经营者的规划思维 商业模式就像地图一样，只有清晰的路线我们才知道怎么走。清晰的商业模式能够帮助我们进行市场定位和用户细分。

（三）商业模式的创新模块

1. 盈利模式的创新 创造新的盈利方式，360杀毒软件就是很好的例子。

2. 运营模式的创新 以"雕爷"孟醒的第三个创业项目河狸家为例。传统的经营模式，是需要美甲的人去店面找美甲师，店面老板要承担店面装修、水电费等成本，而美甲师需要将自己赚的钱和店面老板分成。河狸家让美甲师根据自己的手艺定价，以低于门店的价格进行上门服务，河狸家被风投估值10亿元人民币，这就是运营模式的创新。

3. 产业链模式创新 例如小米。作为我国十大互联网公司之一和著名的硬件公司，小米采用了C2B预售模式＋扁平化电商渠道＋快速供应链响应＋"零库存"策略。C2B

预售在供应链资金流上得到重要的保障，同时从传统的卖库存模式变成卖 F 码模式，而且还是饥渴营销模式。整个交易过程彻底扁平化，只有线上的途径才可以购买。然后通过需求集约来驱动后端的整个供应链，后端的供应链组织基本上能在 2 ～ 3 周内满足。这种供应链模式对于小米来说几乎"零库存"管理，每一个动态的库存都属于顾客。

4. 价值创新　创造全新的体验，同时赋予用户不可替代的新价值。价值创新可以扩大市场，成为用户的唯一。打个比喻，用户想从上海到北京，可能很多公司给他设计一匹马，但是你直接给他一辆汽车，你就会成为用户心目中的唯一。

Uber 的创立是创始人兼 CEO 特拉维斯·卡拉尼克（Travis Kalanick）在雪天打不到车而产生的。

全球民宿短租公寓预定平台 Airbnb 当初创立的缘由是当时住在美国旧金山的两位设计师——Brian Chesky 与 Joe Gebbia，因为付不起房租而困扰。为了赚点外快，他们计划将阁楼再转租出去。传统的做法是在 Craigslist 网站发招租帖子，但他们没有这么干，他们不希望自己的信息被淹没在各类招租广告中。而当时城里正好举办一个设计展，周边的旅馆都被订满了。于是他们结合展会，自己动手建一个网站，开始招徕"家庭旅店"的生意，并且承诺提供家庭自制早餐服务，这样就成就了今天享誉全球的 Airbnb。

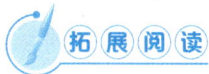

拓 展 阅 读

独特商业模式助力药企商业化：百洋医药，瞄准产业链裂变之千亿市场

医药行业发展迎来黄金时代，大健康和功效型化妆品更是热门赛道，强大的品牌商业化能力将成为制胜法宝。

2021 年 6 月 30 日（周三），百洋医药（301015.SZ）在创业板挂牌上市，当日收盘大涨 635.1%，表现可谓亮眼。近两日，股价虽有小幅调整，截至今日收盘公司市值仍有 230 亿。

百洋医药上市能有如此高光的表现，和其独特的商业模式密不可分。以下就从商业模式入手，重点介绍一下这家创业板新军。

随着"健康中国"2030 战略的部署，以及创新药审批加速、处方药销售向院外转移等医改政策的深入推进，中国医药行业发展进入快车道。产业链分工日趋明确，第三方平台强势崛起——这将是一个千亿级的大市场。

医药产业链上游蓬勃发展，下游的营销领域也逐渐成熟。而百洋医药作为国内首个健康品牌商业化平台，正赶上了医药行业裂变加速的时代。

不同于一般的医药商业公司，百洋医药的"健康品牌商业化平台"，不仅是做产品分销和流通，更重要的是提供品牌运营及市场营销整体解决方案，让产品在终端形成动销，真正进入使用场景，最终实现企业和产品价值的释放。

在创新药研发井喷、医保进入精细化管理的背景下，整个医药产业价值链将被重构，使得百洋医药这样的"品牌高速公路"价值更值得被讨论。

一、创新商业模式：国内首个健康品牌商业化平台

百洋医药有三块业务：品牌运营、批发配送、零售（表6-1）。

表6-1 百洋医药三大业务板块

业务类别	主要服务内容	主要产品或业务
品牌运营业务	提供消费者教育、产品学术推广、营销策划、商务接洽、产品分销、流向跟踪、供应链管理等服务	运营迪巧系列、泌特系列、哈乐系列、武田系列、迈蓝系列等品牌
批发配送业务	提供医药产品的批发、配送	配送药品、中药饮片、医疗器械、诊断试剂、医用耗材等
零售业务	通过自有药房、网上药店进行零售	销售医药、医疗器械、保健食品、化妆品等

针对上表的内容：

（1）品牌运营业务是最主要的业务，目前运营的品牌及产品包括迪巧系列、泌特系列、哈乐系列、武田系列、迈蓝系列等；

（2）批发配送业务主要以青岛、北京为中心，辐射周边地市的二级以上医院、社区诊所及药房等，主要支持品牌业务发展；

（3）零售业务不仅有线下自营连锁药房，线上还自建B2C医药电商网站百洋商城，支持拓展品牌的线上运营。

总结起来，百洋医药是帮助医药工业企业实现药品商业化的，而"商业化"涉及品牌定位、营销策划、学术推广、物流配送等多个环节。

纵观整个产业链，百洋医药的上游是药企生产商，下游是医疗机构和零售终端。作为链接行业上下游、为工业企业提供商业化服务的一家公司，品牌运营成为百洋医药最为核心的业务，同样也是主要利润来源。

或许用国外一家拥有200年历史、专注健康品牌商业化的公司利洁时来讲更方便理解。了解利洁时的人不多，但杜蕾斯、滴露、Move Free这些耳熟能详的健康产品，都是它运营的品牌。

据2020年数据，利洁时全球收入近140亿英镑，不到全球医药商业批发巨头麦克森的1/10，但利洁时的市值约460亿英镑，麦克森的市值是300多亿美金。在市盈率方面，利洁时达到40倍以上，远高于麦克森。

两者差异如此之大，主要是因为利洁时是健康品牌运营商，品牌有很长的生命周期和很好的回报率；而麦克森只是传统的流通企业，做的是批发的生意，赚的是差价。

再来看百洋医药，2018—2020年主营收入分别为36.38亿、48.35亿、58.64亿，其中品牌运营和批发配送业务合计占了90%以上。

二、非处方药：迪巧系列创新的品牌运营

在品牌运营之前，百洋医药首先对品牌进行研究，评估是否具备发展成优质品牌的潜力。在中国人饮食结构欠科学、儿童成长备受关注的当下，矿物质补充大有前景，而且迪巧作为进口钙也有差异化的品类优势。

根据收集到的市场数据，百洋医药将钙品类细分为中老年补钙 VS 母婴补钙，以及国产钙 VS 进口钙，然后用迪巧品牌主导母婴补钙和进口品类，树立"进口钙迪巧为母婴人群专属定制"的品牌形象，通过与竞品形成差异化优势，占领目标人群心智。

具体而言，在品牌定位清晰后，再进行品牌制作，接下来进行全方位的品牌沟通：①因定位于母婴钙市场，因此针对幼儿园、妇幼保健站、孕妇培训机构等特定市场，开展专题活动。②在线下，一方面针对医疗专业人员，通过参与第三方组织的学术会议、研讨会等，对产品进行全方位的介绍；另一方面，在零售终端对药店人员开展专业知识培训，并通过药店陈列、促销等方式，吸引消费者关注。③在线上，通过公关宣传、综艺节目赞助、视频广告、垂直媒体推广等各种方式进行消费者教育，提升产品在目标人群心智中的认知。④同时，借助全国性的经销商网络分销产品，协助品牌供应商完成对销售终端的覆盖等。如此，通过全方位、立体的品牌推广，打造出进口钙领先品牌的品牌形象，获得消费者的信赖。

巴菲特说："人生就像滚雪球，最重要的是发现很湿的雪和很长的坡。"

2017—2020 年，百洋医药的收入分别为 30.96 亿、36.52 亿、48.49 亿、58.79 亿，呈快速增长态势。

未来百洋医药要做的，一方面是在上游，尽量多签知名药企，拿下有潜力的产品，用品牌运营赋能；另一方面是在下游，广铺营销网络，提供品类协同整体解决方案。

商业模式可复制，收入规模化成长，这是百洋医药搭上千亿市场快车、持续把雪球越滚越大的秘诀。

（资料来源：新浪财经之药闻社）

阿里健康

随着互联网普及程度的提升及移动支付、远程视频等工具的发展，移动医疗的推广速度较快，覆盖用户类型更为广泛。2020 年新冠疫情影响下，居民对于医药电商、互联网医疗平台的使用需求进一步提升，推动用户规模快速增长。

阿里健康是阿里巴巴集团在医药健康领域的旗舰平台，布局领域包括健康产品销售和电商业务、产品追溯平台、智慧医疗和个人健康管理服务，近年来在医疗健康大数据和人工智能领域也有大笔投入。医药保健产品和服务无疑是阿里健康的核心业务，通过互联网技术打造全网络连接、全渠道连接的供应体系。

据悉，阿里健康向上对接品牌商和大型经销商，同时与线下医药连锁企业、天猫超市、零售通、盒马生鲜等开展合作，打通产品流通全链条，成为品牌商、经销商和终

端消费者之间的纽带，让产品直接下沉至用户。阿里健康产品销售的模式细分为两种，有自主经营的 B2C 药房及 B2B 集采分销业务。所谓集采分销，即集中大单采购，再通过一体化分销模式抵达分散的 B 端商家。报告显示，健康产品销售业务收入总额达到 7.862 亿元，其中阿里健康大药房和阿里健康海外旗舰店线上销售额的突飞猛进是主要收入来源。

至于电商平台服务，主要指为天猫平台医药相关类目（包括非处方药、医疗器械、隐形眼镜、成人计生、医疗及健康服务）提供招商、商户客服、技术支持等外包及增值服务。实际上，电商平台的持续增强也为阿里健康带来快速增长的服务收入。

2017 年 5 月，阿里健康收购了天猫平台"蓝帽子"食品在线业务，将价值 38 亿元的保健食品业务纳入麾下。可想而知，随着居民消费升级，可支配收入的增加，保健预防意识也逐渐提升，保健产品将是有价有市的"利润肥肉"，未来该领域发展前景诱人。

根据 2017 年财报，阿里健康电商平台的总营业收入为 0.666 亿元。其实阿里健康之所以能第一次"打胜仗"的根本原因，就是阿里健康产品销售和电商平台服务两大业务的快速增长所致。

不难理解，阿里健康平台型收入的来源有两块：一是 2C 业务，向消费者销售产品赚取第一笔收入，也是收入大头；二是 2B 服务，为入驻平台的品牌企业提供服务，赚取服务费。

智慧医疗和健康管理服务，也是阿里健康积极拓展的医健版图。"互联网＋医疗"的智慧医疗模式不可能一家独大，必须与外部伙伴共同合作撑起业务体系。为此，阿里健康与政府、医院、科研院所等机构，共同打造医学科研平台、浸润式医生培训基地、临床辅助决策系统、远程影像云平台、互联网医联体、区块链数据安全解决方案等。

在人工智能领域，阿里健康也动作频频。首先于 2017 年 7 月在北京万里云医学影像中心推出医疗 AI"Doctor You"，主攻影像检测、慢病筛查等智能领域。之后在 10 月，阿里健康与浙江大学医学院第一附属医院和第二附属医院、上海交大医学院附属医院合作，在人工智能研究、人才培训、智慧医院三方面通力合作，相应成立"医学人工智能工程实验室"并搭建国家级"医学人才智能培训平台"，促进人工智能技术在医疗救治领域落地，并开发智能化的医生管理培训平台，加速智慧医疗落地。

阿里健康的最后一块支柱业务是产品追溯系统。国家政策对此从未放松，2017 年初商务部、工业和信息化部、公安部、农业部等七部门联合发布《关于推进重要产品信息化追溯体系建设的指导意见》，提出推进重要产品信息化追溯体系建设。跟随政策脚步，阿里健康继续推广于 2016 年 5 月就推出的码上放心追溯平台。该平台能提供产品溯源和相关增值服务，协助生产商建立产品溯源系统，达到产品质量监控和营销监控的双重目的。

截至 2017 年底，已有药品、食品、酒类、滋补保健、化妆品、农牧产品和快消品等行业在内的 7200 余家企业签约入驻码上放心平台。单就药品而言，入驻药企数量已经超过中国药品生产企业总数的80%。未来，阿里健康还将拓展跨境产品追溯服务，以保证海外产品进口的货真价实。

从阿里健康布局的重点板块来看，基本上都很好地契合了国家战略方针。中国医药卫生制度改革近年来可谓大刀阔斧，尤其是医药流通方面发布一系列政策，加快推行两票制、推进"互联网＋药品流通"，增加医保药品目录，改革完善短缺药品供应保障机制，同时配合医药分家、分级诊疗、推进医联体建设等政策出台，都在一定程度上刺激零售药店、医药电商的繁荣发展。

互联网、大数据、人工智能与医疗等各实体经济的融合不断加深，成为经济发展的新动能，也刺激创新医疗的继续扩张。新技术的应用有望提升诊疗效率，辅助个人加强健康管理，更早地预防和诊断疾病，从而节约医疗资源和成本。所有这些都蕴含巨大的商业机会，未来有望孕育更多新型商业模式，激活医疗行业活力。

（资料来源：新浪财经）

本章小结

对于创业者来讲，不只是项目选择重要，好的商业模式同样重要，如果没有好的商业模式，企业迟早会被淘汰。商业模式是企业与企业、部门、顾客、渠道之间存在的各种交易关系和连接方式，是为一个企业带来最大价值的经营方式。通过本章节的学习，要掌握初创企业商业模式设计的工具，熟悉商业模式创新的手段和技巧，具备一定的市场敏锐度，打破常规，用创新思维观察市场，了解企业的运营模式。

课后思考练习

1. 商业模式的定义是什么？
2. 商业模式的构成要素是什么？
3. 初创企业商业模式设计的工具有哪些？
4. 商业模式的创新模块有哪些？

第七章　创办新企业

内容提要

企业作为一种组织，必须具有一种法律组织形式，也就是说，创业者必须确定办什么形式的企业。为此，了解我国企业有哪些法律组织形式及各自的特征，将有助于创业者为新企业选择一种最恰当的法律组织形式。同时，了解如何确定新企业的目标客户、如何为新企业选址，熟悉创办新企业的流程和企业承担的法律责任，以及如何设置企业的组织架构并管理新企业，将极大地提高创业成功率。

学习目标

1. **知识目标**　了解创办新企业的主要步骤及企业相关法律知识。
2. **能力目标**　培养创办企业及企业初期运营的基本能力。
3. **思政目标**　引导大学生树立诚实守信、合法经营的理念。

案例引导

在校大学生陈程创办省级科技中小型企业

在大众创业、万众创新的整体环境下，人人都可以拥有创业的梦想和野心。越来越多的 90 和 00 后大学生，拥有十分清晰的创意和想法，毕业后不愿意按部就班地找工作，更向往自主创业；所以他们在大学时期就开始规划，为毕业后的创业之路做准备。

四川中医药高等专科学校 2017 级针灸推拿专业学生陈程同学，四川程鹏森科技创始人，一位典型的大学生创业者，在大二时期就创办了四川程鹏森科技有限公司。经过三年发展，公司已入选四川省科技型中小企业、四川省诚信企业、绵阳市科技型中小企业，旗下的"匿趣校园"稳居全国大学生综合服务平台前三，直接用户达 20 万。

2017年，19岁的陈同学初入大学校园，这个懵懂的青年学生对校园生活产生了无限的向往与期待。但现实与想象差距巨大，于是19岁的他决定在互联网中实现自己理想中的美好校园生活，并为全国近三千万大学生服务。有了这个理想，他立即着手成立一家属于自己的公司。然而，在校大学生的创业之路谈何容易，陈同学在创业之初面临最严重的问题，就是除了年轻，一无所有：既没有核心技术，也没有充足的启动资金，更没有市场开拓经验和团队管理能力。如果不是拥有坚定的信念，其创业项目很可能就中途夭折了。

虽然大学生创业会面临很多困难和挑战，但真正的勇士，敢于直面创业的人生，敢于正视有挑战的难题。陈同学一边着手研发自己的产品，一边学习创办企业的基础知识。从对企业的定义，企业的法律组织形式和特征，明确企业的发展方向与核心理念，核定企业名称，编写企业的章程，咨询专业的顾问对企业的经营范围及注册资金、股权分配做好全面的准备及定义。除此之外，在企业注册时还需提前准备好企业注册场地的选址。在万事俱备以后，才算是进入了下一个审核审批的流程，当企业审核审批通过以后公司就算是注册成功了。

有位企业家曾经这样说过："我最大的心得，就是思考别人是怎么失败的。"他说，做企业不易，95%的企业都倒下了，避免失败的人犯的错，是每个企业家都应该思考的事。陈同学的四川程鹏森科技有限公司自成立以来就开始顺利运营，目前公司正处于稳步且高速的发展期。陈同学相信，困难挫折并不可怕，只要找对方向，坚持下去，就一定能迎来成功的结果。

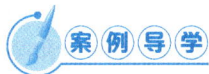

案例导学

每一个创业者都要面临无尽的挑战和压力。有目标、有计划地按流程注册一个合理合规的企业，合理地分配好股权结构，有助于事业的快速稳定发展。

（资料来源：四川中医药高等专科学校创新创业学院提供）

第一节　创办企业的前期准备

任何个人或团队在创办企业前，都必须先了解企业有哪些组织形式，然后根据自身实际情况为所创办的企业选择合适的组织形式。

一、企业及企业的法律组织形式

企业是指依法设立的，以盈利为目的，从事商品生产和交换或者提供服务活动的经济组织。

作为一种组织，企业必须具有一种法律组织形式，也就是说，创业者必须确定将要开办什么形式的企业。为此，需要先了解我国企业的法律组织形式，熟悉每一种法律组织形式的特点，这将有助于创业者为新企业选择一种最恰当的组织形式。

企业的法律组织形式是指一个国家法律规定的企业在市场环境中存在的合法身份。

我国民营企业的主要法律组织形式包括：股份有限责任公司、有限责任公司、外资企业、中外合资企业、中外合作企业、乡镇企业、股份合作制企业、合伙企业、个人独资企业、个体工商户等。

国家对不同的企业法律组织形式有不同的要求，主要体现在以下方面：①开办和注册企业的成本；②开办和注册企业手续的难易程度；③企业（业主）的风险责任承担方式；④创业资金的筹集或寻求贷款的难易程度；⑤是否需要合伙人；⑥企业的决策程序和利润分配方式。

二、常见小微企业法律组织形式的特征

创业者新创办的企业一般都是小微企业，从工商部门的统计数据看，个体工商户、个人独资企业、合伙企业和有限责任公司四种法律形式是我国当前创办企业最常见的法律形式。了解它们各自的特征，有助于创业者为自己的企业选择合适的法律组织形式。

（一）个体工商户

个体工商户是指生产资料归劳动者个人所有，以自己个人的劳动为基础，劳动成果由劳动者个人占有和支配的市场经营主体。个体工商户是一种简单的创业组织形式，比设立企业的条件低，如对投资额没有限制，不需要会计师验资；经营者可以是个人，也可以是家庭；无注册资本数量的限制；成立条件简单，业主只要有相应的经营资金和经营场所就可以，资产属于私人所有，业主既是所有者，又是劳动者和管理者；个体工商户对债务承担无限责任，个人经营的，以个人全部财产对债务承担责任；家庭经营的，以家庭全部财产对债务承担责任。

个体工商户也可以以个人合伙形式经营，即由两个以上公民自愿组成，共同出资，共同劳动经营，但从业人数不得超过 8 人。

个体工商户只能经营法律、政策允许个体经营的行业，经营范围主要包括工业、手工业、建筑业、交通运输业、餐饮业、服务业、修理业及其他行业。

（二）个人独资企业

个人独资企业是指依照《个人独资企业法》在中国境内设立，由一个自然人投资，财产为投资人个人所有，投资人以其个人财产对企业债务承担无限责任的经营实体。是由创办人独自所有的无限责任公司，在公司管理控制权上最简单明了，独自拥有公司，独自做决定，独自承担决定的后果。业主既是投资者，又是经营管理者。它是最为简单的企业组织形式，尤其适用于初涉市场、资金实力有限的创业者。

个人独资企业是非法人型企业，在企业财产无法清偿债务时，投资人以其个人资产对企业债务承担无限责任。

根据《个人独资企业法》规定，设立个人独资企业应当同时具备下列条件：①投资人为一个自然人；②有合法的企业名称；③有投资人申报的出资；④有固定的生产经营场所和必要的生产经营条件；⑤有必要的从业人员。

（三）合伙企业

合伙企业是指依照《中华人民共和国合伙企业法》在中国境内设立的，由各合伙人通过订立合伙协议，共同出资、合伙经营、共享收益、共担风险，并对合伙企业债务承担无限连带责任的企业组织形式。合伙企业一般无法人资格，不缴纳企业所得税，须缴纳个人所得税。

合伙企业的类型有普通合伙企业和有限合伙企业。普通合伙企业由普通合伙人组成，合伙人对合伙企业债务承担无限连带责任；有限合伙企业由普通合伙人和有限合伙人组成，普通合伙人对合伙企业债务承担无限连带责任，有限合伙人以其认缴的出资额为限对合伙企业债务承担责任。

设立合伙企业，应当具备下列条件：①有两个以上合伙人，并且都是依法承担无限责任者。合伙人只能是自然人，且应当具有完全民事行为能力，不能是法人。②有书面合伙协议。③有合伙人认缴或者实际缴付的出资。④有合伙企业的名称和生产经营场所。⑤法律、行政法规规定的其他条件。

（四）有限责任公司

有限责任公司是指两个以上股东共同出资，股东以其认缴的出资额为限对公司承担责任，公司以其全部资产对公司的债务承担责任的企业法人。有限责任公司是我国企业实行公司制最重要的一种组织形式，指根据《中华人民共和国公司登记管理条例》规定登记注册。其优点是设立程序比较简单，不必发布公告，也不必公布账目，尤其是公司的资产负债表一般不予公开，公司内部机构设置灵活。其缺点是由于不能公开发行股票，筹集资金范围和规模一般都比较小，难以适应大规模生产经营活动的需要。因此，有限责任公司（有限公司）这种形式一般适于中小型非股份制公司。

设立有限责任公司，应当具备下列条件：①股东符合法定人数；②有符合公司章程规定的全体股东认缴的出资额；③股东共同制定公司章程；④有公司名称，建立符合有限责任公司要求的组织机构；⑤有公司住所。

我国主要小微企业的优势和劣势比较参见表7-1。

表 7–1　我国主要小微企业的优势和劣势比较

	优势	劣势
个体工商户	成本低，不用交企业所得税； 手续简便，经营起来相对更灵活； 没有投资风险且不需要会计做账	不可以转让，不可以融资，不可以上市，不可以开分支机构； 合作客户普遍是散户、小客户，相对不稳定； 个体工商户的责任属于无限连带责任； 不能享受到优惠政策
个人独资企业	企业设立手续非常简便，费用低； 所有者拥有企业控制权； 可以迅速对市场变化做出反应； 只需缴纳个人所得税，无须双重纳税； 在技术和经营方面易于保密	创业者承担无限责任； 企业成功过多依赖创业者个人能力； 筹资困难； 企业往往随着创业者退出而解散； 创业者投资的流动性低
合伙企业	创办简单、费用低； 经营比较灵活； 企业拥有整个团队的技能和能力； 资金来源较广，信用度较高	合伙创业人承担无限责任； 融资能力有限，企业规模受限； 企业多因关键合伙人死亡或退出而解散； 合伙人的投资流动性低，产权转让困难
有限责任公司	创业股东只承担有限责任，风险小； 公司具有独立寿命，易于存续； 可以吸纳多个投资人，促进资本集中； 多元化产权结构有利于决策科学化	创立的程序相对复杂； 存在双重纳税问题，税收负担较重； 不能公开发行股票，筹集资金的规模受限； 产权不能充分流动，资产运作受限

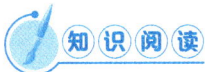

知识阅读

个人独资企业与个体工商户的区别

1. 出资人不同。个人独资企业的出资人只能是一个自然人；个体工商户既可以由一个自然人出资设立，也可以由家庭共同出资设立。

2. 雇佣人数不同。雇员 8 人以上为个人独资企业，8 人及以下为个体工商户。

3. 承担责任的财产范围不同。个人独资企业的出资人在一般情况下仅以其个人财产对企业债务承担无限责任，只是在企业设立登记时明确以家庭共有财产作为个人出资的才依法以家庭共有财产对企业债务承担无限责任；个体工商户的债务如属个人经营的，以个人财产承担，属家庭经营的，则以家庭财产承担。

4. 适用的法律不同。个人独资企业依照《个人独资企业法》设立，个体工商户依照《中华人民共和国民法典》《个体工商户条例》的规定设立。

5. 法律地位不同。个人独资企业是经营实体，是一种企业组织形态；个体工商户则不采用企业形式。区分二者的关键在于是否进行了独资企业登记，并领取了独资企业营业执照。

（资料来源：王小锋.创新筑梦 创业远航——从思维创新到实践创业［M］.上海：上海交通大学出版社，2018：173–173.）

三、为创办企业选择合适的法律组织形式

创业者在把握环境、识别商机的基础上，确认创业机会，认真筛选出创业项目后，应根据自身条件和项目特点确定合适的企业类型。选择企业的法律组织形式并非易事，要考虑很多方面，主要包括：①行业类型和发展前景；②准备创办的企业的规模；③业主或投资者的数量；④创业资金的多少；⑤创业者倾向个人决策还是协商合作；⑥企业承担的义务和责任。

如果准备开办的企业规模较小，投资人和资金较少，所有风险可由自己一个人承担，就可以选择较简单的企业形式，如个体工商户或个人独资企业；如果有较强的独立意识，不愿与他人合作，则可以选择个体工商户或个人独资企业；如果自己的资金和技术不足，但有志同道合的朋友愿意一起干，则可以选择合伙企业、有限责任公司等企业形式；如果准备开办的企业规模较大，投资人比较多、需要的资金较多，为避免较大的债务风险，可以选择有限责任公司这种企业形式。

创业者在选择企业的法律组织形式和注册企业时可以多方寻求帮助。我国有专门为扶持小企业提供咨询的政府机构（如国家和各地区的工商管理局等）和非政府组织（工商联合会等），还有帮助各类失业人员创业的劳动就业部门。

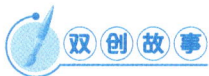

双创故事

苹果电脑公司的设立

苹果电脑公司所创造的"硅谷奇迹"是创业成功的典范。苹果电脑公司的设立先后经历了以下过程：

一人技术

斯蒂夫·盖瑞·沃兹尼亚克（Stephen Gary Wozniak）（绰号沃兹）在1976年设计出了一款新型的个人电脑，样品苹果Ⅰ号展出后大受欢迎，销售情况出乎意料。

二人起步

受此鼓舞，沃兹决定与中学时期的同学斯蒂夫·乔布斯（Steve Jobs）一起创业，先进行小批量生产。他们卖掉旧汽车甚至个人计算机，一共凑集了1400美元，但这点资本根本无法满足对创业资金的迫切需求。乔布斯知道，苹果电脑要成为一个成功的公司，必须有资本、专业管理、公共关系和分销渠道。

三人合伙

从英特尔公司销售经理职位上提前退休的百万富翁迈克·马库拉（Mike Markkula）经他人介绍找到了这两个年轻人，沃兹的成就激起了他的热情，马库拉有丰富的工程学知识，这使他一眼看出，沃兹为Apple Ⅰ设计的一些功能非常独到。他以多年驾驭市场的丰富经验和企业家特有的战略眼光敏锐地意识到，未来个人电脑市场有巨大潜力，于

是决定与这两位年轻人进行合作，创办苹果电脑公司。根据美国 10 个零售店的 Apple Ⅰ电路板的销售情况，马库拉大胆地将销售目标设定为 10 年内达到 5 亿美元。意识到苹果将会快速成长，马库拉自己入股 9.1 万美元，后来又游说其他人投入 60 多万美元风险资金，并以其信用帮助苹果从银行贷款 25 万美元。这样，沃兹、马库拉和乔布斯各自获得公司 30% 的所有权。三个人于 1977 年 1 月 7 日签订了股份协定，正式成立苹果电脑有限公司。

四人公司

三个人带着苹果的创业计划，走访了马库拉认识的创业投资人，又筹集了 60 万美元的风险资金。为了加强公司的经营管理，一个月后马库拉推荐全美半导体制造商协会主任斯科特担任公司的总经理。马库拉和乔布斯说服沃兹离开惠普，全身心投入苹果公司。1977 年 6 月，四个人组成了公司的领导班子，马库拉任董事长，乔布斯任副董事长，斯科特任总经理，沃兹任负责研究与发展的副经理（管理团队）。技术、资金、管理的结合产生了神奇的效果。斯科特帮助苹果建立了早期的公司组织架构。

沃兹设计制造了苹果电脑，马库拉有商业上的敏感性，斯科特有丰富的生产管理经验，但最终是乔布斯以传教士般的执着精神推动了所有这一切。苹果电脑的创业成功是创业团队有效合作的结果。

（资料来源：亓正申，王保军.创新创业基础与实务［M］.西安：西北工业大学出版社，2021：204-204.）

第二节　注册成立新企业

除了知道如何选择企业的组织形式，创业者还需要了解目标客户的定位、如何为新企业选址，以及注册新企业的流程、与新企业相关的法律法规和企业承担的法律责任等。所有创业者都要按照国家法律开办和经营企业，并承担相关的法律责任。

一、企业的目标客户与选址

（一）确立目标客户

企业面临的最大问题就是把产品卖给"谁"，也就是确定企业的目标客户群体。

初步确定目标客户群体时，一方面必须要重点考虑对创业项目具有共同需求和偏好的消费群体，另一方面是寻找能帮助创业者获得期望销售收入和利益的群体。

通过分析居民可支配收入水平、地域分布、年龄分布、购买类似产品的支出统计，可以将所有的消费者进行初步分类，筛选掉因经济能力、地域限制、消费习惯等不可能为企业创造销售收入的消费者，保留可能形成购买的消费群体，并对可能形成购买的消费群体进行某种标准分解。可以依据年龄层次，也可以依据购买力水平，还可以依据有迹可循的消费习惯。逐步对目标客户进一步细化与探索，最终形成明确的目标客户群体。

（二）新企业的选址

1.新企业的选址原则

（1）匹配行业定位　企业选址的关键是要根据行业来确定，各行各业都有不同的特点和消费对象，黄金地段不一定就是最好的选择。比如经营日化、副食等快速消费品，就要选择在居民区或社区附近；如果经营的是家具、电器等耐用消费品，就要选择在交通便利的商业区。

（2）依据经营内容　销售商品种类不同，对店址的要求也不同。如服装店、小超市就需要开在人流量大的地方；但并不是所有的店铺都适合开在人山人海的地方，比如保健用品商店和老人服务中心，就适宜开在偏僻、安静一些的地方。

（3）靠近消费群体　新企业的选址还要考虑自己的目标顾客，是主要面向普通大众消费群体，还是主要面向中高阶层消费群体，简单来讲就是要选择能够接触较多目标顾客的地方。通常情况下，大多数店铺适合选择在人流量比较大的街区，特别是当地商业活动比较频繁，商业设施比较密集的成熟商圈。但有的店面如米店、杂货店、发廊、报刊亭、裁缝店、洗衣房、托儿所、服装店、水果店等，开在居民区内生意肯定比开在闹区好；书店、文具用品店、鲜花礼品店、饰品店、复印店、照相馆等，开在黄金地段不如开在学校附近；火车站、汽车站附近适合开特产商品店、旅馆、快餐店、小吃店、副食品店、物品寄存处等。

（4）遵循价值链环节　制造企业的选址，更关注成本因素的影响，如土地、能源、劳动力等资源是否供给充足，成本是否低廉，加之城市规划的影响，因而多分布在城市周边地段。营销及售后服务企业，则更多考虑相关市场因素，如区域内消费者的消费水平、市场潜力、同业竞争状况，在选址上要更贴近市场，以提升服务效率，快速响应市场需求的变化。

2.新企业选址的要点

创业者不管从事何种经营，都要注意对以下几方面综合考虑，做出最佳选择：①顾客的方便性；②经营场所的安全性；③经营场所的舒适性；④适当的竞争性；⑤人流量；⑥经营场所租赁价格。

3.不同类型企业的选址要点

（1）零售业　位置选择对零售企业来说十分重要，因为这类企业不但需要稳定的客流量来支撑，还需要考虑周围店铺的业务类型、道路交通情况和当地居民的结构等因素。

（2）批发业　批发商从制造商那里大批量采购商品，然后再小批量地卖给零售商。没有良好的交通条件和适当的便利条件，批发商就很难处理大量的货物，同时还要尽可能地接近它的客户。因此，这类企业选择位置时主要考虑两个问题：一是要有良好的交通条件；二是要适当便利，需要在建筑、设备、公共设施等方面综合考虑。

（3）服务业　服务性企业应尽可能地靠近大型购物中心，以确保稳定的客流量。但干洗店、修鞋店、诊所等就没有必要设在高租金地段，居民住宅区附近就是非常理想的开办地点。而如会计公司、税务咨询公司等服务类企业，即便处于很偏僻的地方，仍可以实现很高的营业额，因为这些企业的服务具有特殊性。

（4）制造业　制造类企业的选址要考虑到交通状况的便捷和原材料产地的远近，还需要考虑是否能够以较低的成本方便地获取土地、劳动力资源，以及城市发展规划的影响等。例如，劳动密集型的制造业应侧重考虑人工供应充沛、质量高、报酬低，综合运营成本低的地区；原材料提炼业应侧重考虑接近原料、燃料动力的供应地；高新技术产业应关注政府是否鼓励该产业发展，是否已通过产业规划、财税政策、人才培养等多种途径为该产业提供高效优质的服务。

二、注册新企业的流程

新企业只有登记注册，才能受国家法律保护。根据我国法律规定，新办企业必须经过工商行政管理部门核准登记，获得营业执照及有关部门颁发的经营许可证（如卫生、环保、特种行业许可证等），才可以开展各项法定的经营业务。营业执照是企业主依照法定程序申请的、规定企业经营范围等内容的书面凭证。

小微企业的工商行政登记注册的步骤一般如下：①咨询领表；②查询名称；③入资验资；④申请表、章程等材料受理；⑤领取执照；⑥办理税务、法人、企业组织代码登记；⑦刻制印章，开立银行账户。

知识阅读

企业名称的构成

企业名称一般由字号（商号）、所属行业（经营特点）、组织形式三部分组成，前面可以加上所在地区的行政区域名称。

1. 行政区划：是指本企业所在地县级以上行政区域的名称或地名。

2. 字号：企业名称中的字号应当由两个以上汉字组成，行政区域名称不得用作字号，但县以上行政区域地名具有其他含义的除外。此外，也可以使用自然人或投资人的姓名作字号。

3. 行业：企业名称中的行业表述应当是反映企业经济活动性质所属国民经济行业或者企业经营特点的用语。名称中的行业特点应与主营行业相一致。企业经营活动性质分别属于国民经济行业不同大类的，应当选择主要经济活动性质所属的国民经济行业类别来表述企业名称中的行业。

4. 组织形式：依据《中华人民共和国公司法》《中华人民共和国中外合资经营企

业法》《中华人民共和国中外合作经营企业法》《中华人民共和国外资企业法》申请登记的企业名称，其组织形式为有限公司（有限责任公司）或者股份有限公司；依据其他法律、法规申请登记的企业名称（如合伙企业、个人独资企业等），组织形式不得申请为"有限公司（有限责任公司）"或"股份有限公司"，非公司制企业可以申请用"厂""店""部"等作为企业名称的组织形式。

（资料来源：王小锋.创新筑梦 创业远航——从思维创新到实践创业［M］.上海：上海交通大学出版社，2018：176–176.）

在这一过程中，有几个重要环节需要注意：

（1）名称预先核准：为企业起一个好名字是每个创业者的愿望，但是要注意不能重名、侵权、违规，这需要工商注册机关在一定时间、范围内核查。企业名称预先核准需递交的资料包括申请人的身份证明、填写《企业名称预先核准申请书》、法规及政策规定需要提交的文件和证明。

（2）办理营业执照需递交的资料：包括申请人签署的个体开业登记申请表、从业人员证明、经营场所证明、家庭成员关系证明、从业人员照片等。

（3）行政许可：经营特殊行业的，需要提前办理特种行业经营申请并准予后，才可以继续工商注册程序。比如，要开设一家书店，就需要向辖区的文化部门申请《出版物经营许可证》。

（4）出具验资报告：一般需要到工商部门认可的会计师事务所或具备同等资质的机构办理，出资有现金、实物和无形资产等多种方式。

（5）准备公司章程：这是公司的核心文件，包含企业名称、股东及出资情况、注册资本、经营范围、股东权益、决策机制等。公司章程具有法定性、真实性、强制性和公开性的基本特征。公司章程是公司成立的基础，更是公司赖以生存的灵魂。

（6）企业工商登记注册：从2016年10月1日起，我国全面实施"五证合一、一照一码"登记制度，企业无须再单独办理组织机构代码证、税务登记证、社会保险登记证、统计登记证，只需办理加载统一社会信用代码的营业执照即可。对于个体工商户工商注册登记，从2016年12月1日起，我国将个体工商户登记时依次申请，分别由工商部门核发营业执照、税务部门核发税务登记证，改为一次申请并由工商部门核发"两证合一"的营业执照。

三、与新企业相关的法律法规和企业的法律责任

（一）与新办企业相关的法律法规

国家法律法规是规范公民和企业经济行为的准则，具有权威性、强制性、公平性。在开办和经营企业的过程中，要遵守国家的合同法、劳动法、劳动合同法、民法典、税法、企业法、环境保护法等相关法律法规。创业者要自觉树立"学法、知法、懂法、守

法、用法"的观念，保证自己的企业能够合法有序地经营和发展。

此外，与企业相关的其他法律还有会计法、产品质量法、消费者权益保护法、反不正当竞争法、保险法、就业促进法、食品安全法等。

（二）企业的法律责任

依法办事是公民和企业的责任，法律不仅对企业有约束的一面，也有保护企业的一面。遵纪守法，诚信经营的企业才能立足和持续发展，才能赢得客户的信任、供应商的合作、职工的信赖、政府的支持，甚至竞争对手的尊重。

创业者从创业开始就树立守法经营的观念，将为自己营造一个良好的生存发展空间。

1. 依法纳税　是公民和企业应尽的义务。我国税法规定，所有企业都要依法报税和纳税。

（1）与企业和企业主有关的主要税种　社会经济活动就是一个生产→流通→分配→消费连续运动的过程。

国家对生产流通环节征收的税种统称流转税，它以销售收入或营业收入为征税对象，包括增值税、营业税和海关关税等。

对分配环节征收的税种统称所得税，它以生产经营者取得的利润和个人的收益为征税对象，包括企业所得税、个人所得税等。这是最基本的两个税种。

具体而言，与企业和企业主有关的主要税种包括增值税、营业税、企业所得税、个人所得税、消费税、关税、城市维护建设税、教育费附加等。

个体工商户、个人独资企业和合伙企业不缴纳企业所得税，国家对个体工商户、个人独资企业和合伙企业的投资者，按5%～35%的超额累进税率征收个人所得税。

此外，国家和地方还制定了一些税收优惠政策，例如：①特殊商品（粮食、食用植物油、煤气、沼气、居民用煤制品、图书、报纸、杂志、饲料、农药、化肥、农机、农膜等）增值税率为13%。②符合条件的小型微利企业，按20%的税率征收企业所得税。国家需要重点扶持的高新技术企业，按15%的税率征收企业所得税。③大学毕业生从事个体经营、合伙经营和组织起来就业的，可以根据情况减免税费征收。具体政策可以向当地税务部门及人力资源和社会保障部门咨询。

（2）如何计算应纳税金　一般纳税人和小规模纳税人在计算税金上有不同的方式，根据国家税法的相关规定，小规模纳税人可以用以下简易的方式来计算税金：

应纳税金 = 销售额（营业额）× 税率 + 城市维护建设税、教育费附加

2. 尊重员工的合法权益　在劳动力流动加快和竞争加剧的形势下，优秀员工越来越成为劳动力市场上争夺的重要资源。如果不能为员工提供基本的社会保障，将很难吸引和留住优秀人才，企业主对此一定要高度重视。新开办的企业一开始就要特别重视以下四个方面：

（1）签订劳动合同　劳动合同是劳动者与企业签订的确立劳动关系、明确双方权利和义务的协议。签订劳动合同对双方都产生约束，不仅保护劳动者利益，也保护企业利益，它是解决劳动争议的法律依据，绝对不能嫌麻烦或者为了眼前的小利而设法逃避。

劳动合同的基本内容有：①工作地点和工作职责、定额、违约责任；②工作时间和休息休假（法定工作时间和周假、节假日、年假、病假、事假、产假、婚丧假等）；③劳动报酬（工资种类、基本工资、奖金、加班、特种工作补贴等）；④社会保险、福利；⑤合同的生效、解除、离职、开除；⑥劳动争议处理。除上述基本约定内容外，还可以包括试用期、培训、保守秘密等其他事项。

（2）劳动报酬　企业定的工资不能低于本地区人力资源和社会保障部门规定的最低工资标准，而且必须按时以货币形式发放给劳动者本人。安排劳动者延长工作时间的，应支付不低于劳动者工资150%的工资报酬。休息日安排劳动者工作又不能安排补休的，应支付不低于劳动者工资200%的工资报酬。法定休假日安排劳动者工作的，应支付不低于劳动者工资300%的工资报酬。

（3）劳动保护和安全　尽管创业初期资金紧张，企业也要尽量创造良好的工作条件，防止工伤事故和职业病发生，做好危险和有毒物品的使用和储存，改善工作条件，以保证员工人身安全并提高他们的工作效率和积极性。

（4）社会保险　国家的社会保险法规要求企业和员工都要参加社会保险，按时足额缴纳社会保险费，使员工在年老、生病、因公伤残、失业、生育等情况下得到补偿或基本的保障。为员工办理社会保险对企业来说具有强制性。

我国社会保险法规定，国家建立基本养老保险、基本医疗保险、失业保险、工伤保险和生育保险等社会保险制度，用人单位和个人依法缴纳社会保险费，其中前三项保险由单位和职工共同缴费，后两项保险仅由单位缴费。

3. 购买商业保险　商业保险是保险公司通过与企业或者个人订立保险合作，以盈利为目的的转嫁企业或者个人风险的保险形式。经营一家企业会有各种风险，并非所有的风险都要投保。例如，产品需求下降这种企业最基本的风险，就只能由企业自己承担，而另一些风险则可以通过购买保险来应对，如机器、存货、车辆被盗窃、资产发生火灾或意外等。

创业者要根据自己企业的实际情况决定是否投保或购买哪些险种。

企业的保险险种通常包括：①财产保险，如机动车保险、企业财产保险（机器、库存货物、车辆、厂房的防盗险、水险和火险）、责任保险、商品运输险等，特别是进出口商品的这类险种；②人身保险，如企业主本人和员工的商业医疗保险、人身事故保险、失能保险、人寿保险等。

第三节 新企业的组织架构和管理

组织架构是企业的指挥系统，是企业决策权的划分体系及各部门的分工协作体系。创业者应该对新开办企业的部门和岗位设置进行规划。没有组织架构的企业将是一盘散沙，组织架构不合理将会严重阻碍企业的正常运作，甚至导致企业经营的彻底失败。

一、设置新企业的组织架构

1. 业主或经理 在大多数小微企业中，业主就是经理，也是团队的领导。只有业主（经理）可以行使以下职责：①开发创意，制定目标和行动计划；②组织和调动团队成员实施行动计划；③确保计划按期执行，使企业达到预期目标。

创业者在制订企业计划时，要考虑自己的经营能力，要明确哪些工作可以由自己完成，哪些工作是自己既没能力也没时间去做的。可以向其他有经验的业主或经理请教，看看他们是如何管理企业和员工的，借鉴他人的优秀经验。

2. 股东或合伙人 如果企业不止一个业主，这些业主将以合伙人或股东的身份共享收益、共担风险，他们将决定彼此如何分工合作。

要管理好一家合伙制企业，合伙人之间的交流一定要透明和诚恳。合伙人之间意见不一致往往导致企业失败。因此，有必要准备一份书面合作协议，明文规定各自的责任和义务。

3. 员工 如果创业者或创业团队成员全部投入企业工作，他们首先也是企业的员工。如果创业者没有时间或能力完成全部工作，就需要雇人。小微企业可能只需要雇1～2个临时工就可以了，有的企业则需要雇佣更多员工。

4. 企业顾问 创业者不可能是所有方面事务的专家，因此尽可能寻求包括融资机构、会计、律师、相关专业协会、咨询顾问、政府职能部门专家的帮助。

小微企业最常见的组织结构是直线职能式结构，也就是把企业的人员按照工作责任分成若干部门，并为每个部门设立一个领导职务，然后明确各部门之间的关系。这种组织结构使企业内部从上到下实行垂直领导，下属部门只接受一个上级的领导，部门领导对所属部门的一切问题负责。

创业者在设计组织结构时，应主要注意两方面的问题：一是企业内部部门和岗位的设置；二是部门和岗位之间的关系。

可以按照以下步骤设计企业的组织结构：①弄清企业内部都有哪些工作职能，根据工作职能设置工作部门和岗位；②明确各工作部门和岗位之间的关系，是从属关系还是并列关系，并考虑并列关系的部门和岗位之间如何进行协调和配合；③明确各部门和岗位的工作职责和内容；④明确各部门和岗位的人员设置和数量。

由于人员较少和工作关系较简单，小微企业的组织结构也相应地简单，过于复杂不但不实用，反而会增加企业的运营成本，带来负面效应。良好的组织结构可以帮助企业在人员有限的情况下拥有更高的执行力和战斗力。

二、管理新企业

新企业的管理可分为初创期管理和成长期管理。

（一）初创期企业的管理原则

初创期企业管理的首要目标是让新创企业在市场中生存下来，让消费者认识和接受企业的产品，尽快使新产品开始盈利并进入良性循环。初创期企业管理要遵循以下四个原则：

1. 生存第一原则　初创期企业的首要任务就是把自己的产品或服务卖出去，把满足顾客的需求放在第一位，只有不断满足顾客的需求，才能在市场上找到立足点，使自己生存下来。

2. 事必躬亲原则　创业者切忌做"甩手掌柜"，要有事必躬亲的精神，对企业经营过程中的每一个细节做到亲力亲为，心中有数、了如指掌，只有这样企业才会越做越大。

3. 现金为王原则　初创期企业可以承受一时的亏损，但决不能出现现金断流。企业成长需要现金，现金不仅能促进当前的成长，还能为未来的成长做准备。新创企业应该为未来的成长自筹资金，以减少对风险资本的依靠。

4. 分工协作原则　初创期企业应建立合理的组织结构，形成既分工又协作的管理模式。创业团队内部，既要实施按部就班的分工模式，又要建立齐心协力的团结协作机制。

创业者要深刻意识到，一个企业能否取得成功取决于管理者如何引导、激励团队成员齐心协力并完成工作。

在创业初期的管理者需要完成以下几方面工作：①明确每个岗位的主要职责并制成岗位说明书；②招聘合适的员工；③妥善管理员工；④寻找外界帮助。

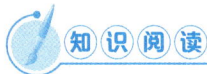

知识阅读

如何管理员工

管理员工是一件很有挑战的事情，不但需要制度保障，也需要管理者的个人魅力，需要在经营企业的实践中不断摸索经验。

管理好员工，可以从以下几个方面着手：①向每一名员工说明企业的详细情况，明确他们的工作任务。②给员工提供与其工作相应的劳动报酬。③对员工进行必要的绩效考评，并根据考评结果实施奖惩。④给员工提供良好的工作条件，尽可能让员工工作稳定。⑤让员工有归属感，注意调动员工的工作积极性，比如培训、定期体检、举办员工活动等。⑥尽可能为员工提供培训和学习的机会，为他们在企业中升职和发展提供机会。⑦正确面对问题员工，积极应对各类问题。对问题员工的处理切忌简单、草率，发现问题后共同解决并帮助他们成为合适的员工，降低企业用人成本。

（二）成长期企业的管理原则

经历了初创期后，企业进入成长期，在管理上应遵循以下四个原则：

1. 主动销售原则　销售是企业的利润源泉，进入成长阶段的企业要以销售为导向，要学会主动销售，比如进一步优化销售渠道、销售方式和销售价格。

2. 专一经营原则　企业在进入成长期后管理的重点是确立优先发展顺序，集中企业全部力量做好、做精、做强新事业。不要涉入不相干的业务，不要尝试多样化经营。

3. 有效授权原则　创业者在初期一般都身兼多职，但随着新创企业的成长，创业者开始从"自己做事"转变为"管理他人做事"，应逐渐把更多的权责下放给他人，学会有效授权。

4. 任人唯贤原则　处于成长期的企业，应坚持任人唯贤的人事原则，推行现代企业管理制度，聘请职业经理来管理企业，只有这样，创业者所领导的企业才能充满活力并健康成长。

本章小结

企业法律形态不同，企业的法律地位和投资人的风险责任范围也不同。企业的类型和法律组织形式将决定企业的形式和性质。创业者在创办企业时要选择合适的企业法律组织形式。小微企业可以选择的法律形态有个体工商户、个人独资企业、合伙企业和有限责任公司等。选择企业法律形态时，既要考虑企业规模、业务特点，也要考虑创业者的价值观念等。

作为一名企业主，要为企业确定目标客户并妥善选址，并让企业承担相应的法律责任，包括工商登记注册、依法纳税、遵守有关法律法规、尊重员工和消费者的权益等。只有履行了企业主的法律责任，所属企业才可能成功。树立依法经营观念和运用法律手段、商业保险方式保护自己企业利益，降低创业风险对小微企业非常重要。

小微企业一般由企业主、企业合伙人和员工组成，其工作能力对企业的成败有着重要影响。创业者要管理好企业，就要学会新企业的管理原则，慎重地选择工作人员，要明确他们各自的岗位和责任，建立企业管理制度，明确岗位职责，使企业获得更多的成功机会。

课后思考练习

1. 我国小微企业的法律形态主要有哪些？各自的特点主要是什么？

2. 如何为企业确立目标客户？

3. 为企业选址要注意哪些方面？

4. 注册新企业的流程是什么？

5. 企业的法律责任有哪些？

6. 新企业的管理原则有哪些？

第八章　创业危机管理

内容提要

危机和风险管理是企业管理的一个重要组成部分，对于创业阶段的企业更是如此。危机管理是创业企业为应对各种危机情境所进行的规划决策、动态调整、化解处理及员工培训等活动过程，其目的在于消除或降低危机所带来的威胁和损失。创业风险是指在企业创业过程中存在的风险，要识别创业风险的类型，从而注意创业风险的防范。本章从创业危机管理、创业风险管理两方面对创业企业的危机与风险进行分析，从大学生创业风险管理分析中得知大学生创业常遇见的风险及管理措施，为创业者包括大学生创业者如何管理在创业中可能遇到的风险提供参考与认识。

学习目标

1. **知识目标**　了解创业危机管理的概念及原则。
2. **能力目标**　培养大学生对常见创业风险类型及注意事项的认知能力。
3. **思政目标**　引导大学生在创业过程中树立风险防范意识与大局意识。

案例引导

好事多磨——大学生校园互助平台曲折创业路

在创新创业的大趋势下，似乎人人都可以拥有梦想和野心。越来越多的90后、00后大学生，有自己的想法和创意，毕业后不愿意按部就班地工作，更向往自主创业，所以他们在大学时期就开始规划，为毕业后的创业之路做铺垫。

四川中医药高等专科学校2017级针灸推拿专业的学生陈程，怀揣着一颗创业梦想，在校园就开始创业干起了校园电商互助平台。他自己向家里筹借了一笔资金，花钱租服务器、设计平台、招募运营团队，还为校内配送服务的团队购买了电瓶车。他为自己的互助平台取名为"医易帮"，刚开始的时候非常红火。然而事与愿违，因为缺乏学生团队的管理经验，对学生市场的特点不够了解，再加上学校校园管制的一些具体情况，医易帮的流量和收益一直无法达到预期效果，又因为服务器租金、人工费用都比较高，企业处于持续亏损状态。

尽管多次调整经营策略也未能实质性地扭转经营状况，陈程于是痛下决心暂时关闭医易帮平台，总结经验，调整公司股权结构，重新整合资源，寻找新的机会。他毕业后没有离开校园，而是留校当起了老师，继续留在自己创业的土地上重新开启新的征程。在经过两年时间的积累和调整后，陈程重新发起了新的校园平台项目"匿趣校园"。这是一款集生活、娱乐、消费为一体的高校生活服务小程序应用软件，主要涉及校友圈子、任务悬赏、吃喝玩乐、线上超市、校园外卖、快递代取等多个服务功能，一站式解决大学生的校园生活需求，构造高校生态圈。有了之前的经验教训，陈程重点对企业的危机管理做了大量工作，让匿趣校园在曲折中稳步前进。截至 2022 年 7 月，陈程的创业团队已超过 30 人，匿趣校园已覆盖四川省 38 所高校。如今，这帮年轻人正怀揣着一个互联网的梦想，走在大众创业的浪潮之中。

案例导学

任何一家企业在经营过程中，都不可能是一帆风顺的。在追求发展的同时，更要重点关注可能对企业造成不利影响的危机因素。尤其是初创型企业，成立之初有诸多的不完善，提前制定好一套系统的危机应对方案，及时查找问题、解决问题，才是企业发展的必要保证。如果出现了暂时应对不了的危机情况，可以考虑暂停经营，及时止损，总结经验，整理资源，等待合适的机会重新再来。

（资料来源：四川中医药高等专科学校创新创业学院提供）

第一节　创业危机管理

2020 年，全球新冠疫情暴发，这场全球突发性危机让大量企业，特别是初创的创新创业企业陷入经营困境，考验着创业者的生存能力。多数创业者将目光聚焦于如何成功，却忽略了企业行进途中隐藏的危机，对于创业者来说，更应该了解的是如何避免失败，如何管理创业危机。

一、创业危机管理的概述

危机管理的理念源于欧美，后逐渐被引入企业管理，是企业存续和发展不可或缺的战略指针。创业危机管理包括危机的预警、预控、处理、恢复、学习等过程，需要总结把握创业危机发生、发展的规律，在动态的危机变化中充分挖掘有利因素，综合运用组织内外部一切资源，采取管理危机的各种方法和措施，科学化、系统化地处理危机，目的是避免、减少危机造成的危害和损失，使企业转危为机并持续发展。

二、创业危机管理的原则

1. 制度化原则　危机发生的具体时间、实际规模、具体态势和影响深度，是难以完全预测的。这种突发事件往往在很短时间内对企业或品牌会产生恶劣影响。因此，企业内部应该有制度化、系统化的有关危机管理和灾难恢复方面的业务流程和组织机构。这些流程在业务正常时不起作用，但是危机发生时会及时启动并有效运转，对危机的处理发挥重要作用。国际上一些大公司在危机发生时往往能够应付自如，其关键之一是制度化的危机处理机制，从而在发生危机时可以快速启动相应的机制，全面而井然有序地开展工作。

因此，企业应建立成文的危机管理制度、有效的组织管理机制、成熟的危机管理培训制度，逐步提高危机管理的快速反应能力。在这方面，天津史克面临康泰克危机事件时的沉着应对就是一个典型的危机处理成功范例。相反，阜阳奶粉事件发生后，危机处理的被动和处理缺乏技巧性，反映出一些企业没有明确的危机意识。

2. 诚信形象原则　企业的诚信形象，是企业的生命线。危机的发生必然会给企业诚信形象带来损失，甚至危及企业的生存。矫正形象、塑造形象是企业危机管理的基本思路。在危机管理的全过程中，企业要努力减少对企业诚信形象带来的损失，争取公众的谅解和信任。只要顾客或社会公众是由于使用了本企业的产品而受到伤害，企业就应该在第一时间向社会公众公开道歉以示诚意，并且给受害者相应的物质补偿。对于那些确实存在问题的产品应该不惜代价迅速收回，立即改进企业的产品或服务，以尽力挽回影响，赢得消费者的信任和忠诚，维护企业的诚信形象。

例如，"泰诺"中毒事件的处理维护了约翰逊公司的信誉，赢得舆论和公众的一致赞扬，为今后重新占领市场创造了极为有利的条件。相反，老字号南京冠生园原本也是个有竞争力的企业。2001 年 9 月，中央电视台对其月饼陈馅的曝光，使南京冠生园遭到灭顶之灾，连带全国的月饼销量下降超过六成。企业的形象危机甚至造成"三株""秦池"等知名品牌销声匿迹。

3. 信息应用原则　随着信息技术日益广泛地被应用于政府和企业管理，良好的管理信息系统对企业危机管理的作用也日益明显。信息社会中，企业只有持续获得准确、及时、新鲜的信息资料，才能保证自己的生存和发展。预防危机必须建立高度灵敏、准确的信息监测系统，随时搜集各方面的信息，及时加以分析和处理，从而把隐患消灭在萌芽状态。

在危机处理时，信息系统有助于有效诊断危机的原因、及时汇总和传达相关信息，并有助于企业各部门统一口径，协调作业，及时采取补救的措施。2003 年 8 月的"进口假红牛"危机中，红牛维他命饮料有限公司及时查找信息来源，弄清事情真相。红牛公司立即同国内刊登该新闻的一些主要网站取得联系，向其说明事情真相。同时，红牛通知全国 30 多个分公司和办事处，要求它们向当地的经销商逐一说明事情真相，并坚定经销商对红牛的信心和信任。及时、准确的信息应用使"假红牛"的负面影响控制在一定范围之内，把危机对于品牌和公司的危害降低到了最低限度。

4. 预防原则　防患于未然永远是危机管理最基本和最重要的要求。危机管理的重点应放在危机发生前的预防，预防与控制是成本最低、最简便的方法。为此，建立一套规范、全面的危机管理预警系统是必要的。现实中，危机的发生具有多种前兆，几乎所有的危机都是可以通过预防来化解的。危机的前兆主要表现在产品、服务等存在缺陷、企业高层管理人员大量流失、企业负债过高长期依赖银行贷款、企业销售额连续下降和企业连续多年亏损等。

因此，企业要从危机征兆中透视企业存在的危机，越早认识到存在的威胁，越早采取适当的行动，越可能控制住危机的发展。1985 年，海尔集团总裁张瑞敏当着全体员工的面，将 76 台带有轻微质量问题的电冰箱当众砸毁，力求消除质量危机的隐患，创造出了"永远战战兢兢，永远如履薄冰"的独具特色的海尔生存理念，给人一种强烈的忧患意识和危机意识，从而成为海尔集团打开成功之门的钥匙。

5. 企业领导重视与参与原则　企业高层的直接参与和领导是有效解决危机的重要措施。危机处理工作对内涉及从后勤、生产、营销到财务、法律、人事等各个部门，对外不仅需要与政府和媒体打交道，还要与消费者、客户、供应商、渠道商、股东、债权银行、工会等方方面面进行沟通。

如果没有企业高层领导的统一指挥协调，很难想象这么多部门能做到口径一致、步调一致、协作支持并快速行动。由于中国企业更多趋向于人治，企业高层的不重视往往直接导致整个企业对危机麻木不仁、反应迟缓。这一点在中国表现得尤为突出。因此，企业应组建企业危机管理领导小组，担任危机领导小组组长的一般应该是企业一把手，或者是具备足够决策权的高层领导。

6. 快速反应原则　危机的解决，速度是关键。危机降临时，当事人应当冷静下来，采取有效的措施，隔离危机；要在第一时间查出原因，找准危机的根源，以便迅速、快捷地消除公众的疑虑。同时，企业必须以最快的速度启动危机应变计划并立刻制定相应的对策。

如果是内因，就要下狠心处置相应的责任人，给舆论和受害者一个合理的交代；如果是外因，要及时调整企业战略目标，重新考虑企业发展方向；在危机发生后要时刻同新闻媒体保持密切的联系，借助公证、权威性的机构来帮助解决危机，承担起给予公众的精神和物质的补偿责任，做好恢复企业的事后管理，从而迅速有效地解决企业危机。在前述的 2003 年"进口假红牛"危机中，红牛维他命饮料有限公司临阵不慌，出手"快、准、狠"，将危机的负面影响减少到最小，从容地应对了这场关系品牌和产品的信任危机，体现出红牛危机管理的水平。

7. 创新性原则　知识经济时代，创新已日益成为企业发展的核心因素。危机处理既要充分借鉴成功的处理经验，也要根据危机的实际情况，尤其要借助新技术、新信息和新思维，进行大胆创新。企业危机意外性、破坏性、紧迫性的特点，更需要企业采取超常规的创新手段处理危机。

在遇到"非典"这种突发危机时，青岛啤酒公司通过"两个创新"牢牢地抓住了商机：一是渠道的创新。该公司在许多城市通过与供水系统联合，利用他们的配送网络，实现了"非接触"式的送货上门。二是销售终端的创新。该公司改变以城市的酒店为重点的销售终端，把力量集中在小区、社区和农村市场，有计划、有步骤地进一步开发家庭消费市场这个终端。

8. 沟通原则　沟通是危机管理的中心内容。与企业员工、媒体、相关企业组织、股东、消费者、产品销售商、政府部门等利益相关者的沟通是企业不可或缺的工作。沟通对危机带来的负面影响有最好的化解作用。企业必须树立强烈的沟通意识，及时将事件发生的真相、处理进展传达给公众，以正视听，杜绝谣言、流言，稳定公众情绪，争取社会舆论的支持。

三、创业危机管理的措施

（一）危机防范

危机管理的重点在于预防危机，而不在于处理危机。出色的危机预防管理不仅能够预测可能发生的危机情境，积极采取预防措施，而且能为可能发生的危机做好准备，拟好计划，从而自如地应付危机。危机的预防措施包括以下几个方面：

1. 树立强烈的危机意识　危机管理的理念就是居安思危，未雨绸缪。在企业经营形势不好的时候，人们容易看到企业存在的危机，但在企业如日中天的时候，居安思危则并非易事，然而危机往往会在不经意的时候到来。所以，企业进行危机管理首先应树立一种"危机"理念，营造一个"危机"氛围，使企业经营者和所有员工面对激烈的市场竞争，充满危机感，理解企业有危机，产品有危机。用危机理念来激发员工的忧患意识和奋斗精神，不断拼搏，不断改革和创新，不断追求更高的目标。

2. 建立危机管理组织结构框架　引入危机管理框架结构以前，人们总是在危机发生时建立一个危机管理小组来协调和控制危机及其产生的影响，但这种小组是临时组建的，不具备行使一些特定任务所必备的各种技能，同时用来挑选小组成员也要花费很多时间。因此，可以尝试建立危机管理组织结构框架，它主要由信息系统、决策系统、运作系统三部分组成。

（1）**信息系统**　主要负责对外工作，由信息整合部、信息对外交流部和咨询管理部组成。信息整合部对外派出信息侦察兵来收集信息，并对所收集的信息进行整理和评估鉴定；信息对外交流部负责应付公众、媒体、利益团体和危机之外的人，咨询管理部主要负责分析危机的影响和危机管理造成大众及相关利益集团对企业组织的看法，并提出改善的建议，把一些重要信息及时向企业高层报告。

（2）决策系统 由危机管理者统帅，负责处理危机的全面工作，他必须有足够的权威进行决策，一般由首席危机管理者，如公司的经营决策层担任，也可由中级或基层管理者担任，但是这时必须由高级决策层授予其较大的权限。

（3）运作系统 由部门联络部和实战部组成，其中部门联络部负责联络公司内部受危机影响的部门与不受影响的部门，是正常经营地区与受危机影响地区的联系纽带，而实战部则负责将危机管理者的策略计划翻译成实战的反应策略和计划，并通过专业知识来实施这些计划。这种危机管理框架结构，不管应付何种类型、规模与性质的危机，都清楚地限定了每一个部门的工作和目标。将组织内部的信息沟通和提供给外部团体的信息分开，减少了误解和对抗，降低了对企业信誉所造成的影响。

3. 建立危机预警系统 危机预警系统就是运用一定的科学技术方法和手段，对企业生产经营过程中的变数进行分析及在可能发生危机的警源上设置警情指标，及时捕捉警讯，随时对企业的运行状态进行监测，对危害自身生存、发展的问题进行事先预测和分析，以达到防止和控制危机爆发的目的。

（二）危机处理

1. 以最快的速度启动危机处理计划 如果初期反应滞后，将会造成危机的蔓延和扩大。当然不能照本宣科，由于危机的产生具有突变性和紧迫性，任何防范措施也无法做到万无一失，因此应针对具体问题，随时修正和充实危机处理对策。

2. 把公众的利益放在首位 要想取得长远利益，企业从危机爆发到危机化解应更多地关注消费者的利益而不仅仅是企业的短期利益，拿出实际行动表明公司解决危机的诚意，尽量为受到危机影响的公众弥补损失，这样有利于维护企业的形象。

3. 开辟高效的信息传播渠道 危机发生后，应尽快调查事情原因，弄清真相，尽可能地把完整情况告诉新闻媒体，避免公众的各种无端猜疑。诚心诚意才是企业面对危机最好的策略。企业应掌握宣传报道的主动权，通过召开新闻发布会，使用互联网、电话、传真等形式向公众告知危机发生的具体情况，公司目前和未来的应对措施等内容，信息应具体、准确；随时接受媒体和有关公众的访问，以低姿态、富有同情心和亲和力的态度来表达歉意、表明立场。

4. 选择适当的危机处理策略

（1）隔离策略 危机的发生往往具有连锁效应，一种危机爆发常常引发另一危机。因此，企业在发生危机时，应设法把危机的负面影响隔离在最小范围内，避免殃及其他非相关生产经营部门。

（2）中止策略 就是要根据危机发展趋势，主动承担危机造成的损失，如停止销售、收回产品，关闭有关工厂、部门等。

（3）消除策略 需要企业根据既定的危机处理措施，迅速有效地消除危机带来的负面影响；要善于利用正面材料，冲淡危机的负面影响，如通过新闻界传达企业对危机后果的关切、采取的措施等，并随时接受媒体的访问并回答记者的提问。

（4）利用策略　这一策略是变"危机"为"生机"的重要一环，越是在危机时刻，越能昭示出一个优秀企业的整体素质和综合实力。只要采取诚实、坦率、负责的态度，就有可能将危机化为生机。处理得当，就会收到坏事变好事的效果。

5. 充分发挥公证或权威性的机构对解决危机的作用　利用权威机构在公众心目中的良好形象，处理危机时，最好邀请公证机构或权威人士辅助调查，以赢取公众的信任，这往往对企业危机的处理能够起到决定性的作用。例如雀巢公司的"奶粉风波"恶化后，成立了一个由10人组成的专门小组，监督该公司执行世界卫生组织（World Health Organization，WHO）规定的情况，小组人员中有著名医学家、教授、大众领袖乃至国际政策专家，此举大大加强了公司在公众心中的可信性。

四、危机总结

危机总结是危机管理的最后一个重要环节，它对制定新一轮的危机预防措施有着重要的参考价值，所以，应对危机管理进行认真而系统的总结。

1. 调查分析　对引发危机的成因、预防和处理措施的执行情况进行系统的调查分析。

2. 评价　对危机管理工作进行全面的评价，包括对预警系统的组织和工作程序、危机处理计划、危机决策等各方面的评价，要详尽地列出危机管理工作中存在的各种问题。

3. 修正　对危机涉及的各种问题综合归类，分别提出修正措施，改进企业的经营管理工作，并责成有关部门逐项落实，完善危机管理内容，并以此教育员工，警示同行。

4. 前瞻　危机并不等同于企业失败，危机之中往往孕育着转机。企业应将危机产生的沉重压力转化为强大的动力，驱使自己不断谋求技术、市场、管理和组织制度等系列创新，最终实现企业的腾飞与发展。

第二节　创业风险管理

创业风险管理是创业企业管理中一个重要组成部分。创业风险管理是创业过程中一系列的管理安排，以保障公司的财产，增加公司的商业运营能力。本节较系统地阐述了创业风险的概念，介绍了创业过程中创业风险类型及注意事项。

一、创业风险的概述

创业风险是指在企业创业过程中存在的风险，是指由于创业环境的不确定性、创业机会与创业企业的复杂性，创业者、创业团队与创业投资者的能力与实力的有限性而导致创业活动偏离预期目标的可能性。

二、创业风险的类型

（一）机会风险

创业者选择创业也就放弃了自己原先所从事的职业。一个人同一时期往往只能做一件事，选择创业就丧失了其他的选择，这就是所谓的机会成本风险。

如果创业者认为目前创业时机成熟，正好有一个绝佳的商业机会，就要狠下决心，立即着手创业。如果觉得没有什么太好的商业机会，而且自己对行业状况、公司经营管理知之甚少，就暂时不要急于创业，而是边工作边认真观察，看看所在公司的各层领导是如何工作的，甚至有心学习所在公司开拓市场的技巧，以及公司老总管理公司的技巧。创业者还可以边为其他公司打工，边留心建立良好的商业关系网，等待时机成熟，再开始创业。

（二）技术风险

技术风险是指在企业技术创新过程中，因技术因素导致创业失败的可能性。

1. 技术成功的不确定性　创新技术从研究开发到实现产品化、产业化的过程中，任何一个环节的技术障碍，都将使产品创新前功尽弃，归于失败。很多创业企业，在技术产业化实施过程中，屡试屡败，其中的原因是多方面的。当用血汗赚来的资金或以家产抵押来的创业资金将要耗尽时，却还没有生产出合格的产品，则风险达到极大。

2. 技术前景、技术寿命的不确定性　如果赖以创业的技术创新不能够实现工业化，或不能在高技术寿命周期内迅速实现产业化，收回初始投资并取得利润，必然造成创业的夭折。

3. 技术效果的不确定性　一项高技术产品即使能成功地开发和生产，但若达不到创业前所预期的效果，结果也会造成大的损失甚至创业夭折。

（三）市场风险

市场风险指市场主体从事经济活动所面临的盈利或亏损的可能性和不确定性。

1. 市场需求量　产品的市场容量较小或者短期内不能为市场所接受，产品的市场价值就无法实现，投资就无法收回，从而造成创业夭折。

2. 市场接受时间　一个全新的产品，打开市场需要一定的过程与时间，若创业企业缺乏雄厚的财力投入到营销广告中去，产品为市场接受的过程就会更长，因而不可避免地出现产品销售不畅，前期投入难以回收，从而给创业企业资金周转带来极大困难。

3. 市场价格　产品价格超出了市场的承受力，就很难为市场所接受，技术产品的商业化、产业化就无法实现，投资也就无法收。当某种新产品逐渐被市场所接受和吸纳时，其高额的利润会吸引来众多的竞争者，可能造成供大于求的局面，导致价格下跌，从而影响高技术产品创新的投资回报。

4.市场战略 一项好的高技术产品，如果没有好的市场战略规划，在价格定位、用户选择、上市时机、市场区域划分等方面出现失误，就会给产品的市场开拓造成困难，甚至功亏一篑。

（四）资金风险

资金风险是指因资金不能适时供应而导致创业失败的可能性。

对于新创企业，资金缺乏是最为普遍的问题，如果创业者不能及时解决，非常容易造成创业夭折。对于高技术创业活动，由于资金不能及时供应，导致高技术迟迟不能产业化，其技术价值随着时间的推移不断贬值，甚至很快被后来的竞争对手超出，而使初始投入付之东流。

资金风险对于创业企业是致命的。

民营企业融资困难，比国企更加深刻地体会到资金缺乏的苦楚，他们无法涉足一些先期投入大的项目，错失发展机会；企业加速扩张时，往往因为遭遇资金瓶颈，一口气喘不匀，影响整个企业的协作；而当企业拥有融资渠道时，往往热衷做项目，铺张无度，资金细得像一条橡皮筋，一旦一个地方断裂，不但无从补救，而且往往殃及整个企业。这样的典型案例比比皆是。

（五）管理风险

1.管理者风险 一个优秀的创业家，可以不具备精深的技术知识，但必须具备这样一些素质：具有强烈的创新精神与创业意识，不墨守成规，不人云亦云；具有追求成就的强烈欲望，富于冒险精神、献身精神和忍耐力；具有敏锐的机会意识和高超的决策水平，善于发现机会、把握机会并利用机会；具有强烈的责任感和自信心，敢于在困境中奋斗，在低谷中崛起。

发达国家创业企业的成功经验之一，就是技术专家、管理专家、财务专家、营销专家的有机组合，形成团队的整体优势，从而为创业企业奠定坚实的组织基础。那种由技术所有者包揽一切，集众权于一身的家长式管理，往往由于管理水平、管理模式等方面的问题，导致创业夭折。

（1）管理者素质 不久前，广州市普耀通讯器材有限公司因虚开增值税专用发票，涉嫌偷税，其负责人施争辉被捕，这是迄今最大的偷税案件，犯罪嫌疑人偷逃税金额近2亿元。普耀名下的广州、北京、上海等地的数家公司，都采用账外经营、设立内外两套账、销售不开具发票或以收据代替发票等方式，大量偷逃税款。目前，公司的财产已冻结，检察机关已对施争辉等人提起公诉。

（2）管理者诚信　很多假冒伪劣产品，如黑心棉花、工业油盐、发霉米面、漂白蔬菜、纸壳"皮鞋"、夺命药物等，似乎都或远或近地跟民营企业有一些瓜葛。为了追求利润，有的创业企业不顾后果，铤而走险，最终在政府、法律严打中受到"致命打击"，企业也就陷入万劫不复之地。

（3）权力分配和家族式管理　据了解"百信鞋业"内幕的经理人介绍，"严重的家族管理"是导致百信倒闭的重要原因。"创始人李忠文几乎把所有核心和重要部门的权力都交给了他的亲戚朋友，但相互又无制衡。"突出的例子是百信配货中心由几位"亲戚"负责大吃回扣。李忠文失败了，但他的许多亲戚朋友却成了百万富翁。

2.**决策风险**　由于决策失误而造成失败的事例实在是太多了，无论是政治、军事还是商业。对于创业者而言，绝不可以根据自己的喜怒哀乐或不切合实际的个人偏好而做出决策。不进行科学分析、仅凭个人经验或凭运气的决策方式都可能导致惨重的失败。

管理者决策水平的高低，对创业企业的成败影响巨大。据美国兰德公司估计，世界上破产倒闭的大企业，85% 是因企业家决策失误造成的，中国的企业就更是如此。

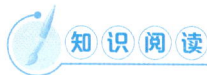

知识阅读

决策失误是最大的风险

1990 年，飞龙集团还只是一个注册资金 75 万元、职工不过 60 人的小工厂；而到 1994 年，谋求在香港上市的姜伟对外声称飞龙的账面利润有 2 亿元。虽然很多人对这一数字抱有怀疑，但可以肯定的是，"延生护宝口服液"为飞龙带来了巨大的销售收入。

姜伟用"一塌糊涂"来形容飞龙的管理。比如，集团的财务部门只管账目不管实际，占用、挪用及私分集团货款的现象比比皆是。与众多的保健品生产企业一样，巨量的广告投入是飞龙占领市场的必要手段，但广告支出无人监管统筹，无效广告泛滥成灾，总部对此调控无力。与此同时，国家对保健品市场的整顿开始。1995 年下半年，国家卫生管理部门对 212 种口服液进行抽查，合格率仅为 30%，这给了一直无序发展着的保健品行业沉重的打击。

飞龙总裁姜伟闭门思过，修炼内功，反省出的 20 大失误，头三条赫然是"决策的浪漫化、决策的模糊性、决策的急躁化"。可见决策失误给姜伟带来的切肤之痛。

3.**组织和人力资源风险**　是指由于创业企业的组织结构不合理、用人不当所带来的风险。创业企业的迅速发展如果不伴随着组织结构、用人机制的相应调整，往往会成为创业企业潜在危机的根源。其中管理体制的不畅是主要原因之一。因此，对于新创企业，创业者从一开始就应该注意组织结构的设计、调整，人力资源的甄选、考评，薪酬的设计及学习与培训等管理。从创业初始就需要建立健全各项规章制度，并开始建立起企业文化。

一些新创企业在创业之初，尽管大家同甘共苦、同心同德，但创业者之间模糊的产权关系及模糊的分配关系却往往为企业管理者的内讧埋下伏笔，这两种关系引发的不良后果发展到极端，就会出现这样的场面：创业成功之际，几个创业者开始计较功过、权衡得失；企业壮大之时，企业的管理者们对于企业未来的归宿产生分歧；企业初具规模，准备进一步扩张之时，企业的高层们开始形成派系，相互排挤。

（六）环境风险

环境风险是指一项高技术产品创新活动由于所处的社会、政治、政策、法律环境变化或由于意外灾害发生而造成失败的可能性。因此，高技术产品创新，必须重视环境风险的分析和预测，把环境风险减到最低限度。

例如，我国许多化工化学园区，企业与居民区交错布置，普遍缺乏统一的区域性环境风险应急预案、监测体系和风险防范措施；环境风险意识淡薄、防范制度不健全、环境保护考虑少、应急预案和风险防范措施缺乏。这给国民经济和人民生命财产安全构成严重威胁，产业整体布局存在很大的环境风险。

三、创业风险注意事项

创业企业的管理者必须了解风险的来源，并在此基础上明确创业风险应该注意的事项。

（一）创业准备阶段

1.**严格筛选项目** 创业者首先应当选择自己熟悉的、地域相邻近的行业，便于沟通和联络。其次，对项目的内外环境进行信息分析、数据评估，做深入的可行性研究。评估的主要内容是针对具有商业价值的创意和创新目标，侧重于市场的竞争趋势和增长潜力。创业准备期的技术风险和市场风险远远高于其他阶段，因此要慎重选择创业项目。

2.**有效保护商业机密** 创业者在向潜在投资者介绍项目时，一定要注意对创意的保护。可以通过商标注册、专利申请、版权保护、保密协议等方式进行保护。保护商业机密最直接的手段就是尽快实施创业计划。

3.**选择好创业团队** 创业团队负责人要具有决策力与执行力，团队成员要有积极性、服从性、创新意识、合作意识。团队应分工明确、优势互补，有相应的制度约束。

4.**关注资金风险和技术风险** 资金风险和技术风险是创业阶段最大的风险。所以创业者要找到合理的融资方法，建立融资渠道，减少风险。创业准备阶段的技术属于概念设计阶段，技术的可行性不好辨别，存在一定风险，因此要加强技术的研发与巩固。

（二）创业起步阶段

1. 健全人事和财务管理制度　好的创业企业需要一套完善的规章制度。最根本的就是人事管理与财务管理。要制定并实施招聘制度、考核制度、奖惩制度、薪资方案等制度。建立健全财务管理制度，制定报销、现金流量、预算、核算和控制成本制度，编制财务计划，加强财务监控。

2. 关注市场风险　创业起步阶段市场风险逐步显现。创业者要开展市场调研，广泛收集客户反馈意见，对同行进行竞争分析，邀请行业协会、政府部门或专家进行咨询，通过市场调研来对自己的项目进行改进，建立市场风险应对和策略运行机制。

3. 择优商业模式　一套实用且适合自己企业的商业模式，是在竞争激烈的市场中存活下来的关键。其包括公司如何整合各种要素，建立完整有效的运行系统，创造市场价值并形成持续盈利。

（三）创业成长阶段

1. 完善组织机构　创业成长阶段，为了更好地发展，创业者必须建立一套完善的组织架构来有效地执行决策，有计划地完成企业的既定目标。同时，还要完善和健全企业的管理制度和规章。

2. 建立风险责任机制　根据企业的控制规划和实施方案，确定相应的责任主体，做到风险管理各司其职，各自负责。分析预测风险，积极预防相关风险，学会减少和转移风险。同时建立健全完善的风险控制和报告制度。

3. 发展核心竞争力　在市场竞争中如何保持优势，站稳市场，避免企业竞争优势随着时间而逐渐丧失，这需要企业保持核心竞争力。只有建立了正确的发展战略，并实施成功的行动，企业才能保持竞争优势。

第三节　大学生创业风险管理分析

随着市场环境的变化，政府部门推出各项优惠政策鼓励大学生创业，越来越多的大学生放弃了激烈的择业竞争而选择自主创业，充分发挥自身价值。通过实践案例可知，受自身能力、资源、经验等因素的限制，大学生自主创业较其他的创业主体来讲风险较大，故风险管理能力是大学生创业者亟须提高的核心能力。

一、激发大学生创业风险管理意识

1. 重视学生实践能力提高，让学生在实践的过程中提高自身风险辨别能力　创业风险教育重视实践和理论之间的结合，在进行相关课程教育的时候，应该包含课堂讲授、案例教学、实习模拟及实地调查等。想要提高学生本身的创业风险教育，必须重视教师创业方面能力的提高，学校可以给教师安排一些课程对教师进行培训，让其更好地了解相关的知识。并且，学校还应该认识到校企合作的重要性，邀请企业的人士来讲解自己的经验。此外，学校还可以开展创业设计大赛，开设创业讲座，将学生的创新思维和创业兴趣更好地激发出来，重视风险意识和管理知识的引进。

2. **合理利用创业典型**　创业典型对于大学生的影响是很大的，在宣传创业典型的时候，教师不但要重视激发学生的创业热情，还应该重视培养学生创新风险防范意识。讲解相关成功案例对学生的激励作用是显而易见的，在讲解的时候，教师应根据实际情况讲解一些创业过程中遇到的风险和选择的处理手段，让大学生对创业风险有一个正确的认识。很多大学生在创业过程中遇到困难或障碍时，由于缺乏社会经验、创业经验，常常变得束手无策。大学生创业者的困境会使企业的发展受到遏制甚至停止。为了帮助大学生创业的顺利进行，无论是高校还是政府及社会各方面，都应对处于创业过程中的大学生创业者提供相关的后续扶持工作。

3. **开设创业风险课程**　为了帮助大学生成功创业，高校还可以充分利用自身资源，开设创业风险课程，指派专业教师，运用课堂传授、案例分析等形式讲授相关创业风险知识及相关创业风险防范与处理策略，使学生从理论上具备基本的创业风险常识。

二、大学生创业存在的常见风险

1. **创业观念风险**　创业是一种开拓性的创造活动，大学生的能力、知识储备、专业性和创业动机等都会对其创业产生深远的影响。大学生的创业观念可以通过创业兴趣、创业创新意识、市场观察力等体现出来。面对日新月异的社会，无数商机在生活中迸发出来，许多大学生能够主动、果断地抓住珍贵的商机，开始创业生涯。但创业是一个极其复杂的活动，拥有商机并不等同于拥有财富，只有开发商机的条件成熟时，才有可能创业成功。如果大学生创业者不能端正创业观念，经不起诱惑便草率创业，急功近利，就可能尝到创业失败的苦果。

2. **创业项目选择风险**　是指因创业者未经缜密评估导致创业项目选择不当而造成创业失败的风险。创业项目的选择需要考虑是否可以应对市场的波动、是否能够被市场所接受，而不是想到什么就做什么。不少大学生创业者热衷于构思创业新想法，但往往在创业前没有具体规划，不仔细地梳理已经掌握的资源状况，不做市场调查和论证，不研究市场走向。一些大学生创业者并不重视创业项目的选择，而是一心想要快速成功、快速获利，乐观地认为只要有热情就可以。但实际上仅凭一时心血来潮和根据自己的兴趣与想象选择的创业项目容易出现市场把握不清、计划变现安排不合理等问题。如果创业刚开始就出现了方向性问题，只会导致创业中途失败、血本无归。与之相反的是，一些大学生创业者能够将创业领域或创业项目与自身的所学所长紧密结合，依靠真正的兴趣和强烈的好奇心把源源不断构思出的创意付诸创业实践，发挥了优势，抓住了商机，为规避项目风险获得创业成功创造了有利条件。对当前大学生创业实践稍作分析便可发现：新能源新材料、生物技术与新医药、现代农业、节能环保、电子信息计等创意含量高的领域更容易发挥大学生的特长和优势，其项目取得成功的可能性也大于其他领域。因此，大学生创业者必须在创业前对即将涉足的行业领域进行深入的分析与评估，依据自身条件及项目可行性进行选择，在权衡各种行业风险因素后，再决定是否进入、如何进入。

3. 创业团队管理风险 是指大学生创业者缺乏管理经验、信息不对称、创业组织结构和管理体制不完善等导致的内部管理不善的风险。企业管理不仅需要知识，还需要经验。创业者需要具备一定的管理知识和经验，而现实中，大学生创业者在物色团队核心人员组建创业团队时，不可能像公司招聘员工那样规范，做到"广而告之、择优录用"，他们往往是从身边熟悉的同学、朋友中寻找有创业意向的人员，选择余地窄，随意性较大，拉人"入伙"的现象也较常见。而且，这种模式下搭建的团队，其成员年龄、知识、经验相似，大部分大学生在创业想法上有一定的创新性，但具体到实施上，在财务、营销等方面却又显得能力不足，存在人力资本同质化的问题，不利于团队的稳定和创业项目的长远发展。大量实例表明，他们聚集在一起，往往在创业之初能够共渡难关、彼此帮衬，到了后期却因为各种原因分道扬镳、各奔东西。因此，大学生创业者在组建团队之前，要设法围绕团队稳定性提前做足准备：①要打开选人思路，从有利于组建多元化知识背景团队的角度，有针对性地物色志同道合的"合伙人""核心成员"；②要以文本形式确定一个清晰的责权利分配方案，明确在利益分配、人事安排、项目发展规划等重大事项上有关成员的责权利，制定好游戏规则；③要保证成员间的沟通顺畅，能够进行持续不断的沟通。

4. 创业市场风险 从本质上讲，大学生的创业活动是一个从对市场的判断构思商机创意，通过自身的能力禀赋获取相关资源，将商机转化为商品，再通过创业团队生成互补性资源开展运营管理，并形成一种特定的盈利模式的动态过程。"市场"是大学生创业者在创业实践中考虑一切问题的出发点和落脚点。市场风险是指市场主体在从事经营活动的过程中，由于产品或服务的市场供求不平衡或不匹配，从而面临的盈利不确定性或亏损的可能性。对于大学生创业者而言，造成市场风险的主要原因在于对"市场"的理解。一个创业项目的价值是由"市场"决定的，市场又是由"用户"来决定的。对于刚刚涉足商业领域的大学生创业者而言，最重要的目标是设法确认市场存在——有人愿意购买你的产品和服务。没有客户就没有订单，也就没有盈利，更遑论创业。在实践中，不少大学生创业者缺乏市场调研的基本技巧，他们在做市场调研时图省事方便而找一些认识的人做调查，询问"你们喜欢这个吗？"出于善意或敷衍，被调查者一般都给出肯定的回答。但这种市场调研通常不能真正发现市场需求，不能真正了解用户的想法，并且给后续创业活动埋下了极大的风险隐患。此外，也有相当多的大学生创业是将个人或科研团队的科研成果带入市场进行商品化，知识产权保护意识和法律意识薄弱的他们，在市场竞争中往往处于弱势，容易遭遇技术复制、行业垄断、知识产权丧失等市场风险。

5. 创业资金风险 指因为资金不足导致创业失败的风险，可以分为融资风险、资金分配风险、信用风险等，其贯穿整个创业过程。创业活动通常需要大量的资金支持，尤其是创业初期要进行巨大的投入。企业流动资金不足很容易导致创业活动在前期就夭折。而我国大学生创业的资金来源又十分有限，大部分来源于家庭或者亲朋好友支持和少量日常积余，资金量较少。一些创业者即便能够勉强"凑齐"创业启动资金，但由于没有足够的经济实力，在遇到日常开销过大、产品不适销对路、客户账款拖延支付等问题时，很容易因为资金周转不灵造成资金链断裂，很难确保其创业活动可以有长远的发展。同时，融资问题也是限制大学生创业的一大难题。除去自身筹资，大学生创业的企业往往没有多少实物可以进行担保融资，也没有足够的信用记录向银行等机构申请贷款，其他融资机构也会因种种原因惮于出手投资。因此，缺少创业后续资金、资金链"断裂"常常成为压垮大学生创业者的"最后一根稻草"，不得不中止创业。对于大学生创业者而言，要规避资金风险，一方面要管理好有限的资金，非常清楚"钱从哪里来，到哪里去了"，精打细算，量入为出，竭力设计构思精巧、用资谨慎的策略。另一方面，要能够用好国家创业贷款政策，开拓"天使投资人""风险投资机构"等多方面融资渠道，争取创业资金无虞。

三、大学生创业风险管理的策略

（一）构建风险知识导学机制，引导大学生创业者树立风险防范和风险管控意识

人力资本理论认为，人力资本为个体提供了知识和信息，这会指导个体的后续决策并促进个体采取更加快速有效的行动。创业活动的高风险性和创业环境的高度不确定性，使得获取有关"风险"主题知识体系对于创业者洞悉、规避、管控风险的意义尤显重要。大学生创业者既是创业者，也是学习者。对于正值人力资本"充值"黄金期的他们，因材施教，加大创业风险意识和风险知识教育尤为必要。因此，高校要积极利用创业课程主渠道，积极向他们注入"风险管理"基因。

当下，高校的创业教育课程还处于开发建设的初期，即便是一些创业类的国家精品课程、视频公开课、资源共享课，其内容大多聚焦于创业精神与人生发展、创业项目选择与创业资源、创业指导与开办新企业流程等。知识体系的建构大多受创业大师蒂蒙斯的创业过程理论影响，围绕创业活动三要素"创业机会""创业资源""创业团队"展开，"创业风险"论题鲜有涉及。出于尽可能激发大学生创业意识和创业热情的角度考虑，加之创业风险相关知识带有"默会性"不易形成教案，现有课堂教学较少涉及，即便介绍也是一带而过。针对现状，高校要深化创业类课程群建设，丰富内容，尤其是创业失败的案例，使创业风险知识经过教育学的改造成为课程知识，使之具有典型化和

概括化的性质；要强化实践，优化教法，充分利用启发式、讨论式、参与式等教学形式，让学生充分了解"创业过程中可能遇到哪些风险？""哪些风险可控，哪些风险不可控？""出现风险，如何应对和化解？"等等。总之，不断完善大学生创业者的知识结构，健全他们的市场认知、成本认知和风险认知，帮助他们树立敏锐的风险意识，勇敢地正视风险、冷静地分析风险、果断地应对风险。

（二）构建创业项目孵化帮扶机制，为大学生规避创业风险提供良好的支持平台

相较于其他创业人群，大学生创业者缺少社会阅历，创业热情有余而韧劲不足，选择创业时往往不经过认真的市场调研，仅凭个人美好想象就仓促上阵。贪大求全、好高骛远、盲目行动等高风险倾向行为皆有可能为后续创业带来"风险"乃至"危险"，轻则致使创业碰壁、蒙受物质损失，重则导致一蹶不振、遭遇人生挫折。当前，不少高校为了促进大学生创业项目孵化，成立了"大学生创业孵化基地""大学生创业指导中心"等机构。但客观地讲，囿于人员专业水准和人员编制数量，此类机构的功能大多停留在对大学生创办企业流程的一般性指导和创业团队工作场地的日常管理上，真正体现对大学生创业过程"个性化指导"和"精细化指导"的功能和职能有待深入开掘。

具体来讲：

1. 让大学生创业指导机构"强"起来 遵循欧美高校创业师资泛学科性的普遍规律和先进经验，充分利用校内外资源，从知名企业家、创业成功者、风险投资人、创业教育研究者、专业教师等群体中遴选合适人员，建立一支专兼结合、熟悉大学生创业规律和新创企业经营管理规律的创业导师队伍。通过为创业团队配备导师的方式，在创业项目引导、创业技能培训、市场开拓、法律援助等方面为大学生创业者提供专业化、精细化的指导、咨询和服务。

2. 重视大学生创业人员的朋辈教育 实践反复证明，大学校园是大学生创业者找寻创业合伙人和骨干成员的"最好的地方"。高校要积极引导学生成立创业类社团，把有志于创大业、创成业的学生聚集到一起，通过创业成果交流展示会等形式，让身处创业大潮的学子能够分享到身边成功者的思想和感悟，获得启发，做好规划。

3. 挖掘高校自身的校友资源 通过创业沙龙、创业事迹报告会等高质量的活动，创造广大商界校友与大学生创业者之间的沟通交流机会，为大学生创业提供多渠道的信息、市场、人脉支持，助力更多的优秀大学生"想创业""敢创业""能创业"。

（三）构建高校、政府和社会三方合作机制，营造良好的大学生创业生态环境

研究和实践表明，高校创业教育的进一步发展，离不开其自身与外部环境之间建立稳定长期的合作关系，进而从外部环境中汲取必要的有形或无形资源。因此，高校要

积极推动政府、社会、企业围绕促进大学生创业形成开放合作、共生演进、相互依存的联系，从而建立高校、地方政府、企业界、金融界、中介组织等不同利益主体共同参与其中，相互支持、共同受益的创业生态系统，使大学生创业者所面临的共性风险易于管理，让大学生创业者的风险管理能力提升得到全方位支撑。

具体来讲：

1. 高校要和地方有关机构加强对接 形成工商、税务、社保、银行、法律等机构进校园的常态化机制，针对创业大学生和有创业意愿的大学生进行创业政策宣讲，"精准推送"企业开办与注册、税收优惠与减免、小额担保贷款等信息。针对我国大学生创业政策缺乏连续性和系统性，不同部门出台的政策条款相互之间有时还存在自相矛盾的现状，高校要发挥研究资源丰富的优势，围绕大学生创业政策体系建设与优化开展系列研究，为地方政府创造良好的大学生创业政策环境提供决策依据。

2. 高校要在帮助大学生创业融资上创新举措 尽管中央和地方政府出台了大学生创业税费减免、创业风险基金、小额担保贷款等政策，但是由于惠及面窄和扶持力度偏小等原因，大学生创业还普遍性地存在融资难的问题。高校要主动协同银行机构建立专门针对大学生创业群体的网络借贷平台，要鼓励民间资本、风险投资机构积极关注和参与大学生创业，要探索利用自有资金设立大学生创业风险投资基金。

3. 发挥市场力量，引入创业孵化器等支持机构 创业孵化器本身具有共享资源、共享服务的特性，可以为初创企业提供必要的管理咨询服务、场地支持与设备资源、信息服务、创业服务指导与政策解读，并且可以对创业过程中可能出现的风险进行提醒、预警、帮助化解。因此，高校从社会上引入创业孵化器在校园内设立分支机构，或者"牵线搭桥"让孵化器与大学生创业团队"对接"，可以使大学生创业者"借船出海"。一方面，可以进一步学习到创业孵化器在项目选择、市场融资、规避风险、创业规划方面的系统化的"实战经验"；另一方面，也使得大学生创业者在接受孵化器指导与服务的过程中，能切实弥补自身由于创业经验不足和资源匮乏所造成的风险管理能力低下的缺陷，更好地促进自身创业发展。

此外，高校要把引导大学生创业参与"学术资本转化"作为提高大学生创业竞争力的着力点，协同政府、企业、社会等多方资源，大力依托高新技术园区、中小企业创业基地、科技创业园等建立一批大学生创业基地，提高大学生创业实践的组织化程度，使之更好地参与"学术资本转化"，促进学生创业团队之间、学生创业人员与教师创业人员之间的知识溢出和转移，减少大学生创业的系统性风险。

本章小结

创业危机管理的目的是避免、减少危机造成的危害和损失，使企业转危为机并持续发展，要达到此目的需要做到危机防范、危机处理、危机总结三个措施。不同的创业阶段所面临的创业风险也有所不同，常见的创业风险类型包括机会风险、技术风险、市场风险、资金风险、管理风险、环境风险。各位创业者包括大学生创业者在敏锐识别创业机会的同时，要学会风险及危机管理，避免风险。

课后思考练习

1. 如何理解创业危机管理和创业风险?

2. 如何避免创业过程中的风险?

3. 试分析大学生创业者存在哪些风险及如何规避这些风险。

第九章 中医诊所创业指导

励志名言

没有雄心壮志或是老想凑合过日子的人，不可能改变现状。

——裘根·崔瑞普

内容提要

随着社会的快速发展、物质水平的提高及人们对美好幸福生活需求的日益增长，人们对中医养生的需求也与日俱增。加之国家对于中医药的重视、国家政策的支持及"治未病"预防为主的养生理念的普及，中医药这一中华民族传承数千年的瑰宝，正以多种形式在中华大地上创新发展，而中医诊所也在中医药蓬勃发展的大好形势中迎来了自己的春天。人们对中医养生需求的日益增长是中医诊所发展的内因，国家法律、政策的推动是中医诊所发展的外因。因而，梳理国家法律、政策对于规范指导中医诊所的开办、发展有深远影响。

学习目标

1. **知识目标** 了解中医诊所的概念、行业现状并熟悉创办中医诊所的政策。
2. **能力目标** 培养创办中医诊所的能力。
3. **思政目标** 引导大学生树立"大德为医"和"医者仁心"的理念。

案例引导

在校教师与当地名中医合作创办中医诊所

中医药院校的医学生毕业后只能在医院里当医生吗？非也！越来越多的医生，特别是中医医师自主创业，开办诊所，取得了成功。下面我们来看一个实例：四川中医药高等专科学校的针灸推拿专业教师于老师除了在学校里面上课外，用自己的中医执业医师资格证于2018年5月在绵阳游仙区创办了一家备案制中医诊所。由于其本职工作为教师，需要承担教学任务，且专业特长为针灸推拿，为保障教学时间，保证门诊的正常运营，与当地的一位名老中医合作经营，该教师作为主要负责人，第一执业地点为中医诊所，合作的中医医生则在医生电子化注册系统里进行多点执业备案后利用休息时间前来中医诊所坐诊。

该中医诊所主要的诊疗范围是中医内科和针灸推拿，采用"治养结合"的模式，开业两个月就实现了收支平衡，诊所良好的发展态势主要有两方面的建设思路：一是以精湛的医术留住患者，合作的医生为市级名中医，本身在医院里患者量很大，经常会出现加号、延迟下班的现象，通过合作创办中医门诊，对医院里的患者进行了一定的引流，诊所开始有了一定的患者量，诊所开设的夜门诊和周末门诊也满足了上班族、上学族的就诊需求，满意的治疗效果也促使患者来门诊就诊，进而增加了门诊的知名度。二是针灸推拿操作部分采用会员制，本来针灸推拿治疗疾病就要按照疗程来，成为会员，治疗费会有一定的优惠，且会增加患者的依从性，同时对于中医诊所而言，会员制也增加了诊所的现金流。

该中医诊所运营4年多来，日平均门诊量100余人，利用中医药服务周边群众，更缓解了患者看病难、看病远的难题，患者中也不乏外地慕名而来就医的。特别是在新冠疫情发生后，在通过了区卫健委对疫情防控工作的检查后，诊所按照防疫规定接诊患者，更加方便了广大群众就近采用中药和针灸推拿治疗，十分便利地获取基本的中医药服务。此外，从2022年开始，诊所将每周三定为义诊日，不收取挂号费和诊疗费，患者只需支付药费即可，增强了诊所的公益服务性，同时对于诊所而言，也是一种更好的宣传力度。目前诊所还通过微信公众号宣传中医药的预防保健知识、家庭常用保健穴位和小儿推拿保健常用手法等内容，增强了中医药服务于"治未病"的作用。

案例导学

国家出台了扶持中医药事业发展的政策法规，中医事业有了蓬勃发展，中医从业人员有了显著增长，中医诊所的数量也有了明显增长。随着社会发展，在大众创新、万众创业的浪潮之中，越来越多的中医从业人员开始了中医诊所的创业。但在新形势下，如何办好中医诊所，提升服务能力是很大的课题，需要有创新精神，需要开阔视野，需要综合力量，才能办好中医诊所，体现中医药服务的生命力。

（案例来源：四川中医药高等专科学校创新创业学院提供）

第一节　中医诊所概述

中医诊所是中医药临床服务的最基本模式，根源于中医临床的实践活动，具有数千年的历史。中医诊所的服务形式最贴近老百姓生活，能够充分体现中医"简、便、验、廉"的特点，应该大力推广和发扬中医诊所这种服务形式。

习近平总书记对中医药工作作出重要指示指出："中医药学包含着中华民族几千年的健康养生理念及其实践经验，是中华文明的一个瑰宝，凝聚着中国人民和中华民族的博大智慧。""新中国成立以来，我国中医药事业取得显著成就，为增进人民健康作出了重要贡献。"开办中医诊所能为周边人群提供快捷便利的中医医疗服务，充分发挥中医药在疾病预防、治疗、康复中的独特优势，为建设健康中国、实现中华民族伟大复兴的中国梦贡献力量。

一、中医诊所的概念

中医诊所是在中医药理论指导下，运用中药和针灸、拔罐、推拿等非药物疗法开展诊疗服务，以及开展中药调剂、汤剂煎煮等中药药事服务的诊所。

二、中医诊所的备案制

根据国家"放管服"改革的要求和中医药自身特有的发展规律，《中医药法》对中医诊所的创办进行了改革创新，其中第 14 条第二款规定将中医诊所改为备案管理。中医诊所备案制这种"定向宽松"化的制度设计，体现了促进发展和传承中医药事业的目标取向。放宽准入和加强监管是发展中医药事业的两个基本政策要点。

三、中医诊所的执业范围

中医诊所不得从事超出备案执业范围的医疗操作。根据《国家中医药管理局关于印发〈中医诊所备案证〉和〈中医诊所备案信息表〉样式的通知》（国中医药医政发〔2017〕26 号）附件 1 "《中医诊所备案证》说明"的规定，中医诊所若只配备具有规定学历的中医执业医师，诊疗范围按照 1994 年原卫生部印发的《医疗机构诊疗科目名录》要求备案诊所科目；中医诊所若只配备具有中医（专长）医师资格的医师，诊疗范围按照中医（专长）医师资格考试确定的执业范围进行备案，包括中医药技术方法和治疗病症范围；中医诊所同时配备具有规定学历的中医执业医师和中医（专长）医师，诊疗范围应同时备案诊所科目和中医（专长）医师的执业范围。

当然，目前针对中医（备案制）诊所的诊疗服务范围的规定也存在一定的争议，其中最具争议的诊疗服务为中医微创类技术、中药注射剂、穴位注射等技术是否可纳入其中。在《中医诊所备案申请表》中的"中医诊疗技术和方法"一栏有"中医微创类技术、中药注射剂、穴位注射等存在不可控医疗安全隐患风险的技术除外"的表述，但对中医非药物疗法的种类及存在不可控医疗安全隐患风险的技术，在《中医药法》和《中医诊所备案管理暂行办法》中均无明确规定。而在《中医医疗技术手册（2013 普及版）》中可查到中医传统医疗技术种类及操作中有关于穴位注射技术和埋线技术的相关介绍，但中医（备案）诊所是否可开展"中医微创类技术、中药注射剂、穴位注射"，是否可按照《中医医疗技术手册（2013 普及版）》认定为中医非药物疗法，目前仍缺少政策对此类操作技术认定的规范化支撑。根据调研，有三成左右的中医（备案制）诊所开展了相关的诊疗项目。针对开设了相关有一定风险项目的中医诊所而言，与之配套的急救措施是卫生监管中的重点。此外，中医诊所还应通过对患者进行操作前评估、配备专用的医疗操作设备及签订知情同意书等方式来降低风险性。

四、中医诊所的功能

1. 中医药临床服务　《中医诊所备案暂行管理办法》规定，中医诊所主要提供在中医理论指导下的中药和针灸、拔罐和推拿等非药物疗法，以及中药调剂、汤剂煎煮等中药药事服务。在基层医疗实践中，中医诊所担负最广泛的中医药临床服务，完成了常见病诊治、中药调配、中医适宜技术的应用等临床服务。

2. 中医药健康科普　每一个中医诊所几乎都是中医药文化宣传的载体，通过医疗活动，向老百姓宣传中医历史文化、中医养生知识、中药功效特点，展示医生医德修养等，是中医药文化的宣传阵地，是中医科普的注意力量。

3. 基层卫生服务的"网底"　中医诊所的服务形式符合基层卫生服务发展规律，能增加基层卫生服务资源利用的广泛性和可及性，并有效缓解居民就医经济负担。中医诊所作为小型医疗机构，在地理位置、空间规划上渗透于居民小区，经营管理方式自由灵活，具有中医自身"便利"的诊治特点，为周边人群提供快捷便利的中医医疗服务，在解决"看病难""看病贵"等方面及中医药的防病治病方面发挥了不可替代的作用。

五、中医诊所的管理模式

目前，中医诊所的创办有个人举办和法人或其他组织举办两种形式。个人开办中医诊所的，多由个人管理诊所运营；法人或者组织举办中医诊所的，多由专业的管理人员统筹运营诊所工作。

1. 个人创办　具备中医执业资质的公民均可以按照规定开办中医诊所，一般以小规模为主，中医执业医师人数多为 2～3 人，诊所负责人同时肩负医生和管理者双重身份，管理模式简单，业务范围较小。

2. 集体举办　多由公办机构或民办企业的法人或者其他组织的委托人举办。此类中医诊所，因资金充足，管理制度完善，所以在规模上更大，诊所内多既有定点执业的中医师，又有多点执业的中医师，医生人数更多，开展的诊疗服务范围也会更大，而且多配备有其他工作人员和专职管理人员，管理模式多样化，在中医诊所的发展方面也更有抗风险力和可持续发展性。

第二节　中医诊所行业分析

随着《中医药法》《中医诊所备案管理暂行办法》宣传力度的加大和《中医医术确有专长人员医师资格考核注册管理暂行办法》等的实施，中医诊所备案管理为具有规定学历的中医执业医师和中医（专长）考核通过的中医师创办中医诊所打开了便利之门，中医诊所也迎来了发展的春天。

一、中医诊所发展历程

习近平总书记说："中医药是中国古代科学的瑰宝，也是打开中华文明宝库的钥匙。当前，中医药振兴发展迎来天时、地利、人和的大好时机。"中医药诊疗操作的发展源远流长，中医诊所也随之应运而生，其发展历程主要分为以下几个时期。

1. 中华人民共和国成立前（1949 年以前）　新中国成立以前的中医医疗活动形式多样，民间个体行医主要可分为两种：一是有固定的执业地点的，称为"坐堂医"；二是没有固定执业地点的，称为"走方医"。私人开业行医（相当于诊所）主要分为官医（即宫中太医当班之外在宫外开设诊所）、世传师承之医、庸医假医（医术不精、对医学一知半解），可见这一时期对于医生的准入考核和医疗机构均没有统一的标准和管理机制。

2. 中医诊所发展、动荡时期（1949—1978 年）　这一时期个体诊所是中国医疗机构的主要形式，经过注册的中医师基本以个人诊所或自由中医的形式开业，有的叫"诊所"，有的叫"医馆""医寓"等。1956 年起，国家陆续举办了几家国家所有制的中医医院，对于个体中医诊所的冲击很大，很多不得已停业，特别是 1966—1978 年期间，大部分中医医生参加了联合诊所，个体中医诊所基本上处于全部停业状态。

3. 中医诊所恢复发展、规范化管理时期（1979 年至今）　1980 年国务院批准《卫生部关于允许个体开业行医问题的请示报告》，1988 年卫生部、国家中医药管理局颁布《医师、中医师个体开业暂行管理办法》，这些政策使中医诊所逐渐恢复审批并开始发展。1994 年国务院出台《医疗机构管理条例》，明确规定了中医、西医、中西医诊所的具体申办要求及诊疗范畴。而目前的《中医药法》《中医诊所备案管理暂行办法》等法规进一步规范了中医诊所的创办及诊疗活动。

二、中医诊所发展趋势

《中医药发展战略规划纲要（2016—2030 年）》（国发〔2016〕15 号）是新时期中医药发展的一部重要的纲领性文件，提出要全面建成以中医类医院为主体、综合医院等其他类别医院中医药科室为骨干、基层医疗卫生机构为基础、中医门诊部和诊所为补充、覆盖城乡的中医医疗服务网络。该文件充分肯定了中医门诊部和中医诊所在中医药发展中不可或缺的重要作用。

国家领导人和政策层面对中医药的重视，也促使了中医诊所和中医门诊部的蓬勃发展。《2020 中国卫生统计年鉴》（下简称《年鉴》）统计显示：至 2019 年年底，全国中医门诊部（所）共计 2772 家，其中城市有 2420 家（占 87.3%）、农村 352 家（占 12.7%），可见中医诊所分布具有典型的城乡分布不均衡现象。《年鉴》统计显示：至 2019 年年底，中医门诊部（所）注册卫生技术人员共 29600 人，其中执业（助理）医师数为 17538 人（占卫生技术人员 59.3%），执业医师数为 16079 人（占医师人数 91.7%），注册护士 6537 人（占卫生技术人员 22.1%），药师（士）3374 人（占 11.4%），可见中医诊所从业人员以执业医师为主。《年鉴》统计显示 2019 年中医门诊部（所）房屋建筑面积 1236723 平方米，由此可计算出中医诊所平均房屋建筑面积为 446.1 平方米，可见中医诊所的规模也在日趋扩大，但相较于综合性诊所而言，中医诊所的规模依旧比较小。

三、中医诊所发展特点

《年鉴》统计显示，至 2019 年底中医类门诊部和中医诊所的数量、中医药人员数量和诊疗量均成不同程度的增长态势，说明中医类门诊部及中医诊所在中医药医疗服务体系中的重要补充作用是不可或缺的。当然，通过调查分析，也发现当前的中医诊所多体现出如下发展特点。

1. **中医诊所数量多但规模小**　2019 年末的统计数据显示，90% 以上的中医诊所的固定资产在 500 万元以下，这与中医诊所的"简、便、效、廉"特性有关。尤其是个体中医门诊，以中医为核心的"一人诊所"多为常态，缺乏专业管理人才，这就导致中医诊所在运营管理、商业运作、人才引进、资本引进、品牌建设与宣传等方面都缺乏经验，规模难以发展。

2. **中医药特色突出**　通过调研得知，现在很多小规模中医诊所往往以某一具有特长的中医师为核心，通常体现为该医师在治疗某种病证上有明显疗效，这是小诊所生存和发展的基础。而对于规模较大的中医门诊尤其是连锁中医门诊部，其生存和发展的核心则在于名中医、老中医的数量和质量，同样具有突出的中医药特色。

3. **多集中分布在经济发达地区**　《年鉴》统计分析显示：中医诊所在经济发展水平高的地区分布较为密集，而乡镇分布较少。这也体现了在经济发达地区人们的生活水平相对较高，对生活医疗的要求、对养生的需求较高，这也是由市场决定的自然规律。

第三节　中医诊所创业指导

基于国家对开办中医诊所的政策支持和广大人民群众对中医药的需求，中医诊所在防病治病和医疗行业区域化服务过程中不断发展壮大，以中医基础理论为基础，加以中医药和非药物疗法等的运用，满足了人们对科学健康且简、便、效、廉的中医药服务的需求。为加强中医诊所的规范化建设，促进中医诊所行业的健康有序发展，《中华人民共和国中医药法》《中医诊所备案管理暂行办法》里对中医诊所的选址、环境、人员、诊疗范围等均作了说明。

一、中医诊所开办的有关政策法规

《中华人民共和国中医药法》第十三条明文规定了国家支持社会力量举办中医医疗机构；第十四条规定：举办中医医疗机构应当按照国家有关医疗机构管理的规定办理审批手续，并遵守医疗机构管理的有关规定。

2017 年 9 月 22 日国家卫生和计生委发布《中医诊所备案管理暂行办法》（国家卫生计生委令第 14 号）。该《办法》分总则、备案、监督管理、法律责任、附则 5 章 29 条。规定：自 2017 年 12 月 1 日起对中医诊所的管理由许可管理改为备案管理，取消事前的审批许可，加强事中事后的监管；举办中医诊所的，将诊所的名称、地址、诊疗范围、人员配备情况等报所在地县级人民政府中医药主管部门备案后即可开展执业活动；中医诊所应当将本诊所的诊疗范围、中医医师的姓名及其执业范围在诊所的明显位置公示，不得超出备案范围开展医疗活动。

二、中医诊所的选址及场所设计

1. 选址　中医诊所的选址位置应阳光充足，方便中医师进行中医望诊操作，且通风良好、视野开阔。房屋建筑面积要求按照国家规定的基本标准：不低于 40 平方米。中医诊所在场所设计上应划分诊室（就诊区）、候诊区、中药房、医疗废物管理区等区域。

2. 诊室环境　就诊区应尽量设置在通风、安静、光线充足并能保护患者隐私的地方，以便中医师更准确地进行望诊、问诊等操作。候诊区的设置应靠近诊室（就诊区），方便患者就诊，且设有一定数量的座椅，以便患者（特别是重病患者）在候诊过程可以休息。

3. 中药房设置　参照《国家中医药管理局关于印发医院中药房基本标准的通知》的规定，要远离各种污染源，宽敞、明亮，地面、墙面、屋顶平整洁净、无污染、易清洁，同时应当有有效的通风、除尘、防潮、防虫、防鼠及消防等设施。

4. 煎药室设置　应在通风、整洁的区域选取 10 ～ 20 平方米房间，提前做好水、电、气设施的安全使用条件，购置煎药机，方便为患者做好中药的熬制服务；也可选择传统中药煎服方法，备好水电，购置药罐，培训专人进行煎煮中药等服务。

5. 医疗废物管理区的设置　应参照《医疗废物管理条例》的规定，建立医疗废物的暂时贮存设施、设备，位置应远离医疗区、食品加工区和人员活动区及生活垃圾存放场所，并设置明显的警示标示和防渗漏、防鼠、防蚊蝇、防蟑螂、防盗及预防儿童接触等安全措施，并进行定期消毒和清洁。

6. 特殊情况下的场所设计要求　例如在新冠疫情常态化管理的情况下，各医疗机构（包括中医诊所）还应在入口处设置预检分诊点、配备防疫物品和隔离帐篷，对就诊患者严格实行"口罩必戴、体温必测、健康码必查、场所码必扫"等规定，对于黄码、红码人员、有中高风险旅居史的人员，按照相关处置流程进行处理。就诊时严格执行"一人一诊一室"，候诊区设置一米黄线，引导患者有序就诊，避免扎堆聚集。

三、中医诊所的开办要求

当前中医诊所蓬勃发展的原因主要分为内因和外因，其中人们对中医养生需求的日益增长是中医诊所开办的内因，国家法律、政策的推动是中医诊所开办的外因。中医诊所的开办除了选址和场所设计外，最重要的是应具备人员资质并按规定提交相应的申请材料。

（一）申请条件

1. 个人举办中医诊所的，应当具有中医类别《医师资格证书》并经注册后在医疗、预防、保健机构中执业满三年，或者具有《中医（专长）医师资格证书》；法人或者其他组织举办中医诊所的，诊所主要负责人应当符合上述要求。

2. 应符合《中医诊所基本标准》的相关规定。

3. 中医诊所的名称应符合《医疗机构管理条例实施细则》的相关规定。

4. 应符合国家有关卫生、防疫、环保、消防等法律法规的相关规定。

5. 负责人或法人应能够独立承担民事责任。在《医疗机构管理条例实施细则》中规定不得申请设置医疗机构的单位和个人，不得申办中医诊所。

（二）申请材料

申办中医诊所应向当地区县政务服务中心行政审批局提供以下主要材料的原件：

1. 卫生技术人员名录、有效身份证明、执业资格证件。卫生技术人员名录应包含诊所所有卫生技术人员的姓名、职称、执业范围、执业证书编号、注册机构、备注等；有效身份证明、执业资格证件均应在有效期内。

2. 个人举办中医诊所的，应提供营业执照；法人或者组织举办中医诊所的，还应当提供法人或者组织的资质证明、法定代表人身份证明或者组织的代表人身份证明。

3. 据实填写的中医诊所备案信息表（举例见表9-1）。

表 9-1 中医诊所备案信息表

备案文号：　　　　　　　　　　　编号：

诊所名称			
诊所地址			
法人名称 （个人举办不填写此项）			
法人资质证明编号 （个人举办不填写此项）			
法定代表人 （个人举办不填写此项）	姓　名		联系电话
	身份证号码		
主要负责人	姓　名		联系电话
	身份证号码		
	医师资格证编码		
	医师执业证编码		
	执业类别		执业范围
其他医师 （可另附页）	姓　名	执业类别	执业范围	执业证书编码
药学人员 （选填，可另附页）	姓　名	专　业	执业证书编码（或其他资质证书编码）
护理人员 （选填，可另附页）	姓　名	专　业	执业证书编码
医技人员 （选填，可另附页）	姓　名	专　业	执业证书编码（或其他资质证书编码）
诊所房屋平面布局图 （可另附页）			
诊所设备清单 （可另附页）	见附件		
所有制形式	国有□　集体□　股份□　私有□　其他□		
经营性质	营利性□　非营利性□		
诊疗范围	诊疗科目		
	中医（专长）医师执业范围		
中医诊疗技术和方法 （中医微创类技术、中药注 射剂、穴位注射等存在不可 控的医疗安全隐患和风险的 技术除外）			

备案人签字 （盖章）	本机构（人）承诺所填报的信息和所附材料真实、有效。 备案人（盖章）　签字： 年　　月　　日
委托办理人签字	签　　字： 年　　月　　日
县级人民政府中医药 主管部门意见	备案机关盖章：　　　　　　审核人签字： 年　　月　　日

注：

1. 本表格一式三份。一份由申请人（申请机构）留存，一份由备案的县级人民政府中医药主管部门存档，一份由上级人民政府中医药主管部门存档。

2. 执业人员按照实际在诊所执业人员填写，没有的填写无。

3. 个人举办的诊所，涉及法人机构事项不需要填写。

4. 中医诊所主要负责人有效身份证明、医师资格证书、医师执业证书。

5. 医疗废物处理方案、诊所周边环境情况说明。

"医疗废物处理方案"应包括以下内容：①医疗废物应实行分类管理，明确标示，使用符合要求的专用袋及专用容器。②医疗废物产生点需张贴废物分类收集示意图。③必须将锐利的器具放置于利器盒内。④药渣废弃物一人一处理，不会对周边环境造成污染，给居民造成不良影响；随时接受执法监督。⑤废弃物在移出诊所时应做好检查。在确认容器安全、密封和无泄漏的情况下，方可移送，交接时必须在登记表上签字确认。

"诊所周边环境情况说明"应包括以下内容：①诊所选址位置、水电等现有市政设施条件是否良好，污水处理是否完善，消防是否合格；②诊所所在区域环境如何，诊所面积多少，周边500米是否有幼儿园和中小学及食品生产经营单位等；③还可提出在该位置开办中医诊所将为周边人群提供快捷便利的中医医疗服务等说明。

6. 消防应急预案，应包含消防预防工作（消防设备、撤离路线、疏散路线、"禁止吸烟"标识，成立防火领导小组定期组织防火安全工作）、防火预案和处理程序等内容。

7. 中医诊所管理规章制度，应包含诊所工作制度和诊疗室制度等内容。

注：

（1）中医诊所备案若为非营利的可不提供营业执照，若为营利性的则需提供营业执照。

（2）中医诊所备案如果设有药房还需要配备一名药剂员。

四、中医诊所的组织设置

中医诊所的组织设置要求是根据诊所诊疗范畴的不同而定，主要分为中医诊所和中医（综合）诊所。2017年12月1日国家卫生计生委和国家中医药管理局组织制定的《中医诊所基本标准》和《中医（综合）诊所基本标准》，为中医诊所的组织设置提供了最新依据。其中，《中医诊所基本标准》适用于备案管理的中医诊所，是举办备案中医诊所应当具备的条件之一；《中医（综合）诊所基本标准》适用于提供中西医两法服务和不符合《中医诊所备案管理暂行办法》规定的服务范围或者存在不可控的医疗安全风险的中医（综合）诊所，是中医（综合）诊所执业必须达到的最低标准，是卫生计生行政部门和中医药主管部门核发《医疗机构执业许可证》和校验的依据（备案中医诊所仅有备案证，无《医疗机构执业许可证》，无须校验）。同时，通知还提出原卫生部印发的《中医诊所基本标准》及原卫生部和国家中医药管理局联合印发的《中医坐堂医诊所基本标准（试行）》同时废止；原卫生部印发的《民族医诊所基本标准》同时废止，民族医诊所的管理参照《中医诊所基本标准》和《中医（综合）诊所基本标准》执行。

不同诊疗范畴的中医诊所的标准如下：

（一）中医诊所的基本标准

中医诊所是指在中医药理论指导下，运用中药和针灸、拔罐、推拿等非药物疗法开展诊疗服务，以及中药调剂、汤剂煎煮等中药药事服务的诊所，中医药治疗率100%。

1. 人员要求

（1）至少有1名执业医师，并符合下列条件之一：①具有中医类别《医师资格证》并经注册后在医疗、预防、保健机构中执业满3年，身体健康；②具有《中医（专长）医师资格证书》，经注册依法执业，身体健康。

（2）开展重要饮片调剂活动的，至少有1名具备资质的中药技术人员。

2. 建筑要求

（1）房屋相对独立。

（2）诊疗区域布局合理，符合卫生学布局与流程。

（3）至少设置候诊区、就诊区。

（4）面积满足功能需要，并应当根据开展的诊疗范围不同具备下列条件：①开展中药饮片和中成药调剂服务的，服务区域应当相对独立；②开展中医非药物疗法的，应当设置独立的治疗室。

3. 设备要求

（1）基本设备，包括诊桌、诊椅、脉枕、紫外线消毒设备、污物桶等。

（2）有与开展诊疗范围相适应的其他设备（包括中医诊疗设备）。

此外，还要有各项规章制度、人员岗位责任制，有国家制定或认可的医疗技术操作规程，并成册可用。制定感染控制制度和流程，中医药技术操作符合中医医疗技术相关性感染预防与控制等有关规定。

（二）中医（综合）诊所的基本标准

中医（综合）诊所是指以提供中医药门诊诊断和治疗为主的诊所，中医药治疗率不低于 85%。

1. 人员要求

（1）至少有 1 名执业医师，并符合下列条件之一：①具有中医类别《医师资格证》并经注册后在医疗、预防、保健机构中执业满 5 年，身体健康；②具有《中医（专长）医师资格证书》，经注册依法执业，身体健康。

（2）开展重要饮片调剂活动的，至少有 1 名具备资质的中药技术人员。

（3）设置医技科室的，每室至少有 1 名相应专业的卫生技术人员。

2. 建筑要求

（1）诊所建筑面积不少于 40 平方米，卫生技术人员人均面积不少于 10 平方米。

（2）至少设有诊室、治疗室。开展有创性治疗的，应当设置观察室和处置室。

（3）各功能区域相对独立，符合卫生学布局与流程，每室（含中药存放、调剂区）不少于 10 平方米。

3. 设备要求

（1）基本设备，包括诊查床、诊桌、诊椅、脉枕、听诊器、血压计、体温计、压舌板、高压灭菌设备、污物桶、紫外线消毒设备。

（2）有与开展诊疗范围相适应的其他设备（包括中医诊疗设备）和必要的急救设备。

此外，还要有各项规章制度、人员岗位责任制，有国家制定或认可的医疗技术操作规程，并成册可用。制定感染控制制度和流程，中医药技术操作符合中医医疗技术相关性感染预防与控制等有关规定。

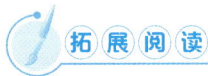

拓展阅读

习近平总书记对中医药工作作出重要指示强调：
传承精华守正创新　为建设健康中国贡献力量

习近平总书记近日对中医药工作作出重要指示指出：中医药学包含着中华民族几千年的健康养生理念及其实践经验，是中华文明的一个瑰宝，凝聚着中国人民和中华民族的博大智慧。新中国成立以来，我国中医药事业取得显著成就，为增进人民健康作出了重要贡献。

习近平总书记强调：要遵循中医药发展规律，传承精华，守正创新，加快推进中医药现代化、产业化，坚持中西医并重，推动中医药和西医药相互补充、协调发展，推动中医药事业和产业高质量发展，推动中医药走向世界，充分发挥中医药防病治病的独特优势和作用，为建设健康中国、实现中华民族伟大复兴的中国梦贡献力量。

（资料来源：新华社北京 2019 年 10 月 25 日电）

习近平总书记在河南省南阳市考察调研

2021 年 5 月 12 日，习近平总书记在河南南阳调研时指出：中医药学包含着中华民族几千年的健康养生理念及其实践经验，是中华民族的伟大创造和中国古代科学的瑰宝。要做好守正创新、传承发展工作，积极推进中医药科研和创新，注重用现代科学解读中医药学原理，推动传统中医药和现代科学相结合、相促进，推动中西医药相互补充、协调发展，为人民群众提供更加优质的健康服务。

（资料来源：新华社北京 2021 年 5 月 12 日电）

中医诊所违规执业的典型案例

2018 年 4 月 17 日，北京某区卫生计生行政部门在配合属地政府日常巡查时发现某街道一商户挂有某某中医诊所牌匾正开门营业，现场布置有诊疗床 4 张，大量针灸针，诊桌上有中药处方若干、门诊记录 1 本，四周墙壁布满宣传治疗效果的锦旗，行医人不在现场。

约谈该诊所负责人周某，开展进一步调查后得知：该诊所已取得《营业执照》，经营范围为中医医疗服务，运用中药和针灸、拔罐、推拿等非药物疗法开展诊疗服务。但其开办中医诊所、开展中医相关诊疗服务未经当地中医药主管部门备案，亦未经审批取得《医疗机构执业许可证》。该诊所中医医师即为该单位负责人周某，能出示《医师资格证》。经与周某核实，其开办中医诊所涉嫌未经所在区中医药主管部门备案擅自开展执业活动，非法所得 121404 元。

根据该单位的违法事实，卫生计生行政机关于 2018 年 4 月 19 日向该中医诊所下达《行政处罚事先告知书》，该单位负责人周某书面表示放弃陈述及申辩。该机构举办中医诊所，应当备案而未备案，擅自执业行为违反《中华人民共和国中医药法》第十四条第二款、《中医诊所备案管理暂行办法》第四条的规定，依据《中华人民共和国中医药法》第五十六条、《中医诊所备案管理暂行办法》第二十条的规定，做出对该中医诊所罚款 30000 元，没收违法所得 121404 元的行政处罚决定。当事人周某对其违法行为未提出异议，法定期限内未提出听证申请，并于 2018 年 7 月 3 日缴纳了罚款，此案结案。

（资料来源：聂文环，汤冬梅.对一起未予备案的中医诊所擅自执业案的分析［J］.中国卫生法制，2019，27（03）：89-91.）

中华人民共和国中医药法

（2016 年 12 月 25 日第十二届全国人民代表大会常务委员会第二十五次会议通过）

目　录

第一章　总　则

第一条　为了继承和弘扬中医药，保障和促进中医药事业发展，保护人民健康，制定本法。

第二条　本法所称中医药，是包括汉族和少数民族医药在内的我国各民族医药的统称，是反映中华民族对生命、健康和疾病的认识，具有悠久历史传统和独特理论及技术方法的医药学体系。

第三条　中医药事业是我国医药卫生事业的重要组成部分。国家大力发展中医药事业，实行中西医并重的方针，建立符合中医药特点的管理制度，充分发挥中医药在我国医药卫生事业中的作用。

发展中医药事业应当遵循中医药发展规律，坚持继承和创新相结合，保持和发挥中医药特色和优势，运用现代科学技术，促进中医药理论和实践的发展。

国家鼓励中医西医相互学习，相互补充，协调发展，发挥各自优势，促进中西医结合。

第四条　县级以上人民政府应当将中医药事业纳入国民经济和社会发展规划，建立健全中医药管理体系，统筹推进中医药事业发展。

第五条　国务院中医药主管部门负责全国的中医药管理工作。国务院其他有关部门在各自职责范围内负责与中医药管理有关的工作。

县级以上地方人民政府中医药主管部门负责本行政区域的中医药管理工作。县级以上地方人民政府其他有关部门在各自职责范围内负责与中医药管理有关的工作。

第六条　国家加强中医药服务体系建设，合理规划和配置中医药服务资源，为公民获得中医药服务提供保障。

国家支持社会力量投资中医药事业，支持组织和个人捐赠、资助中医药事业。

第七条　国家发展中医药教育，建立适应中医药事业发展需要、规模适宜、结构合理、形式多样的中医药教育体系，培养中医药人才。

第八条　国家支持中医药科学研究和技术开发，鼓励中医药科学技术创新，推广应用中医药科学技术成果，保护中医药知识产权，提高中医药科学技术水平。

第九条　国家支持中医药对外交流与合作，促进中医药的国际传播和应用。

第十条　对在中医药事业中做出突出贡献的组织和个人，按照国家有关规定给予表彰、奖励。

第二章　中医药服务

第十一条　县级以上人民政府应当将中医医疗机构建设纳入医疗机构设置规划，举办规模适宜的中医医疗机构，扶持有中医药特色和优势的医疗机构发展。

合并、撤销政府举办的中医医疗机构或者改变其中医医疗性质，应当征求上一级人民政府中医药主管部门的意见。

第十二条　政府举办的综合医院、妇幼保健机构和有条件的专科医院、社区卫生服务中心、乡镇卫生院，应当设置中医药科室。

县级以上人民政府应当采取措施，增强社区卫生服务站和村卫生室提供中医药服务的能力。

第十三条　国家支持社会力量举办中医医疗机构。

社会力量举办的中医医疗机构在准入、执业、基本医疗保险、科研教学、医务人员职称评定等方面享有与政府举办的中医医疗机构同等的权利。

第十四条　举办中医医疗机构应当按照国家有关医疗机构管理的规定办理审批手续，并遵守医疗机构管理的有关规定。

举办中医诊所的，将诊所的名称、地址、诊疗范围、人员配备情况等报所在地县级人民政府中医药主管部门备案后即可开展执业活动。中医诊所应当将本诊所的诊疗范围、中医医师的姓名及其执业范围在诊所的明显位置公示，不得超出备案范围开展医疗活动。具体办法由国务院中医药主管部门拟订，报国务院卫生行政部门审核、发布。

第十五条　从事中医医疗活动的人员应当依照《中华人民共和国执业医师法》的规定，通过中医医师资格考试取得中医医师资格，并进行执业注册。中医医师资格考试的内容应当体现中医药特点。

以师承方式学习中医或者经多年实践，医术确有专长的人员，由至少两名中医医师推荐，经省、自治区、直辖市人民政府中医药主管部门组织实践技能和效果考核合格后，即可取得中医医师资格；按照考核内容进行执业注册后，即可在注册的执业范围内，以个人开业的方式或者在医疗机构内从事中医医疗活动。国务院中医药主管部门应当根据中医药技术方法的安全风险拟订本款规定人员的分类考核办法，报国务院卫生行政部门审核、发布。

第十六条　中医医疗机构配备医务人员应当以中医药专业技术人员为主，主要提供中医药服务；经考试取得医师资格的中医医师按照国家有关规定，经培训、考核合格后，可以在执业活动中采用与其专业相关的现代科学技术方法。在医疗活动中采用现代科学技术方法的，应当有利于保持和发挥中医药特色和优势。

社区卫生服务中心、乡镇卫生院、社区卫生服务站以及有条件的村卫生室应当合理配备中医药专业技术人员，并运用和推广适宜的中医药技术方法。

第十七条　开展中医药服务，应当以中医药理论为指导，运用中医药技术方法，并符合国务院中医药主管部门制定的中医药服务基本要求。

第十八条　县级以上人民政府应当发展中医药预防、保健服务，并按照国家有关规定将其纳入基本公共卫生服务项目统筹实施。

县级以上人民政府应当发挥中医药在突发公共卫生事件应急工作中的作用，加强中医药应急物资、设备、设施、技术与人才资源储备。

医疗卫生机构应当在疾病预防与控制中积极运用中医药理论和技术方法。

第十九条　医疗机构发布中医医疗广告，应当经所在地省、自治区、直辖市人民政府中医药主管部门审查批准；未经审查批准，不得发布。发布的中医医疗广告内容应当与经审查批准的内容相符合，并符合《中华人民共和国广告法》的有关规定。

第二十条　县级以上人民政府中医药主管部门应当加强对中医药服务的监督检查，并将下列事项作为监督检查的重点：

（一）中医医疗机构、中医医师是否超出规定的范围开展医疗活动；

（二）开展中医药服务是否符合国务院中医药主管部门制定的中医药服务基本要求；

（三）中医医疗广告发布行为是否符合本法的规定。

中医药主管部门依法开展监督检查，有关单位和个人应当予以配合，不得拒绝或者阻挠。

第三章　中药保护与发展

第二十一条　国家制定中药材种植养殖、采集、贮存和初加工的技术规范、标准，加强对中药材生产流通全过程的质量监督管理，保障中药材质量安全。

第二十二条　国家鼓励发展中药材规范化种植养殖，严格管理农药、肥料等农业投入品的使用，禁止在中药材种植过程中使用剧毒、高毒农药，支持中药材良种繁育，提高中药材质量。

第二十三条　国家建立道地中药材评价体系，支持道地中药材品种选育，扶持道地中药材生产基地建设，加强道地中药材生产基地生态环境保护，鼓励采取地理标志产品保护等措施保护道地中药材。

前款所称道地中药材，是指经过中医临床长期应用优选出来的，产在特定地域，与其他地区所产同种中药材相比，品质和疗效更好，且质量稳定，具有较高知名度的中药材。

第二十四条　国务院药品监督管理部门应当组织并加强对中药材质量的监测，定期向社会公布监测结果。国务院有关部门应当协助做好中药材质量监测有关工作。

采集、贮存中药材以及对中药材进行初加工，应当符合国家有关技术规范、标准和管理规定。

国家鼓励发展中药材现代流通体系，提高中药材包装、仓储等技术水平，建立中药材流通追溯体系。药品生产企业购进中药材应当建立进货查验记录制度。中药材经营者应当建立进货查验和购销记录制度，并标明中药材产地。

第二十五条　国家保护药用野生动植物资源，对药用野生动植物资源实行动态监测和定期普查，建立药用野生动植物资源种质基因库，鼓励发展人工种植养殖，支持依法开展珍贵、濒危药用野生动植物的保护、繁育及其相关研究。

第二十六条　在村医疗机构执业的中医医师、具备中药材知识和识别能力的乡村医生，按照国家有关规定可以自种、自采地产中药材并在其执业活动中使用。

第二十七条　国家保护中药饮片传统炮制技术和工艺，支持应用传统工艺炮制中药饮片，鼓励运用现代科学技术开展中药饮片炮制技术研究。

第二十八条　对市场上没有供应的中药饮片，医疗机构可以根据本医疗机构医师处方的需要，在本医疗机构内炮制、使用。医疗机构应当遵守中药饮片炮制的有关规定，对其炮制的中药饮片的质量负责，保证药品安全。医疗机构炮制中药饮片，应当向所在地设区的市级人民政府药品监督管理部门备案。

根据临床用药需要，医疗机构可以凭本医疗机构医师的处方对中药饮片进行再加工。

第二十九条　国家鼓励和支持中药新药的研制和生产。

国家保护传统中药加工技术和工艺，支持传统剂型中成药的生产，鼓励运用现代科学技术研究开发传统中成药。

第三十条　生产符合国家规定条件的来源于古代经典名方的中药复方制剂，在申请药品批准文号时，可以仅提供非临床安全性研究资料。具体管理办法由国务院药品监督管理部门会同中医药主管部门制定。

前款所称古代经典名方，是指至今仍广泛应用、疗效确切、具有明显特色与优势的古代中医典籍所记载的方剂。具体目录由国务院中医药主管部门会同药品监督管理部门制定。

第三十一条　国家鼓励医疗机构根据本医疗机构临床用药需要配制和使用中药制剂，支持应用传统工艺配制中药制剂，支持以中药制剂为基础研制中药新药。

医疗机构配制中药制剂，应当依照《中华人民共和国药品管理法》的规定取得医疗机构制剂许可证，或者委托取得药品生产许可证的药品生产企业、取得医疗机构制剂许可证的其他医疗机构配制中药制剂。委托配制中药制剂，应当向委托方所在地省、自治区、直辖市人民政府药品监督管理部门备案。

医疗机构对其配制的中药制剂的质量负责；委托配制中药制剂的，委托方和受托方对所配制的中药制剂的质量分别承担相应责任。

第三十二条　医疗机构配制的中药制剂品种，应当依法取得制剂批准文号。但是，仅应用传统工艺配制的中药制剂品种，向医疗机构所在地省、自治区、直辖市人民政府药品监督管理部门备案后即可配制，不需要取得制剂批准文号。

医疗机构应当加强对备案的中药制剂品种的不良反应监测，并按照国家有关规定进行报告。药品监督管理部门应当加强对备案的中药制剂品种配制、使用的监督检查。

第四章 中医药人才培养

第三十三条 中医药教育应当遵循中医药人才成长规律，以中医药内容为主，体现中医药文化特色，注重中医药经典理论和中医药临床实践、现代教育方式和传统教育方式相结合。

第三十四条 国家完善中医药学校教育体系，支持专门实施中医药教育的高等学校、中等职业学校和其他教育机构的发展。

中医药学校教育的培养目标、修业年限、教学形式、教学内容、教学评价及学术水平评价标准等，应当体现中医药学科特色，符合中医药学科发展规律。

第三十五条 国家发展中医药师承教育，支持有丰富临床经验和技术专长的中医医师、中药专业技术人员在执业、业务活动中带徒授业，传授中医药理论和技术方法，培养中医药专业技术人员。

第三十六条 国家加强对中医医师和城乡基层中医药专业技术人员的培养和培训。

国家发展中西医结合教育，培养高层次的中西医结合人才。

第三十七条 县级以上地方人民政府中医药主管部门应当组织开展中医药继续教育，加强对医务人员，特别是城乡基层医务人员中医药基本知识和技能的培训。

中医药专业技术人员应当按照规定参加继续教育，所在机构应当为其接受继续教育创造条件。

第五章 中医药科学研究

第三十八条 国家鼓励科研机构、高等学校、医疗机构和药品生产企业等，运用现代科学技术和传统中医药研究方法，开展中医药科学研究，加强中西医结合研究，促进中医药理论和技术方法的继承和创新。

第三十九条 国家采取措施支持对中医药古籍文献、著名中医药专家的学术思想和诊疗经验以及民间中医药技术方法的整理、研究和利用。

国家鼓励组织和个人捐献有科学研究和临床应用价值的中医药文献、秘方、验方、诊疗方法和技术。

第四十条 国家建立和完善符合中医药特点的科学技术创新体系、评价体系和管理体制，推动中医药科学技术进步与创新。

第四十一条 国家采取措施，加强对中医药基础理论和辨证论治方法，常见病、多发病、慢性病和重大疑难疾病、重大传染病的中医药防治，以及其他对中医药理论和实践发展有重大促进作用的项目的科学研究。

第六章 中医药传承与文化传播

第四十二条 对具有重要学术价值的中医药理论和技术方法，省级以上人民政府中医药主管部门应当组织遴选本行政区域内的中医药学术传承项目和传承人，并为传承活动提供必要的条件。传承人应当开展传承活动，培养后继人才，收集整理并妥善保存相关的学术资料。属于非物质文化遗产代表性项目的，依照《中华人民共和国非物质文化遗产法》的有关规定开展传承活动。

第四十三条 国家建立中医药传统知识保护数据库、保护名录和保护制度。

中医药传统知识持有人对其持有的中医药传统知识享有传承使用的权利，对他人获取、利用其持有的中医药传统知识享有知情同意和利益分享等权利。

国家对经依法认定属于国家秘密的传统中药处方组成和生产工艺实行特殊保护。

第四十四条 国家发展中医养生保健服务，支持社会力量举办规范的中医养生保健机构。中医养生保健服务规范、标准由国务院中医药主管部门制定。

第四十五条 县级以上人民政府应当加强中医药文化宣传，普及中医药知识，鼓励组织和个人创作中医药文化和科普作品。

第四十六条 开展中医药文化宣传和知识普及活动，应当遵守国家有关规定。任何组织或者个人不得对中医药作虚假、夸大宣传，不得冒用中医药名义牟取不正当利益。

广播、电视、报刊、互联网等媒体开展中医药知识宣传，应当聘请中医药专业技术人员进行。

第七章 保障措施

第四十七条 县级以上人民政府应当为中医药事业发展提供政策支持和条件保障，将中医药事业发展经费纳入本级财政预算。

县级以上人民政府及其有关部门制定基本医疗保险支付政策、药物政策等医药卫生政策，应当有中医药主管部门参加，注重发挥中医药的优势，支持提供和利用中医药服务。

第四十八条 县级以上人民政府及其有关部门应当按照法定价格管理权限，合理确定中医医疗服务的收费项目和标准，体现中医医疗服务成本和专业技术价值。

第四十九条 县级以上地方人民政府有关部门应当按照国家规定，将符合条件的中医医疗机构纳入基本医疗保险定点医疗机构范围，将符合条件的中医诊疗项目、中药饮片、中成药和医疗机构中药制剂纳入基本医疗保险基金支付范围。

第五十条 国家加强中医药标准体系建设，根据中医药特点对需要统一的技术要求制定标准并及时修订。

中医药国家标准、行业标准由国务院有关部门依据职责制定或者修订，并在其网站上公布，供公众免费查阅。

国家推动建立中医药国际标准体系。

第五十一条 开展法律、行政法规规定的与中医药有关的评审、评估、鉴定活动，应当成立中医药评审、评估、鉴定的专门组织，或者有中医药专家参加。

第五十二条 国家采取措施，加大对少数民族医药传承创新、应用发展和人才培养的扶持力度，加强少数民族医疗机构和医师队伍建设，促进和规范少数民族医药事业发展。

第八章　法律责任

第五十三条　县级以上人民政府中医药主管部门及其他有关部门未履行本法规定的职责的，由本级人民政府或者上级人民政府有关部门责令改正；情节严重的，对直接负责的主管人员和其他直接责任人员，依法给予处分。

第五十四条　违反本法规定，中医诊所超出备案范围开展医疗活动的，由所在地县级人民政府中医药主管部门责令改正，没收违法所得，并处一万元以上三万元以下罚款；情节严重的，责令停止执业活动。

中医诊所被责令停止执业活动的，其直接负责的主管人员自处罚决定作出之日起五年内不得在医疗机构内从事管理工作。医疗机构聘用上述不得从事管理工作的人员从事管理工作的，由原发证部门吊销执业许可证或者由原备案部门责令停止执业活动。

第五十五条　违反本法规定，经考核取得医师资格的中医医师超出注册的执业范围从事医疗活动的，由县级以上人民政府中医药主管部门责令暂停六个月以上一年以下执业活动，并处一万元以上三万元以下罚款；情节严重的，吊销执业证书。

第五十六条　违反本法规定，举办中医诊所、炮制中药饮片、委托配制中药制剂应当备案而未备案，或者备案时提供虚假材料的，由中医药主管部门和药品监督管理部门按照各自职责分工责令改正，没收违法所得，并处三万元以下罚款，向社会公告相关信息；拒不改正的，责令停止执业活动或者责令停止炮制中药饮片、委托配制中药制剂活动，其直接责任人员五年内不得从事中医药相关活动。

医疗机构应用传统工艺配制中药制剂未依照本法规定备案，或者未按照备案材料载明的要求配制中药制剂的，按生产假药给予处罚。

第五十七条　违反本法规定，发布的中医医疗广告内容与经审查批准的内容不相符的，由原审查部门撤销该广告的审查批准文件，一年内不受理该医疗机构的广告审查申请。

违反本法规定，发布中医医疗广告有前款规定以外违法行为的，依照《中华人民共和国广告法》的规定给予处罚。

第五十八条　违反本法规定，在中药材种植过程中使用剧毒、高毒农药的，依照有关法律、法规规定给予处罚；情节严重的，可以由公安机关对其直接负责的主管人员和其他直接责任人员处五日以上十五日以下拘留。

第五十九条　违反本法规定，造成人身、财产损害的，依法承担民事责任；构成犯罪的，依法追究刑事责任。

第九章　附　则

第六十条　中医药的管理，本法未作规定的，适用《中华人民共和国执业医师法》《中华人民共和国药品管理法》等相关法律、行政法规的规定。

军队的中医药管理，由军队卫生主管部门依照本法和军队有关规定组织实施。

第六十一条　民族自治地方可以根据《中华人民共和国民族区域自治法》和本法的

有关规定，结合实际，制定促进和规范本地方少数民族医药事业发展的办法。

第六十二条 盲人按照国家有关规定取得盲人医疗按摩人员资格的，可以以个人开业的方式或者在医疗机构内提供医疗按摩服务。

第六十三条 本法自 2017 年 7 月 1 日起施行。

5. 中医诊所备案管理暂行办法

中医诊所备案管理暂行办法

第一章 总 则

第一条 为做好中医诊所的备案管理工作，根据《中华人民共和国中医药法》以及《医疗机构管理条例》等法律法规的有关规定，制定本办法。

第二条 本办法所指的中医诊所，是在中医药理论指导下，运用中药和针灸、拔罐、推拿等非药物疗法开展诊疗服务，以及中药调剂、汤剂煎煮等中药药事服务的诊所。不符合上述规定的服务范围或者存在不可控的医疗安全隐患和风险的，不适用本办法。

第三条 国家中医药管理局负责全国中医诊所的管理工作。县级以上地方中医药主管部门负责本行政区域内中医诊所的监督管理工作。县级中医药主管部门具体负责本行政区域内中医诊所的备案工作。

第二章 备 案

第四条 举办中医诊所的，报拟举办诊所所在地县级中医药主管部门备案后即可开展执业活动。

第五条 举办中医诊所应当同时具备下列条件：

（一）个人举办中医诊所的，应当具有中医类别《医师资格证书》并经注册后在医疗、预防、保健机构中执业满三年，或者具有《中医（专长）医师资格证书》；法人或者其他组织举办中医诊所的，诊所主要负责人应当符合上述要求；

（二）符合《中医诊所基本标准》；

（三）中医诊所名称符合《医疗机构管理条例实施细则》的相关规定；

（四）符合环保、消防的相关规定；

（五）能够独立承担民事责任。

《医疗机构管理条例实施细则》规定不得申请设置医疗机构的单位和个人，不得举办中医诊所。

第六条 中医诊所备案，应当提交下列材料：

（一）《中医诊所备案信息表》；

（二）中医诊所主要负责人有效身份证明、医师资格证书、医师执业证书；

（三）其他卫生技术人员名录、有效身份证明、执业资格证件；

（四）中医诊所管理规章制度；

（五）医疗废物处理方案、诊所周边环境情况说明；

（六）消防应急预案。

法人或者其他组织举办中医诊所的，还应当提供法人或者其他组织的资质证明、法定代表人身份证明或者其他组织的代表人身份证明。

第七条　备案人应当如实提供有关材料和反映真实情况，并对其备案材料实质内容的真实性负责。

第八条　县级中医药主管部门收到备案材料后，对材料齐全且符合备案要求的予以备案，并当场发放《中医诊所备案证》；材料不全或者不符合备案要求的，应当当场或者在收到备案材料之日起五日内一次告知备案人需要补正的全部内容。

国家逐步推进中医诊所管理信息化，有条件的地方可实行网上申请备案。

第九条　中医诊所应当将《中医诊所备案证》、卫生技术人员信息在诊所的明显位置公示。

第十条　中医诊所的人员、名称、地址等实际设置应当与《中医诊所备案证》记载事项相一致。中医诊所名称、场所、主要负责人、诊疗科目、技术等备案事项发生变动的，应当及时到原备案机关对变动事项进行备案。

第十一条　禁止伪造、出卖、转让、出借《中医诊所备案证》。

第十二条　中医诊所应当按照备案的诊疗科目、技术开展诊疗活动，加强对诊疗行为、医疗质量、医疗安全的管理，并符合中医医疗技术相关性感染预防与控制等有关规定。中医诊所发布医疗广告应当遵守法律法规规定，禁止虚假、夸大宣传。

第十三条　县级中医药主管部门应当在发放《中医诊所备案证》之日起二十日内将辖区内备案的中医诊所信息在其政府网站公开，便于社会查询、监督，并及时向上一级中医药主管部门报送本辖区内中医诊所备案信息。上一级中医药主管部门应当进行核查，发现不符合本办法规定的备案事项，应当在三十日内予以纠正。

第三章　监督管理

第十四条　县级以上地方中医药主管部门应当加强对中医诊所依法执业、医疗质量和医疗安全、诊所管理等情况的监督管理。

第十五条　县级中医药主管部门应当自中医诊所备案之日起三十日内，对备案的中医诊所进行现场核查，对相关材料进行核实，并定期开展现场监督检查。

第十六条　有下列情形之一的，中医诊所应当向所在地县级中医药主管部门报告，县级中医药主管部门应当注销备案并及时向社会公告：

（一）中医诊所停止执业活动超过一年的；

（二）中医诊所主要负责人被吊销执业证书或者被追究刑事责任的；

（三）举办中医诊所的法人或者其他组织依法终止的；

（四）中医诊所自愿终止执业活动的。

第十七条　县级中医药主管部门应当定期组织中医诊所负责人学习卫生法律法规和医疗机构感染防控、传染病防治等知识，促进中医诊所依法执业；定期组织执业人员参加继续教育，提高其专业技术水平。

第十八条　县级中医药主管部门应当建立中医诊所不良执业行为记录制度，对违规操作、不合理收费、虚假宣传等进行记录，并作为对中医诊所进行监督管理的重要依据。

第四章　法律责任

第十九条　县级以上地方中医药主管部门未履行本办法规定的职责，对符合备案条件但未及时发放备案证或者逾期未告知需要补正材料、未在规定时限内公开辖区内备案的中医诊所信息、未依法开展监督管理的，按照《中医药法》第五十三条的规定予以处理。

第二十条　违反本办法规定，未经县级中医药主管部门备案擅自执业的，由县级中医药主管部门责令改正，没收违法所得，并处三万元以下罚款，向社会公告相关信息；拒不改正的，责令其停止执业活动，其直接责任人员自处罚决定作出之日起五年内不得从事中医药相关活动。

第二十一条　提交虚假备案材料取得《中医诊所备案证》的，由县级中医药主管部门责令改正，没收违法所得，并处三万元以下罚款，向社会公告相关信息；拒不改正的，责令其停止执业活动并注销《中医诊所备案证》，其直接责任人员自处罚决定作出之日起五年内不得从事中医药相关活动。

第二十二条　违反本办法第十条规定，中医诊所擅自更改设置未经备案或者实际设置与取得的《中医诊所备案证》记载事项不一致的，不得开展诊疗活动。擅自开展诊疗活动的，由县级中医药主管部门责令改正，给予警告，并处一万元以上三万元以下罚款；情节严重的，应当责令其停止执业活动，注销《中医诊所备案证》。

第二十三条　违反本办法第十一条规定，出卖、转让、出借《中医诊所备案证》的，由县级中医药主管部门责令改正，给予警告，可以并处一万元以上三万元以下罚款；情节严重的，应当责令其停止执业活动，注销《中医诊所备案证》。

第二十四条　中医诊所超出备案范围开展医疗活动的，由所在地县级中医药主管部门责令改正，没收违法所得，并处一万元以上三万元以下罚款。有下列情形之一的，应当责令其停止执业活动，注销《中医诊所备案证》，其直接负责的主管人员自处罚决定作出之日起五年内不得在医疗机构内从事管理工作：

（一）因超出备案范围开展医疗活动曾受过行政处罚的；

（二）超出备案范围从事医疗活动给患者造成伤害的；

（三）违反本办法规定造成其他严重后果的。

第五章　附　则

第二十五条　本办法未规定的中医诊所管理要求，按照有关法律法规和国家医疗机构管理的相关规定执行。

第二十六条　《中医诊所备案信息表》和《中医诊所备案证》格式由国家中医药管

理局统一规定。

第二十七条　本办法施行前已经设置的中医诊所，符合本办法规定备案条件的，在《医疗机构执业许可证》有效期到期之前，可以按照《医疗机构管理条例》的要求管理，也可以按照备案要求管理；不符合备案条件的其他诊所仍然按照《医疗机构管理条例》的要求实行审批管理。

第二十八条　本办法规定的期限以工作日计算。

第二十九条　本办法自 2017 年 12 月 1 日起施行。

本章小结

随着经济水平的迅速发展、社会健康需求的转变、人口老龄化、疾病分布及流行病转型，基层中医药服务功能尤为重要。在构建"小病进社区、大病进医院、康复回社区"的理想就医格局的背景下，中医诊所对分级诊疗制度的推行，满足人们对于中医药在医养服务方面的需求等方面发挥了不可替代的作用。中医药作为我国传承发展数千年的国粹正处于转型的重要关头，中医诊所作为中医药现代发展的重要形式，需在国家法律、政策的鼓励、引导、监督下，规范执业，在健康中国战略中发挥中医药无可替代的作用。

课后思考练习

1.中医诊所的概念和作用是什么？

2.中医诊所目前的发展现状怎样？

3.中医诊所申办的人员资质条件有哪些？

4.中医诊所申办的场所要求有哪些？

5.中医诊所申办时需要熟悉哪些政策法律法规？

第十章　中药材产业创业指导

励志名言

企业发展就是要发展一批狼。狼有三大特性：一是敏锐的嗅觉；二是不屈不挠奋不顾身的进攻精神；三是群体奋斗的意识。

——任正非

内容提要

当前，我国中药材产业发展进入了新的阶段，面临新的问题，挑战和机遇并存。梳理现状、分析问题，对未来的发展进行思考和定位，对于保障中医药事业稳健发展、维护全民健康和实现国家长远发展具有重要意义。本章主要介绍我国中药材产业发展的现状及未来发展的趋势，中药材产业产品的分析，中药材产业投资的重点邻域及投资的注意事项和风险管控。

学习目标

1. **知识目标**　了解中药材产业的概念及发展趋势。
2. **能力目标**　培养中药材产业发展的分析能力。
3. **思政目标**　引导大学生树立吃苦耐劳、勇于开拓的创业观。

案例引导

毕业大学生打造千亩白芷基地

李强，四川中医药高等专科学校 2008 级中草药栽培技术专业学生，作为一名 80 后，李强选择了一条与农村有关的创业之路——种植中药材。他成立的遂宁采珍农业开发有限公司在种植中药材白芷、白及、黄精、瓜蒌的同时，在名贵药材白及的育苗培养、中药材农业机械化领域均有开拓，成功打造了一个属于自己的自给自足的"中药材小家"。

2010 年 6 月，李强到北川羌缘红中药材科技有限公司实习。半年时间里，他从一个实习生做到了中药材金银花种植能手。他参与的"羌缘红银花健康茶"获得国家知识产权局颁发的发明专利。

2011年1月，李强与同学陈瑜和邱林来到四川遂宁白芷道地药材产地四川回春堂药业，学习包括白芷、白及、吴茱萸、瓜蒌、金银花、黄精、半夏等的中药材种植技术，师承四川农业大学陈兴福教授。他在陈教授的激励下，通过自身努力取得药学本科学历。在五年多的时间里，与海南大学研究生冯耀文共同建立了遂宁地区最大的白及组培苗繁育工厂。他帮助企业取得了多项成绩，重点申报了农业产业化国家重点龙头企业，并担任种植分公司经理一职。

2016年6月，为了打开药材销路，李强来到四川新绿色药业科技有限公司担任中药材采购专员，主要负责西南地区药材的采购和道地产区调研工作，掌握了西南地区中药材的分布状况和质量等级区别。随后，他回到遂宁大英县四川滋宁中药饮片有限公司承担饮片生产和中药材种植等任务，在大英县贫困村发展瓜蒌标准化种植及泽泻与水稻的粮药循环的经营模式，帮助驼柳村成功脱贫，个人也取得"大英县脱贫攻坚先进个人"荣誉称号。

2018年7月，李强在遂宁市成立了遂宁采珍农业科技发展有限公司，与同样心存中药材梦想的川农学子成涛共同经营白芷产业，积极实现机械生产在白芷种植和生产上的结合，扩大机械化水平；并与同样实力雄厚的遂宁市天地网川白芷产业有限公司合作，取得了很好的成功。虽然说创业非常辛苦，但是让李强感到欣慰的是，以前工作中认识的同事遂宁中药材专家团队队长冯耀文和省级劳动模范彭巧加入了李强的团队，成为他成功路上的强力基石。

发展道路上总没有那么一帆风顺，创业路上更是布满了艰难险阻。回忆起2019年6月，李强说那是他最艰难的一段时间，因为遂宁地区天气总是下雨，涪江水超过警戒值，导致即将成熟的白芷的根直接腐烂在土地里，一下就损失了180多亩的药材，金额近108万元。这次的失败给了李强一个惨痛的教训，让他学会了如何在极端天气下快速调整中药材种植的风险。通过土地地形改良，以及购买农业生产保险来减轻自然灾害带来的损失。

为了解决中药材种植和生产过程中出现的问题，李强运用现代科技手段和传统农业种植的方式，推动中药材产业的发展。

"药材好药才好"一直是李强追求的信仰，因此他把药材的重金属、农药残留等问题从企业环节"割断"，在源头上把控好产品质量。遂宁地区很多药材种植户在白芷栽培中常打除草剂，加工中存在使用硫磺等现象；而李强不惜高成本投入，坚持人工除草、物理防控、生态种植、无硫加工等，这样的坚守让他种植的白芷得到了业界和市场的认可和回报。2021年李强建立的船山区新开村坡地白芷基地被评为遂宁市市级优秀创业示范基地。在船山区长安村建立的白芷种质繁育基地达到160余亩，可为遂宁地区提供3000余亩的优质白芷种子。

对于采珍的下一步发展，李强心里已有了规划，他想做成一个集中药材种植加工、农业机械服务、粮药轮作一体的农业企业。从目前的产业布局来讲，首先要做好主营业务，白芷的种植，从育苗、种植到初加工的过程都要好好把控，同时为解决农村劳动力不足的问题，积极提高农业机械作业，为种植户提供农机作业服务等农业代管的种植模式。

案例导学

从事中药材种植生产创业需要有扎实的技术基础和分工明确的人才团队，创业路永远不是一蹴而就的，边发展边学习边提高，更要为企业注入不断创新的灵魂，开发技术创新、模式创新，加快传统中药材产业的现代化转型。

（资料来源：四川中医药高等专科学校创新创业学院提供）

第一节　中药材产业概述

党的十九大报告指出，中国特色社会主义进入新时代，我国社会主要矛盾已经转化为人民日益增长的美好生活需要和不平衡不充分发展之间的矛盾。人民对美好生活的需要首先就是对健康生活的需要，中医药在健康养生和防病治病领域发挥着不可替代的作用。中药材是中医防病治病的物质基础，中药材质量的稳定和提升决定着中医药疗效的发挥。而随着需求层次的提升，对中药材质量和安全性提出了更高要求，中药材需求侧已经发生了巨大变化，中药材除了要满足中成药、中药饮片和中药配方颗粒等中药工业的原料需求外，更重要的是还要满足大健康产业对中药保健产品、药食同源类健康食品和其他健康养生产品的多层次需求。

一、中药材产业的概念与特点

（一）中药材产业的概念

中药材是指在中医理论指导下应用的原生药材，用于治疗疾病。根据不同的标准，中药材有多种分类方式，目前主要是根据采收原则分为植物类、动物类和矿物类。植物类又可以细分为根茎类、果实籽仁类、全草类、树皮类等。

中药材产业具有很多独特之处：①品种多，常用中药材有一千多种；②同一个品种产地分散，常用的白芷就有亳州产和四川产；③规格等级多，人参根据加工方法和大小等指标分为多种等级和规格；④历史悠久，"神农尝百草"距今已有近五千年的历史。众多特点造就了中药材产业的专业性、复杂性。

中药材产业包括中药材种业、农业（种植/养殖）和商业三个部分（图 10-1）。

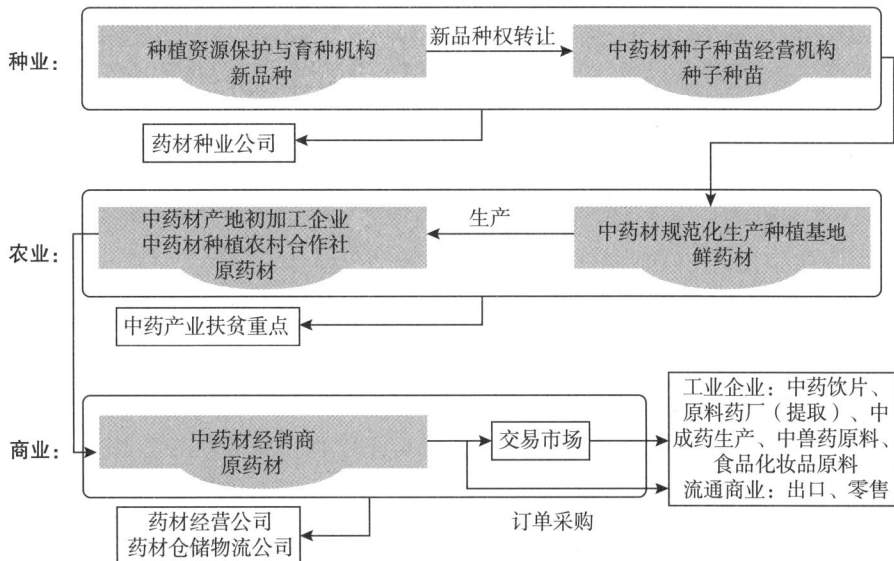

图 10-1 中药材产业的范围

（二）中药材产业发展的主要特点

1.种植热度多年未减，面积持续较快增长　目前 50 余种濒危野生中药材实现了种植养殖或替代，常用 600 种中药材中的 200 余种常用大宗中药材实现了规模化种养，第四次全国中药资源普查已汇总到 730 余种种植中药材的信息。中药材种植面积呈现大幅度增加的趋势，2019 年全国中药材种植面积达到 7475 万亩（1 亩≈667m²），各地面积差异较大，其中云南、广西分别达到 794 万亩、685 万亩，贵州、湖北、河南 3 省在 500 万～600 万亩，湖南、陕西、广东、四川、山西等 5 省在 300 万～500 万亩，河北、重庆、山东、内蒙古、甘肃、吉林、安徽、辽宁、黑龙江、海南、宁夏等 11 省在 100 万～300 万亩。根据国家中药材产业技术体系的初步汇总数据显示，2020 年全国中药材种植面积约为 8822 万亩。

不同中药材的种植面积差异较大，仅以 2019 年有统计数据的 59 种常用大宗中药材为例，其种植总面积为 2046 万亩，其中 12 种中药材突破 50 万亩，连翘居首位，达到 322 万亩，枸杞、黄芪、金银花（含山银花）、丹参等超过 100 万亩，黄芩、山楂、党参、当归、柴胡、山茱萸、苦参等超过 50 万亩。

2.优势产区各具特色，标准体系形成雏形　各地立足资源禀赋，初步形成了四大怀药、浙八味、川药、关药、秦药等道地药材优势产区。其中浙江以"浙八味"为主的道地药材种植面积达 22.3 万亩；四川的川黄连、川天麻、川芎产值均超过 10 亿元；黑龙江的刺五加、人参、关防风均超过 20 万亩，在全国的市场份额不断提高，其中刺五加占 80% 以上，关防风占 40% 以上。此外，云南建成 4 个优质道地药材十佳规范化种植（养殖）基地，三七、灯盏花产量均占全国总量的 90% 以上。甘肃近年来当归、党参、黄芪的产量分别占全国的 80%、90%、50% 以上,年产值超过 200 亿元。

随着多年的持续研发,中药材的标准体系已渐成雏形。一是牢牢抓住了国际标准制定话语权。中药材农药残留检测,中药材二氧化硫测定,人参、三七种子种苗等近 20 项 ISO 国际标准获发布,是全球传统药材标准化建设史上新的重大突破。同时为打破中药材国际贸易壁垒提供了技术支撑,如绿色和平组织曾报道 74% 的中药材农药残留超标,但是按照中药材农药残留检测 ISO 国际标准统计后,超标率仅为 1.72%。二是团体标准实现从生产到市场流通全程覆盖。中国中医科学院中药资源中心牵头组织,联合全国近百家企事业单位,立项与发布的通则及系列标准共计 800 余项,涵盖道地药材、种子种苗、生产技术、商品规格等级等,弥补了中药材系列标准缺失的空白。此外,农业农村部 2020 年立项了山茱萸等 4 项道地药材生产技术规程国家标准和 3 项(根茎类、果实和种子类、花类)道地药材生产技术规范行业标准,中药材标准体系建设进程加快。

3. 良繁体系初具规模,种业发展日渐提速 中药材优良品种选育在近 10 年有了长足进步,截至 2019 年,选育出新品种的种类从 20 世纪 90 年代的 10 种左右达到 116 种,选育出新品种共计 537 个,其中国家中药材产业技术体系"十三五"期间选育出 30 余个。中药材种子种苗繁育基地建设作为第四次全国中药资源普查的四项重点任务之一,已在 20 个省区建设了 28 个种子种苗繁育基地,子基地合计近 180 个,繁育种子种苗约 120 种,有效改善了区域内种子种苗的供应与质量。2019 年安徽霍山县等 8 个中药材制种大县被认定为第二批国家区域良种繁育基地,并被纳入"十四五"现代种业提升工程建设规划,实现了中药材国家区域良种繁育基地零的突破。

2014 年以来,人参、三七、五味子、丹参的种子种苗 ISO 国际标准,以及《中药材种子种苗质量标准》等 141 项中华中医药学会团体标准均获发布,白术等 9 项中药材种子(种苗)国家标准已提交行业主管部门审批。此外,据中国种业大数据平台统计,截至 2020 年 3 月,全国登记种类有中药材种子、具有生产经营许可证的企业为 121 家,较 2018 年增长近一倍。法制建设稳步推进,《中药材种子管理办法(草案)》已于 2020 年完成农业农村和中医药行业内的意见征求与修改完善。

4. 生态种植已成共识,增产增收优势明显 中药生态农业的概念在 2015 年被提出,"推行中药材生态种植"于 2019 年被写入《中共中央 国务院关于促进中医药传承创新发展的意见》,表明中药生态农业已成为中药农业发展的国家战略。尽管现阶段中药材生产仍以传统农业种植为主,但生态种植越来越得到重视,且发展速度很快,根据国家中药材产业技术体系相关专家对 21 个省市区的调研数据显示,中药材生态种植面积超过 500 万亩。目前超过 70 种中药材开展了林下种植、拟境栽培、野生抚育、间套轮作等生态种植模式的探索与应用。其中人参林下种植已成为东北地区人参生产的重要方向,面积超过 270 万亩,为药用和食用人参未来的差异化发展奠定了资源基础。与此同时,农田种植也开始尝试生态种植技术,如宁夏黄芪的农田生态种植模式,核心技术为"春发草库、伏耕除草、秋季精播、双膜覆盖、农机农艺结合"，示范和推广 5000 亩。

虽然中药材种类众多，种植模式和技术千差万别，但生态种植整体经济效益十分显著。通过对林下种植、间套作、轮作等 30 种中药材的生态种植模式的分析，发现生态种植较常规种植每亩年均增收 4000 余元，其中 25 种生态种植模式下的中药材平均增产17.58%，如苍术和玉米间套作较常规种植增产 45%，年均增收 4000 ～ 5000 元 / 亩，生态种植的人参、黄芪、苍术和柴胡的年均收益是常规种植的 7.65、11.96、3.12 和 1.61 倍，投入产出比平均下降 57.90%。

5. 监督检查力度增强，整体质量逐年向好　为保障人民群众的用药安全，提升中药材及饮片的质量，近年来各级药品监管部门持续增强监督检查和抽验力度，对违法违规企业和不合格产品依法查处和曝光，有效地提高并规范了市场秩序，促使生产企业质量责任主体意识越来越强。抽验结果表明，全国中药材及饮片的总体质量持续提升。2019 年不包括港澳台地区的全国 31 个省（直辖市、自治区）累计抽验中药材及饮片54188 批，合格 49188 批，平均抽验合格率为 91%，较 2018 年提高了约 3%，其中各省在 67% ～ 100% 之间，20 余省的合格率在 90% 以上。进一步比较 2013—2019 年全国年均 54861 批次的抽验数据，发现我国中药材与饮片总体合格率，从 2013 年的 64%提升到 2019 年的 91%。主要质量问题包括掺伪掺杂、染色及增重、过度硫熏、虫蛀霉变、炮制不规范、栽培变异引起的质量下降、进口药材问题等。整体看，中药材与饮片质量稳步提升、逐年向好。

6. 追溯体系多极发力，建设驶入快车道　中药材信息化追溯体系建设是实现中药材来源可查、去向可追的重要抓手，是治理中药材和饮片质量问题的有效举措。目前已经开通运行全国中药材供应保障平台、全国中药材流通追溯系统等 2 个国家级追溯平台。前者是在工业和信息化部和国家中医药管理局的统筹部署下，由中国中医科学院中药资源中心负责搭建，2019 年开通，围绕种植、加工、仓储、流通生产和指导、监测、检测、追溯服务两条主线开展服务，旨在联通全国的中药材供应保障系统，搭建集产地加工、质量检验、仓储物流、电子商务与追溯管理于一体的平台，累计服务用户 2600余名，涉及企业 494 家，基地 857 个，涵盖 239 种中药材。后者由商务部支持建设，成都中医药大学联合企业于 2009 年研发，消费者运用系统可通过互联网、药店终端信息，了解到所购买中药材生产、流通环节的情况。

省级中药材追溯系统建设阶段性成效显著。2010 年以来，商务部、财政部分批支持 18 个省（直辖市、自治区）开展中药材流通追溯体系建设试点，覆盖约 2000 家企业、1.5 万家商户，以信息技术倒逼中药材源头治理。如山西省 2018 年底完成了以"两个中心，四个地市"为框架，七个企业为试点的中药材流通追溯体系，基本完成试点企业的 12 个中药材种植基地、5 个大型仓库的信息化建设，实现了数十种道地药材饮片的信息可追溯，其中安宫牛黄丸等三种中成药的全流程可追溯属全国首创。

7. 生产组织形式优化，品牌打造初见成效　《中药材保护和发展规划（2015—2020

年）》要求"向中药材产地延伸产业链"。促使加工企业与产地的对接日趋紧密，众多上市公司纷纷以多种形式下沉产地。同时，政府加大了中药饮片质量监管力度，促使饮片生产企业为保障质量而不断增加中药材种植和初加工环节的投入。实际生产中，单纯的农户个体生产，既不利于技术推广和中药材质量的有效控制，也不利于实现产业"有序、安全、有效"的发展目标，所以家庭农场、专业合作社、种植公司正在成为中药材种植的中坚力量。2020年，仅湖北的中药材种植企业（合作社）就达到4000余家，中药材生产的纵向组织形式得到了进一步优化。

中药材品牌打造进入快车道。2019年中国中药协会启动"中国中药品牌行动计划"，发布8家中国道地药材品牌、2家中国生态绿色中药材品牌，并启动了中国中药品牌集群发展联盟。2011—2020年，道地药材地理标志产品保护增加88个，累计达到227个。各地也高度重视区域品牌建设，已发布广西"桂十味"、陕西"秦药"品种、山西"十大晋药"、江西"赣十味"和"赣食十味"、湖南"湘九味"、黑龙江"龙九味"、浙江"浙八味"和"新浙八味"、福建"福九味"，以及吉林10种优势道地药材等。

8. 成为脱贫支柱产业，脱贫增收成效显著 《中药材产业扶贫行动计划（2017—2020年）》的实施，为贫困地区全面开展中药材产业扶贫工作提供了行动指南。中药资源广布于我国的贫困地区，各地立足资源禀赋和自然条件，推动中药材种植成为农民脱贫增收的重要途径。全国有53%的贫困县具有一定的发展中药材产业的条件，截止2019年初，约有44%的贫困县开展了中药材种植，2019年贫困地区中药材种植规模达2129.82万亩，年产量1939.87万吨，年产值694.87亿元，总销售额587.58亿元，其中电子商务销售额占11.32%；共带动贫困人口221.84万人，贫困户人均增收1907.81元；注册商标（品牌）4432个，拥有中药材的绿色食品、有机农产品和农产品地理标志品牌269个。

各地区中药材产业扶贫工作取得了较好的成效。如贵州把中药材作为全省重点发展的12个特色农业产业之一，副省长担任产业发展领导小组组长，2018—2020年，年均带动12.18万户贫困户、38.40万贫困人口增收，形成了一道独特的产业扶贫"贵州风景"。山西58个贫困县均种植中药材，面积220多万亩，占全省总面积的70%，万亩以上的贫困县有44个，如平顺县带动3.5万贫困人口，人均增收4100元。甘肃58个贫困县中有21个是中药材主产县，2018—2019年，依靠中药材产业脱贫的建档立卡贫困户有5万余户、贫困人口20多万，宕昌、岷县、陇西、武都、渭源等5县区的中药材收益占农民人均纯收入的比例分别达55.6%、54.3%、35.4%、32.5%和28.7%，部分主产乡镇达70%～80%。

二、中药材产业的基本任务

中药材产业是能耗低、污染少、带动广、潜力大、附加值高、产业链长的朝阳产业。

中药材产业的基本任务包括：①开拓中药材应用领域，带动相关产业发展。中药材产业分布于广阔的农业生物生态和工业领域，横跨种植、林业、环境、植物、微生物、生态等生物系统。产品包括道地药材、生药、饮片、临床用药、食品、保健、化妆品等众多品种，成为被大量使用的重大疾病防治、医院临床用药和健康保健品。②保护中药植物资源，提高开发利用水平。③扩大中药种植规模，深化产业发展内涵。促进道地中药材规范化种植，保持和提高中药材成品质量和药效功能。④增强科技创新能力，推动中药产业现代化。通过产业发展促进中药材生产加工和高端制药配套体系日趋完善，技术水平和科技创新能力逐渐增强。

三、中药材企业的设立和管理规范

中药材企业包括中药材种业公司、中药材产地初加工企业、中药材种植农村合作社、中药材经营公司。

（一）中药材企业的设立

食品药品监督管理部门办理中药材种植和销售许可证，如果是良田改造还要到农业局备案，如果是林地改造需要林业部门审批，如果是林副产品还需要办理林木采伐许可。

1. 个体工商户　可办理个体工商户营业执照。办理依据为《个体工商户条例》《个体工商户登记管理办法》。办理时需提交的材料包括经营者签署的《个体工商户开业登记申请书》、经营者的身份证复印件（正、反面复印件）、经营场所使用证明。

2. 企业　若申办企业，因企业类型种类较多，包括一人有限责任公司、有限责任公司、个人独资企业、普通合伙企业、有限合伙企业、非公司制企业法人、农民专业合作社等，具体应提交的资料和表格根据申请人办理的企业类型各有不同，申请人需前往当地行政服务中心的工商局窗口进行办理。一般的企业营业执照办理流程如下：

（1）第一步：核准名称　时间：1～3个工作日。操作：确定公司类型、名字、注册资本、股东及出资比例后，可以去工商局现场或线上提交核名申请。结果：核名通过，失败则需重新核名。

（2）第二步 提交资料　时间：5～15个工作日。核名通过后，确认地址信息、高管信息、经营范围，在线提交预申请。在线预审通过之后，按照预约时间去工商局递交申请材料。结果：收到准予设立登记通知书。

（3）第三步：领取执照　时间：预约当天。

（二）中药材企业的管理规范

中药材企业是集管理、技术、经营三位于一体的综合性基地。随着市场经济的不断发展，中药材企业必须加强质量管理与质量控制，确保中药材产品的安全和质量，争取为广大患者提供安全与有效的药物，保障企业的正常运行，实现信誉和经济效益的同步增长。

中药材企业管理首先要系统化，要针对过程中的每一个环节做出规范化的管理。如在中药饮片的规范化管理方面，中药材种植基地实施 GAP 管理，供应渠道加强监管，落实饮片批准文号的实施，饮片加工实施 GMP 管理，经营实施 GSP 管理，加强饮片的购进、验收、储存与炮制管理等。

对于中药材企业来说，规范化管理是从中药管理的相关环节和相关主体进行简单的论述，它的意义在于规范化管理能够有助于临床用药的安全，切实保障患者的生命安全和身体健康。其次，规范化管理有利于控制药品的质量问题，谨防假冒伪劣产品对中药市场的影响。对于市场竞争来说，规范化管理有利于提高企业的竞争能力，提高企业的信誉和知名度。

第二节　中药材产业分析

中药材可以广泛地应用于医药行业，应用形式多种多样，有用药物加水煎熟后去渣留汁而成的汤剂，有研磨成粉末状的粉剂，还有丸剂、膏剂、酒剂、片剂、冲剂、注射剂等，同时中药材也可以用于药酒及保健酒行业。中药材行业产业链的上游主要是中药材种植、养殖及采集行业，下游主要是医药行业、保健品行业。

一、中药材产业现状

随着人们保健、疗养意识的提高，中药材行业开发出了许多具有保健养生功效的产品，如中药减肥、中药美容、中药化妆品、中药保健品等，需求增大给这一行业带来了商机。

（一）我国中药材产业支持政策

我国自新药改以来，大力发展中药材产业，并强调促进中医药和西医药相互补充、协调发展。在政策方面，国家出台了一系列的政策将中药材产业发扬光大。如国家药品监督管理局发布的《国家药监局关于促进中药传承创新发展的实施意见》《中药材生产质量管理规范》《关于进一步加强中药科学监管促进中药传承创新发展的若干措施》《中药注册管理专门规定》等文件，强调要加强中药质量源头管理和中药全产业链质量管理，并规定在新药研发注册时，注册申请人应当加强中药材、中药饮片的源头质量控制，开展药材资源评估，保护野生动植物资源；而《中药材生产质量管理规范》从中药材质量管理、基地选址、种植与养殖、采收与产地加工、包装、放行与储运、质量检验等多个方面对如何进行中药材生产质量管理进行了全方位规定。

（二）中药材产业基本情况

1. 资源情况　我国拥有丰富的中药材资源，具有发展壮大中药材产业的天然优势。据中国中医科学院中药研究所统计，按来源分类，中药材资源可分为药用植物、药用动物和药用矿物 3 种，分别有 11146 种、1581 种和 80 种。但总体来看，我国中药材产业发展水平并不理想，中国中医科学院中药研究所提供的数据显示，中药材仅占世界天然药物市场的 3% ～ 5%，中药材出口额不足国际中草药市场的 10%。

2. 种植情况

（1）种植面积　我国中药材种植分布呈现不均衡性，从东北至西南由少增多。近些年，中药材种植面积不断扩张，2014 年我国中药材种植面积超过 4000 万亩，2017 年达到 5045 万亩，2020 年底约为 8939 万。云南省作为中药材种植大省，种植面积连续多年稳居全国第一。

（2）产量　随着种植面积的增长，我国中药材产量也呈上升趋势，到 2018 年产量达到 436.4 万吨，同比增长 2.85%；2019 年中国中药材产量达到 450.5 万吨，同比增长 3.23%。

3. 企业分布情况　我国中药行业发展与地方中药材种植发展高度相关，从区域分布上看，在农业经济发达、中药材种植范围较大的华中、西南及华南地区，中药企业更为集中，资源更为丰富。从代表企业分布情况来看，我国中药行业产业链相关企业在广东、云南等中药经济发达地区发展迅速。

4. 市场情况　随着需求不断增长，中药材市场不断扩大。2020 年我国中药材市场成交额达到 1797.69 亿元，2021 年约为 1916.2 亿元，2022 年约为 2084.67 亿元，2023 年预计将达到 2232.89 亿元。

二、中药材产业发展趋势

近年来，在国家一系列扶持政策的驱动下，中药材的战略地位逐步凸显，中药材产业不断发展壮大，中药材市场规模扩大前景可观。

1. 道地药材发展提速，优质中药材需求持续增强　中医药在健康养生和防病治病领域发挥着不可替代的作用，道地药材是我国传统优质药材的代表，其发展日益受到重视。一是随着"健康中国"战略的深入实施，人民健康需求发生改变，中药材质量和安全性成为关注的焦点，2021 年国务院印发《关于加快中医药特色发展的若干政策措施》，提出"实施道地中药材提升工程"，是继《全国道地药材生产基地建设规划（2018—2025 年）》后又一有利政策，将使道地药材质量更优。二是受我国 2021 年底已进入深度老龄社会的影响，对老年人慢性病防控和健康促进方面的关注度日益提升，将使道地药材需求更旺。三是新冠疫情在全球蔓延，中医药成为抗击新冠疫情的主力军，表现卓越，使得道地药材更受认可。预计在今后很长一段时期，优质道地药材的需求会持续增强。

2. 市场供求错位日趋严重，供给侧改革势在必行　中药材生产的供给侧存在着发展不平衡和不充分的问题，供过于求和供需错位现象日趋严重。粮食价格的低迷和乡村振兴的发展，促使中药材种植面积呈现井喷式增长，而中药材供需又缺乏权威统一的信息发布渠道和制度，供需脱节导致跟风种植现象严重。坚持高质量发展是我国经济工作的根本要求，重规模求速度的中药材产业旧模式已不适应目前的发展形势，重质量求效益的新方向是必然选择。中药材产业高质量发展应该以需求为导向进行供给侧改革，真正实现中药材产业的"有序、安全、有效"。在助推乡村振兴的道路上，中药材产业的供给侧改革势在必行。

3. 生态种植成核心生产方式，接续助力乡村振兴　在"不向农田抢地，不与草虫为敌，不惧山高林密，不负山青水绿"的中药生态农业"四不宣言"的指导下，愈来愈多的中药材正开展生态种植模式的研究与实践，在欠发达地区应用林下种植、拟境栽培、野生抚育等生态种植模式，正在乡村振兴中发挥积极作用，更是"两山理论"的生动实践。2020 年，《国务院办公厅关于防止耕地"非粮化"稳定粮食生产的意见》发布后，在森林、草原、宜林荒山荒地荒滩、退耕还林地等区域开展林草中药材生态种植更成为中药材生产的首选模式。同时，陕西、云南、甘肃、福建等地陆续出台深化落实《中共中央 国务院关于促进中医药传承创新发展的意见》的举措，明确提出推进中药材生态种植的具体目标。国家中医药管理局在各省设立"道地药材生态种植及质量保障"项目，全国农业技术推广服务中心也要求各省组织实施中药材生态种植技术集成与示范推广。可以预见，生态种植作为中药材的核心生产方式，在乡村振兴中将大放异彩。

4. 药食同源类持续增长，"替抗"带来重大机遇　2010—2019 年，109 个"药食两用"品种（含 9 个试点品种，不含大枣和赤小豆）贡献了中药材 80.06% 的需求增长。药食同源产品多样化、时尚化，更加迎合年轻人需求，包括咖啡、甜品、饮品、燕麦稀、黑芝麻丸等新品不断。2020 年国内中药保健品主要电商平台的销售量达到 4.34 亿件，销售额 229 亿元，同比增长 94.69%，药食同源产品需求持续增加。

5. 追溯体系建设加快，"互联网 +"浪潮涌现　应用以大数据、物联网、区块链等为核心的"互联网 +"信息技术，解决产业内信息不对称的问题，为产业升级转型赋能已成为趋势。2019 年商务部等七部门联合印发《关于协同推进肉菜中药材等重要产品信息化追溯体系建设的意见》，2020 年《国家药品监督管理局关于促进中药传承创新发展的实施意见》提出"推动相关部门共同开展中药材信息化追溯体系建设"，质量追溯体系建设已成为中药材产业"互联网 +"的实践典范。同时，在供需管理、种植监测、仓储管理、质量追溯及信息分享等环节都具有广阔的发展空间。中药资源动态监测网、中药材天地网等一批网络平台正积极探索种植技术、供需信息等信息发布的新模式和新途径，已取得了显著成效。

第三节　中药材产业创业指导

在开展中药材企业创业前，首先要了解中药材产品的分类、中药材产品策略制定的原则及中药材产品营销的渠道。要分析重点投资领域和注意事项，关注中药材行业的发展趋势，以实现企业的可持续发展。

一、中药材产业产品策略分析

（一）中药材产业产品的分类

中药材种植、养殖、收集后，进入中药材流通市场，随后进入中药材行业中游市场，即中药加工，包括中药配方颗粒、中药饮片加工、中成药制造等。中药饮片和中成药生产是中药产业的核心，二者的生产会带动上游产业的发展。

1. 中药饮片　是指在中医药理论指导下，对"中药材"进行特殊加工炮制后的制成品。中药饮片可以直接作为药剂配方服用或直接服用，或进一步加工为中成药产品。中药饮片种类繁多，主要通过中药饮片的创新性、功效、来源和毒性四个方面进行分类。

（1）创新性　传统中药饮片，如芍花堂等；中药配方颗粒，如天江药业、红日药业等；超微中药饮片，如中智药业等。

（2）功效　解表类、清热类、泻下类等。

（3）来源　植物类饮片、动物类饮片、矿物类饮片。

（4）毒性　普通饮片，如党参、金银花、白术、芍药等；毒性饮片，如黑附子、马钱子、川乌、半夏等 28 味。

2. 中药配方颗粒　国家统计局数据显示，2006—2016 年，中国中药配方颗粒市场销售额占饮片市场销售额的比重由 1.2% 增加至 6.0%，且仍有上升趋势。中药配方颗粒日益成为中药饮片加工行业应用广泛的产品。

3. 中成药　国家统计局数据显示，2000—2017 年，中成药产量一路上涨。在 2015 年 1 月、2012 年 4 月和 2017 年 12 月中成药产量出现三次峰值，分别达到 34.24 万吨、38.8 万吨和 36.4 万吨。2017 年以后，随着国家医改政策的推行，中成药消费需求趋于合理，中成药产量开始回落，但仍处于一个比较高的产量水平。

4. 中药保健品　2018 年中国保健品行业的零售总额为 2473 亿元，其中，中草药保健品行业零售额 890.2 亿元（占比 36%），仅次于膳食营养补充剂（占比 58%）。随着"健康中国"的推进，我国广大居民在收入水平和消费能力提升的前提下，养生保健的意识明显增强，进而推动整个保健品市场需求增加。在此背景下，中药保健品凭借其中医理念特色，取得了快速发展，市场规模不断扩大。

（二）中药材产业产品策略制定的原则

1. 整体中药产品的概念　整体中药产品是指能够提供给市场被人们使用和消费并满足人们预防、治疗疾病需要的中药产品，它不仅包括中药产品的实体，而且还包括为消费者提供的便利服务。产品＝实体＋服务。

2. 整体产品的层次　①潜在产品——指示可能的发展前景；②延伸产品——销售服务于保障；③期望产品——对属性与条件的期望；④形式产品——包装、特色式样、商标、品质；⑤核心产品——基本效用或利益。

3. 中药材产业产品策略制定的原则　①"以需定产"的原则；②提高经济效益为中心；③坚持技术进步；④发挥企业优势，扬长避短。

（三）中药材产业产品策略的构成

1. 中药材产品经营策略　是指企业对其产品经营发展方向进行的决策。通常包括以下几种类型：①产品抢先型经营策略；②产品紧跟型经营策略；③产品最低成本型经营策略；④产品市场服务型经营策略。

2. 中药材产品组合策略　就是企业根据市场需求、竞争形势和企业自身能力，对产品组合的宽度、长度、深度和关联性方面做出的决策。产品组合形式包括扩张性产品组合、有限性产品组合、加深性产品组合、专业性产品组合、多种经营性产品组合、差异性产品组合及特殊性产品组合。

二、中药材产品营销渠道分析

产品是通过分销渠道到达最终消费者的，畅通的销售渠道可以保证产品顺利进入市场；反之，渠道障碍会影响企业市场运作。对众多企业和行业渠道研究表明，"销售渠道瓶颈"问题是制约企业发展的普遍问题。因此，在新产品上市前的调查中，必须对该类产品的渠道类型、渠道成员组成、渠道特征等方面进行充分的研究，调查研究的结果对建立自己的渠道选择和管理具有重要的指导意义。

影响销售的因素包括产品的生命周期、技术因素、价格和质量。产品的生命周期为投入期、成长期、成熟期和衰退期。处于不同时期的产品，销量不同，表现出的竞争力自然也不同，有时候一种产品在某些方面可以替代另一种产品，形成间接的竞争。它们在功能上有所重叠，当更先进的产品出现时，会削减老产品的销量，原有的产品在一定程度上也会影响新产品的推广。价格的高低会影响销量的大小。一般来讲，在其他因素相同的条件下，价格低者竞争力强。低价可以引来消费者，质高则会留住消费者，促进其再次购买。从产品竞争力的角度，原材料的质量、生产的条件、评价的标准等因素都会引起产品质量的变化。

三、中药材产业重点投资区域与产品分析

(一) 重点投资领域

1. 产业发展将愈加规范化　随着 GMP、GSP、GAP 等的实施，中药产业的规范化程度较以往已有大幅度提高，行业内"多、小、散、乱"的局面已有显著改善。可以预见，今后中药产业的发展将愈加规范化，包括中药材种植、中药饮片炮制、中药商业等各个环节。

2. 企业更注重品牌的发展　企业形象是企业经营理念、企业诚信度等在产业上的综合反映。集中技术、人才、资金发展有特色的大品种，已成为一批领军型企业中长期发展的战略重点。目前，销售额超亿元的中成药品种数已大大增加，如银杏叶制剂、乌鸡制剂、生脉制剂、丹参制剂及三七皂苷制剂等。已有一批企业的商标被誉为省内"著名商标"和国内"驰名商标"。

3. 各方资金加快向中药行业倾斜　中药是我国医药行业的重点发展领域之一。政府对中药行业的发展导向和相应的扶持政策，提高了投资者对中药产业的利润预期，提高了产业吸引力。国内一些行业的投资界普遍看好中药产业，金融、证券业纷纷抢滩中药高技术项目，一些大企业的风险基金甚至也开始投资于此。上海家化、复星实业和绿谷集团先后在中药行业大举投资。清华紫光、青岛海尔等企业开始向中药领域扩展。石家庄制药集团、深圳海王药业等许多化学制药厂商也开始投资和开发中医药。据此，有理由相信资本对中药行业的关注必将为产业发展提供基本的资金支持和良好的经济环境，活跃的投资行为也将为中药产业长期发展提供不竭的动力。

(二) 中药材行业发展趋势

1. 中医药文化基础不断加深　随着人民生活水平逐步提高、人口老龄化加剧及医疗保障体制不断完善，百姓对中医药认知度在逐渐提高，对药物及养生保健品的需求量日益扩大。在我国政策鼓励、市场需求、经济带动等因素的影响下，中药材行业将继续有着较好的上层环境，中医药文化基础也将不断加深。

2. 生产、流通端资源优化日益加快　中药材盲目种植、不规范种植造成的农残超标、中药材掺伪使假、加工贮藏不当造成的质量下降仍然束缚着中药材生产发展的前进步伐，作为民生问题时常被社会关注，见诸报端。《中医药法》和新版《药典》颁布实施以后，市场监管从严，将不断倒逼中药材生产端和流通端进行升级，这一过程将加快两端的资源优化程度。

3. 道地与非道地区域的差别发展及溯源建设加速　2018 年 12 月，农业农村部、药监局、中医药局三部委联合下发《全国道地药材生产基地建设规划（2018—2025 年）》。"道地药材规划"的提出，将使得道地区域的品种优势更强，核心道地产区优质药材将

会与非道地产区药材拉开价格。在未来，非道地区域的引种品种，在市场竞争上会落后于道地区域生产的品种。

与此同时，在各地多部门的推进下，重要品种追溯体系建设项目纷纷驶上快车道，我国中药材流通追溯体系将继续推进和完善。

4. 中药材产业的供给侧改革势在必行 在党的十九大报告中深入阐释了深化供给侧结构性改革的决心，要把提高供给体系的质量作为主攻方向。在中药材产业领域，因为之前多年的盲目扩张发展，中药材产业内的供给侧改革同样也是势在必行。在中药材领域，去库存、降成本和优化产能的任务依然艰巨，中药材产业的发展将由重规模求速度的旧模式，转变为重质量求效益的新方向。

5. "互联网＋中药材"等新技术助推传统体系革新 中药材质量参差不齐，产业链上游的中药材原料流通环节过多，药材难以溯源，各地的种植不规范、重金属污染残留、药效不稳定等顽疾依旧部分存在。在未来，中药材标准化种植体系和产业链溯源体系还有着广阔的发展空间。"互联网＋中药材"通过电商环节的精准引导，不仅能够减少中间环节，还能形成数字化管理体系。利用"互联网＋中药材"的创新模式，通过规范种植、道地药材溯源、供需信息撮合、金融辅助等手段，随着新工具、新技术的不断迭代发展，中药材行业体系还将得到更高程度的革新。

四、中药材产业投资注意事项与建议

近年来，中药材产业发展势头强劲，中药材需求量和需求层次持续增长，但综合来看，持续健康发展仍面临着诸多挑战。中药材产业发展的水平和人民群众对优质中药材原料日益增长的需求相比还存在着发展不平衡和不充分问题，主要表现为产业规模增长与产业管理机制发展不平衡，优良品种和先进种植加工技术推广应用不充分。

中药材产业持续健康发展面临的挑战主要包括：

1. 中药材生产总体布局有待加强。各地盲目引种中药材，导致中药材质量参差不齐，中药道地性降低。

2. 中药材种子种苗生产、经营和流通缺乏有效管理，源头生产上种源混杂、质量参差不齐、良种覆盖率低下。

3. 缺乏科学种植模式及提质增效生产技术，生产过程中过分追求产量的现象比较突出。中药材种植和加工过程中化肥、农药、生长调节剂、农膜、硫磺等农业投入品日趋增多，并缺乏科学有效管理，导致中药材农残、重金属、激素等外源污染物超标问题日益突出。

4. 中药材生产基础条件差，现代农业技术装备和设施缺乏，田间生产、采收和产地初加工环节的机械化严重滞后。

5. 中药材生产组织模式有待优化，一家一户的小农经济依然是中药材生产的主体，这导致中药材质量和安全管理困难重重，同时还严重制约了中药农业产业升级，急需形成适合现代土地管理政策及运营模式的新型中药材生产模式。

6. 全国中药材市场需求量和中药材生产量、库存量缺乏权威的信息统计数据，盲目引种、扩充产区、跟风种植导致部分中药材产能过剩，中药材价格波动较大，缺乏大数据支撑下的宏观规划、合理布局和有效调控。

7. 中药材产业链不完整，产地加工条件落后、加工技术粗放、精深加工不够，产品产业链短，资源综合利用不足，产品附加值低下。

8. 中药材生产企业品牌意识差，多数中药材包装简单低劣，既没有标签更无商标，影响了中药材的商品质量及信誉，制约了中药材优质优价机制的形成。

9. 科研基础薄弱，产业科技支撑不够，专业技术人才匮乏，中药农业推广体系和技术服务能力有待加强。

10. 中药材管理制度不健全，虽然《中医药法》与《中华人民共和国种子法》等中医药及中药农业相关的大法已颁布，但相关法律还有待进一步落实，道地药材认证管理、中药材品种登记及生产经营管理等一些具体的操作办法仍有待落地。

全面提升中药材品质已成为促进中药产业发展的关键所在。无公害栽培是保障中药材产业健康发展的必然方向。中药材品质升级涉及种植养殖、采集、贮存和初加工、流通等多个环节，推动产业实现无公害，科技将发挥重要作用。

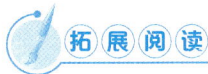

拓展阅读

中药材行业市场风险分析

一是政策的不确定性。中药属于整体医药的一个环节，因此受到整体医药政策的影响。政策和市场不确定性都可能导致收入和利润增长低于预期。

二是原材料供应波动的不确定性。中药生产一直依赖中药材原料，而原材料大部分属于自然动植物，其在种植或者养殖中极易受到天气、自然灾害等诸多因素的影响，因此中药原料价格上涨可能存在波动性。

三是市场竞争程度的不确定性。市场化竞争下产品竞争力会随着替代品的加入而下降，从而导致中药市场增长不及预期的风险。

四是疫情进展的不确定性。国内疫情反复可能会导致行业正常运行受到影响，从而带来公司经营层面波动，可能导致收入和利润增长低于预期。

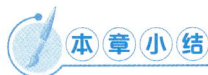

本章小结

要加强中药材产业发展，一是要加强中药材产业的科研和技术支撑，二是要加大力度培育中药材企业，三是要强化中药材技术人才培训。在开展中药材企业创业前，首先要了解中药材产品的分类、中药材产业产品策略制定的原则、中药材产品营销的渠道及投资的重点领域。要实现中药材企业的可持续发展，要关注中药材行业的发展趋势。中药材产业投资，首先需注意中药材生产总体布局，中药材种子种苗生产、经营和流通，科学种植模式及提质增效生产技术；其次要注意从用户人群、产品定位、解决痛点等方面深入剖析。

课后思考练习

    1.中药材产业的基本任务是什么？

    2.中药材产业目前发展现状怎样？

    3.中药材产业中有哪些具有市场前景的项目产品？

第十一章　中医药养老产业创业指导

内容提要

本章主要介绍中医药养老产业的概论和基本任务；分析养老产业的发展现状、产业规模、未来前景；为中医药产业的创业提供产品、营销、投资区域选择的指导，以及投资注意事项与建议等相关知识。

学习目标

1. **知识目标**　了解中医药养老产业的发展现状、创业内容、未来前景。
2. **能力目标**　培养对中医药养老产业的行业认知能力。
3. **思政目标**　引导大学生树立尊老、爱老、孝老、敬老和助老的理念。

案例引导

大学生勇闯中医养老产业创业之路

2020年1月，一家以艾草全产业链结合科技智能艾灸设备为核心的科技公司正式成立，这是一家集健康生命养护中心、康养职业教育、川艾产业推广于一体的多元化大健康产业公司，是根据人体体质与慢病调理理论而成立的科技智能的中医气血养生连锁品牌企业。公司自成立以来发展迅速，业务不断壮大，目前旗下有乾灸堂、乾和校园及川艾农场三大业务板块。目前以川艾产品为主导，是一个引领健康生活方式的平台。

公司创始人是四川中医药高等专科学校2017级老年服务与管理专业毕业生夏清。在2020年全国疫情防控期间，他在潜心修学、苦心钻研古典医书《马氏温灸》及古方医案、灸透腧穴原理的基础上，申请了一种艾条用中药组方压板卷纸及其制备方法，以及与其配套的"艾灸罐"两项发明专利，极大地提高了艾灸的功效，并以此作为公司品牌核心技术。同时，迭代升级市面上的常用艾灸仪器，降低了传统仪器需要人工点火所潜藏的火灾隐患，受到了市场的广泛好评。

乾灸堂生命养护中心项目首家品牌店于2021年4月开始运营，目前全国市场体验店已达十家，品牌立足绵阳，辐射全川，通过居家上门服务为老年人进行艾灸调理、慢病管理等，荣获国家政府相关部门授予的"科技型中小企业"荣誉，创始人夏清的"体质艾条"项目也获得了四川省首届中医药职业教育创新创业大赛冠军。

案例引导

养老行业迎来了快速发展的时期，越来越多的大学生开始投身于养老事业当中。在从事养老产业创业的过程中，创业者应不断地加强科技、技能、服务能力的创新，推动传统养老行业的科学技术发展，致力于养老新服务模式的落地转型。

（资料来源：四川中医药高等专科学校创新创业学院提供）

第一节　中医药养老产业概述

随着我国老龄社会的提前到来，中国老龄健康事业得到党和国家的高度重视。2016年，中国实施《"健康中国2030"规划纲要》。2017年，党的十九大提出实施健康中国战略，倡议积极应对人口老龄化，构建养老、孝老、敬老政策体系和社会环境，推进医养结合，加快老龄事业和产业发展，将健康行动提升到前所未有的战略高度。2019年，中国发布《健康中国行动（2019—2030年）》，健康行动正在不断追赶人口老龄化的演变步伐。2021年底，国务院印发《"十四五"国家老龄事业发展和养老服务体系规划》，明确提出要发挥中医药在老年病、慢性病防治等方面的优势和作用，发展老年医疗、康复护理和安宁疗护服务，积极开展社区和居家中医药健康服务；推动全社会积极应对人口老龄化格局初步形成，老年人获得感、幸福感、安全感显著提升。

一、中医药养老产业的概念与特点

（一）中医药养老产业的概念

中医药养老产业是指依托我国养老模式（如社区居家养老、养老机构或医疗机构），结合养老产业，突出中医药特色和优势，运用中医药理念、方法和技术，为老年人提供连续的托老养老、保养身心、预防疾病、改善体质、诊疗疾病，最终建立中医药康养事业与养老产业协同发展的实体中医药养老产业。

（二）中医药养老产业的特点

1. 中医药在养老中"医"的特点　肿瘤、高血压、糖尿病、心脑血管病、慢性阻塞性肺疾病、老年痴呆等都是老年人高发的慢性病。中医药在治疗老年病方面有独特的优势。一方面，老年人常表现出气血阴阳失调、脏腑功能渐趋衰退的生理特点和起病隐匿缓慢、多病丛生、久病入络、虚实夹杂、病证多变的病理特点。中医根据症状、体征、舌象、脉象等辨证论治，立法处方，综合调理，既能够从整体上调节脏腑功能，又能够因人因地因时个体化治疗，达到有效平衡阴阳、调补气血、增补正气、延缓衰老的效果；另一方面，中医药治疗手段灵活多样，通过中药内服、外用，以及针灸、推拿、刮痧、养生功法等多种方法并用，更能达到缓解病情、消除病证、康复保健的目的。

2. 中医药在养老中"养"的特点　人到老年，机体各项功能开始出现自然减退，疾病、伤残也相伴而来，老年人在医疗保健方面的需求急剧增长。养生是中医特有的优势，早在《黄帝内经》中就已经确定老人年龄的分期，对衰老的原因、表现和规律及养生、延缓衰老的方法有较详细的描述，经过几千年的传承和发展，逐渐形成了较为完整的中医养生理论体系和系统的养生方法，如天人相应、顺应四时，动静结合、形神一体，谨养正气、慎避邪气，三因制宜、审因施养，悦情养性、调畅情志等养生原则和四时养生、五脏养生、饮食养生、运动养生、体质养生、药物和针灸养生、按摩养生等养生方法，涉及形体锻炼、饮食起居、情志调节等多方面，对提高老年人的生活质量、延缓衰老、益寿延年具有不可替代的作用。

3. 中医药在养老中"防"的特点　老年人疾病病种多、病情复杂、患病率较高，对老年人健康养老的晚年生活具有较大影响。中医药通过中药内服、熏蒸、外用及药膳膏方等药物疗法，以及饮食、运动、针灸等非药物疗法，能够调节经络气血，增强老年人体质，明显改善老年人体征，对老年病的预防具有重要作用。在中医"治未病"思想的指导下，通过调和阴阳、调畅情志、食疗养生、运动养生等，全方位综合调治，做到"未老先防""未老先养"，更好地满足老年人预防疾病、追求健康的养老需求。

二、中医药养老产业的基本任务

（一）中医药养老产业的基本任务

中医药健康养老产业，是运用中医药（民族医药）理念、方法和技术，为老年人提供连续的保养身心、预防疾病、改善体质、诊疗疾病、增进健康的中医药健康管理服务和医疗服务，包括非医疗机构和医疗机构提供的相关服务，是医养结合的重要内容。发展中医药健康养老服务，是应对人口老龄化、加快推进健康中国建设、全方位全周期保障人民健康的重要举措，对于满足老年人养生保健和看病就医等健康需求，提高生命生活质量，释放养老消费潜力，对于稳增长、促改革、调结构、惠民生和全面建成小康社会，具有重要的意义。打造中医药与养老服务相结合的服务模式，将中医药服务延伸至养老服务，着力推动中医药振兴发展，使得中医药与养老服务相互补充、协调发展，努力实现中医药健康养老产业的创造性转化、创新性发展，释放中医药健康养老的消费潜力，满足老年人中医药健康养老服务需求。

（二）中医药养老产业的重点任务

1. 加快中医药健康养老服务提供机构建设。鼓励社会力量举办以老年人为主要服务对象的养生保健机构，为老年人提供中医健康状态辨识与评估、咨询指导、健康管理等服务，使用按摩、刮痧、拔罐、艾灸、熏洗等中医技术及以中医理论为指导的其他养生保健方法及产品进行健康干预。促进经营规范、服务优质、特色鲜明的中医养生保健机构发展，培育一批技术成熟、信誉良好的知名中医养生保健集团或连锁机构。

2. 加强中医医院基本条件和能力建设，积极探索融医疗、养生、保健、康复于一体的全链条的医院发展模式。二级以上中医医院普遍设置治未病科室，拓展中医药服务领域，开展老年人亚健康与慢性病风险评估及生活方式、危险因素、干预技术与方法研究；积极开设老年病科，增加老年病床数量，开设老年人就诊绿色通道，提升老年人常见病、多发病和慢性病诊疗能力。

3. 社区卫生服务中心和乡镇卫生院设置中医药综合服务区（中医馆、国医堂），推广中医药适宜技术，开展中医健康干预服务，提供中医药健康养老服务。

4. 加强康复、护理、疗养等其他医疗机构中医药科室建设，推广使用中医药综合治疗。鼓励有条件的养老机构申请开办中医养生保健机构，以及以老年病和保健、康复、照护为主的中医医院、中医门诊部、中医诊所。

三、中医药养老企业的设立和管理规范

（一）创建单位为医疗机构的应符合以下基本标准

1. 原则上为二级以上中医（含中西医结合）医院。确有中医药服务特色的综合医院、社区卫生服务中心、乡镇卫生院、康复医院、护理院等其他医疗机构也可纳入创建范围。至少设有老年医学（病）科、中医治未病科、中医康复科等科室，近两年年均病床使用率70%以上，患者满意度90%以上。

2. 至少托管、举办一家养老机构，在民政部门进行养老机构登记备案，养老床位80张以上，近两年养老床位年均入住率60%以上，入住老人满意率90%以上。

3. 托管或举办的养老机构服务设施设备、服务人员、服务项目、服务质量等符合相应养老机构行业管理要求；安全、应急等各项管理服务制度完善并得到有效落实。

4. 能够提供老年人常见病、多发病的中西医诊疗及定期巡诊、危重症转诊、急诊救护等服务，制定推广部分老年人常见病、多发病和急危重症中医诊疗规范和临床路径；能够为养老机构和老年人开通就诊绿色通道，为老年人提供医疗巡诊、健康管理、保健咨询、预约就诊、急诊急救、养生保健等服务。

5. 将托管或举办的养老机构纳入本机构医疗质量控制体系，实行统一管理；有专门的临床科室和医疗团队负责养老机构的医疗服务及健康管理相关工作。

6. 开展老年人中医药健康管理服务。为养老机构和老年人提供多样化、多层次的中医药健康养老服务包；建立老年人中医药健康管理档案，能够为老年人家庭提供中医药契约服务管理，开展上门诊视、健康查体、保健咨询等；能够为老年人提供中医药康复疗养、护理、保健、养生、健康管理、健康监测和临终关怀等服务。

7. 开展中医药健康养老知识和技能培训。有规范的专业人员培训制度，能够开展对内和对外的医务人员中医药健康养老知识和技能培训；能够对社区和/或乡村医疗卫生机构医务人员培训中医药健康养老知识和技能，对老年护理家政人员开展家政与护理相结合的人才技术职业培训，培训中医药适宜技术；能够为老年人提供中医药养生保健知识和居家中医药适宜技术的培训和教育。面向养老机构定期开展中医药文化、养生知识宣传培训，普及中医药养生保健功法。

8. 指导养老机构和社区、基层中医医疗卫生机构开展中医药健康养老服务。能够指导和帮助养老机构开展中医药健康养老服务，提供中医养生保健和医疗救治技术支撑和业务支撑，或指导社区和乡村医疗卫生机构开展中医药健康养老服务，建立双向转诊制度。

9. 中医药文化氛围浓厚，中医养生保健知识宣传内容丰富、形式多样。

10. 养老服务与医疗服务互相转换的标准清晰、流程科学、责任明确。

11. 未发生过套取医保资金、超范围执业等行业不良执业行为。

（二）创建单位为养老机构的应符合以下基本标准

1. 三星级及以上养老机构，养老床位 100 张以上，入住率 60% 以上，入住老年人满意率 90% 以上。

2. 养老服务设施设备、服务人员配置、服务项目、服务质量等符合相应养老机构行业管理要求；安全、应急等各项管理服务制度完善，并得到有效落实。

3. 内设医疗机构取得《医疗机构执业许可证》或在卫生健康行政部门进行备案，具备与养老机构规模相适应的医疗、急救、应急处置能力。

4. 至少与 1 家二级及以上中医医院建立协议合作关系，协作医疗机构为养老机构开通预约就诊绿色通道，为入住老年人提供医疗巡诊、健康管理、保健咨询、预约就诊、急诊急救、养生保健等服务，方便入住老年人就医。

5. 内设医疗机构配备中医（含中西医结合）执业医师不少于 3 名；配备中医诊疗康复等基本设施设备；能够开展中医体质辨识、诊断治疗、康复护理、养生保健等服务项目；能够按照中医技术操作规范开展中医药适宜技术方法应用；能够以中医理论为指导，为老年人提供药膳、针灸、拔罐等多样化调养；能够为老年人提供中医药健康知识咨询，引导健康生活。

6. 开展中医药健康养生保健知识宣传。中医药文化氛围浓厚，能够为入住老人及养老机构周边老人提供中医养生保健知识教育及宣传，普及中医传统功法，内容丰富、形式多样。

7. 养老服务与医疗服务互相转换的标准清晰、流程科学、责任明确。

8. 未发生过套取医保资金、超范围执业等行业不良执业行为。

(三) 创建单位为非医疗及养老行业

在《中医药健康服务发展规划（2015 — 2020 年）》这一国家级规划的基础上，相关的政策方向也随之调整。凡是法律法规没有明令禁入的中医药健康服务领域，都可以向社会资本开放，并不断扩大开放领域：凡是对本地资本开放的中医药健康服务领域，都可以向外地资本开放。

1. 在用地保障方面　国务院要求各地依据土地利用总体规划和城乡规划，支持利用以划拨方式取得的存量房产和原有土地兴办中医药健康服务机构，对连续经营 1 年以上、符合划拨用地目录的中医药健康服务项目，可根据规定划拨土地办理用地手续：对不符合划拨用地条件的，可采取协议出让方式办理用地手续。

2. 在投融资方面　国务院要求政府引导、推动设立由金融和产业资本共同筹资的健康产业投资基金，统筹支持中医药健康服务项目。拓宽中医药健康服务机构及相关产业发展融资渠道，鼓励社会资本投资和运营中医药健康服务项目，新增项目优先考虑社会资本。鼓励中医药企业通过在银行间市场交易商协会注册发行非金融企业债务融资工具融资。积极支持符合条件的中医药健康服务企业上市融资和发行债券。扶持发展中医药健康服务创业投资企业，规范发展股权投资企业。加大对中医药服务贸易的外汇管理支持力度，促进海关通关便利化。鼓励各类创业投资机构和融资担保机构对中医药养老产业领域创新型新业态、小微企业开展业务。

4. 在财税价格政策上　符合条件、提供基本医疗卫生服务的非公立中医医疗机构承担公共卫生服务任务，可以按规定获得财政补助，其专科建设、设备购置、人员培训可由同级政府给予支持。企业、个人通过公益性社会团体或县级以上人民政府及其部门向非营利性中医医疗机构的捐赠，按照税法及相关税收政策的规定在税前扣除。完善中医药价格形成机制，非公立中医医疗机构医疗服务价格实行市场调节价。

第二节　中医药养老产业分析

国家高度重视中医药养老产业，近年来发布了一系列促进健康养老发展的政策，大力鼓励中医药健康养老。2013 年，国务院发布《关于加快发展养老服务业的若干意见》和《关于促进健康服务业发展的若干意见》，提出要建成以居家为基础、社区为依托、机构为支撑的养老服务体系，推进医疗机构与养老机构合作。2017 年 3 月，国家中医药管理局发布《关于促进中医药健康养老服务发展的实施意见》，提出要加快中医药健康养老服务提供机构建设，建立健全中医医院与养老机构合作机制，增强社区中医药健康养老服务能力，培养中医药健康养老服务人才，发展中医药健康养老服务产业，规范中医药健康养老服务。各级地方政府纷纷设立中医药健康养老机构，组织开展中医药与养老结合试点工作，积极推进中医药健康养老发展进程，探索中医药健康养老新模式。在政策支持下，各地中医药健康养老服务不断升级，口碑赞誉不断提升。

一、中医药养老产业发展现状

随着老龄化社会的到来，养老问题越来越为大众所关注。医养结合养老模式成为解决养老问题的主流模式，各级政府相继出台政策鼓励中医医院与养老机构合作，让中医药惠及更多的老年人。中医药健康养老产业已开启，服务品牌逐步形成，各级地方政府大力推进中医药健康养老服务，纷纷设立中医药健康养老产业，并逐步形成品牌效应。

中医药加入医养结合工作，推动了中医药健康养老产业发展进程，但目前还存在以下问题：

1. 养老补贴政策不容乐观　各省市的养老补贴政策，大致分为两种情况：一是针对养老服务中心、养老机构、养老院等单位；另一是针对低保老人、高龄老人、失能老人等个人。但各类补贴在满足老年人需求、减轻老年人负担及提升养老服务质量等方面存在一定的局限性，老年人福利改善程度较小。部分省市补贴金额相对于当前物价水平、家庭收入、养老成本、护理费用等差距明显。尤其对有老年人重度失能或入住养老院的家庭，养老补贴难以有效缓解其经济负担，从一定程度上限制了中医药健康养老服务的发展。

2. 配套政策不完善，落实不到位　当前，养老机构的管理还缺乏明确的机构界别，在审批办理上存在着属于"医疗机构"还是"非医疗机构"之争，在监管上还存在着"缺位"和"越位"并存的现象。国家相关的配套政策不完善，导致中医医院在参与中医药健康养老及提供养生服务等方面没有相关的政策指引，从而在实践操作中缺乏具体细化措施，进而导致一些有能力的医疗机构不愿或不敢从事中医药健康养老服务。

3. 中医药养老专业人才缺乏　据民政部相关数据统计，就我国现有的养老市场而言，所需的养老服务人员数量约 1000 万人，全国老年福利机构职工现约有 22 万人，取得养老护理职业资格的仅 2 万多人。而拥有中医药专业知识背景的服务人员则更为缺乏，从事养老产业相关人员，大多也没有中医药相关背景。目前，中医药人才和养老人才的匮乏严重制约了中医药健康养老产业的发展。

二、中医药养老产业未来发展分析

（一）探索中医养老试点

从国家规划来看，国务院鼓励新建以中医药健康养老为主的护理院、疗养院。有条件的养老机构设置以老年病、慢性病防治为主的中医诊室。推动中医医院与老年护理院、康复疗养机构等开展合作，尤为重要的是，未来一段时间内，全国范围内还将积极探索开展中医药与养老服务结合试点。

具体来讲，开展中医药与养老服务结合试点，探索形成中医药与养老服务结合的主要模式和内容。包括：发展中医药健康养老新机构，以改建转型和社会资本投入新建为主，设立以中医药健康养老为主的护理院、疗养院；探索中医医院与养老机构合作新模式，延伸提供社区和居家中医药健康养老服务；创新老年人中医特色健康管理，研究开发多元化多层次的中医药健康管理服务包，发展养老服务新业态；培育中医药健康养老型人才，依托院校、中医医疗预防保健机构建立中医药健康养老服务实训基地，加强老年家政护理人员中医药相关技能培训。

此外，国务院还提出推进中医药服务贸易，吸引境外来华消费，推动中医药健康服务"走出去"。为吸引境外来华消费，国务院鼓励有条件的非公立中医医院成立国际医疗部或外宾服务部，鼓励社会资本提供多样化服务模式，为境外消贵者提供高端中医医疗保健服务。同时，扶持优秀中医药企业和医疗机构到境外开办中医医院、连锁诊所等中医药服务机构，建立和完善境外营销网络，培育一批国际市场开拓能力强的中医药服务企业或企业集团。鼓励中医药院校赴境外办学，鼓励援外项目与中医药健康服务相结合。

（二）在养老体系中融入中医药特色

在数千年的历史发展中，中医药为中华民族的繁衍昌盛和保健事业作出了巨大贡献。在老年人的健康维护方面，近年来中医的老年病学、康复学、治未病学、养生学，以及西医预防医学、体育健身学等中西学科，都有很多新的研究成果。

为了充分发挥中医药在养老服务中的作用，在养老体系中融入中医药特色，可采取以下措施：

1.在养老服务中，改变重"医"轻"养"的观念，充分利用各种媒体和自媒体平台，发挥中医药文化在健康教育中的独特作用，增强老年人健康素养，提倡并引领健康的生活方式。

2.提高对"治未病"的认识，普及"治未病"常识。普及老年人常见慢性病的保健防治方案，改善老年人亚健康状态。家庭医生或社区医疗卫生服务中心可定期组织宣讲老年常见慢性病的保健防治知识。家庭医生也可组织自己的部分签约人在社区内定时开展太极拳、五禽戏等养生功法的练习，并鼓励其中的热心者在邻里间组织推广，扩大传播途径，形成良好氛围。

3.大力开展中医药适宜技术的推广。许多传统的中医药技术，如穴位按摩、敷贴、刺络拔罐、中药熏蒸、足浴、食疗药膳等，具有"简、便、廉、验"的特点和优势，受众容易接受并且有很强的参与感。

4.普及保健养生功法。五禽戏、易筋经、八段锦、太极拳、六字诀、调息静坐等是历史悠久且简单易行的养生功法，可积极组织老年人参与练习，不但可以养生保健，更能够增加社交参与，对于精神情志的调养好处多多。医学研究表明，良好稳定的情绪可以减少很多疾病的发生。

总之，在养老体系中融入中医药特色，可以在不改变老年人基本生活方式的基础上，丰富养老内容、提高养老质量、增强受众的参与感和获得感，起到少花钱多办事的效果。

（三）中医药养老是医养结合的发展趋势

在老龄化发展及慢性病高发的背景下，面对传统家庭照料功能减弱、养老资源失衡等问题，解决老年人的养老与医疗问题，构建科学的社会养老服务模式，已是当下养老服务体系构建和医药卫生体制改革需要面临的重要议题。

医养结合作为老龄化健康管理的模式，其优势在于整合养老和医疗两方面的资源，提供持续性的老人照顾服务，以整合照料、联合运行、支撑辐射为医养结合基本模式，构建医疗、护理、康复、保健、生活照料、临终关怀等一体化服务政策体系，有效而实用。医养结合已成为我国养老产业的重要选择。

中医药是健康养老的重要组成部分之一。面对老龄化不断加快的趋势，中医药所具备的医疗、预防、保健等全方位价值不仅与医养结合的内涵相吻合，其具有的"简、便、廉、验"特点，以及所蕴含的哲学智慧、健康理念及其实践经验，可丰富医养结合的服务内容，完善医养结合体系。

第三节　中医药养老产业创业指导

养老产业按需求属性的不同，可以分为医疗保健业、日常生活用品业、家政服务业、房地产业、保险业、金融业、娱乐文化产业、旅游业、咨询服务业、其他特殊产业等 10 个细分产业。在我国老年人口数量不断增加，养老压力持续增大的背景下，探索建立自然、绿色，低成本、可持续，更加符合老年人身体、生理特点和符合我国养老发展规律的中医药健康养老体系，是未来我国养老产业发展的重要任务。

一、中医药养老产业产品策略分析

中医药产品和中国传统文化，为老年人提供自主健康和互助健康的理论指导和服务保障，并引导其积极参与健康事业发展，适应社会变化、体现自我价值和融入社会环境，实现身体、精神和社会适应的全面健康。

中医药养老产业属于医疗保健业，以中医药产品与中医适宜技术服务为主。主要体现在以下三个方面：①注重脊柱形体结构的调养——调形养身，即应用传统中医的"砭、灸、捶、贴"等技术及西医学方法进行养生。使身体各组织器官，尤其是脊柱系统达到"松、通、温、平、稳"的目的。②注重脏腑气血系统的食养——益气养血，即通过药食同源食材等纯天然食品的科学烹饪调制，也包括中医导引术等，吸取中医、武术等精华，进行气血调养，增强身体的免疫力，达到促进健康的目的。③注重心性精神情志的修养——修身养性，主要是心养、神养、学养，在信息泛滥的背景下，使老年人心性得到调和，利于健康的维护和维持。其中的心养，主要指心理调适，就是突出养生，强调清心寡欲，体现"天人合一"。遵从自然规律，重视人与社会的统一协调性。其中的神养，则重点指精神意念的调和建立，主要包括精神心理调养、情趣爱好调养和道德品质调养等方面。其中的学养，主要指文化修炼，就是活到老、学到老，通过学习，不断获取新知识、新信息，更新观念，做到不掉队、不被边缘化。除此之外，通过学习传统文化及现代文化知识，达到自主健康之目的。

以上所述的脊柱调养重在"调形"，脏腑食养重在"养气"，而心性情志修养重在"清神"，此乃"形、气、神"三者兼顾，可以此为基础进而探索建立以中医药和传统文化引领的中国式健康养老产品体系。

二、中医药养老产业营销策略分析

（一）市场定位

1. 有一定经济基础，家境殷实，注重中医药养生的老人。
2. 喜欢群居生活，向往社会温暖，注重个人品位的老人。
3. 不愿给子女增添麻烦，向往晚年自由的老人。

（二）商业模式

1. 合作商户。经营上选择当地旅行社、老年大学、保健品和保健器材销售公司、保健院为合作伙伴。鼓励合作商户员工推荐客户，以红利方式根据推荐客户数量让出适当利润，可以具体为每一个推荐客户每年养老院收益中的百分比。最好能推荐一个客户，合作商户长期享有红利。这样，可以刺激合作商户的推荐力度。

2. 合作个人。经营上重点就是养老院的老人，满意的方式是满足老人的愿望，因为老人不只是患者，老人不只是旅客，让老人成为养老院的红利分享者才是关键。让老人明白住养老院也能幸福经营人生是运营的目的。鼓励入住老人推荐老人入住，可以具体为每一个推荐客户每年养老院收益中的百分比。最好能推荐一个客户，合作老人长期享有红利。

3. 不定期为老人提供老人兴趣服务，把老人兴趣和养老院收益相结合，更重要的是，老人兴趣有相当部分与其职业技能相关，可以在达成老人愿望后共同经营项目。

4. 在养老院创办老年人培训中心、在养老院附近开夕阳无限老年人用品店、对外开放老年活动中心等。

（三）营销策略

1. 活动营销　根据地区特色，可以与当地的老年协会或老年大学合作举办麻将、书法赛、个人选秀赛、老年时装展、歌咏赛、老年戏曲卡拉 OK 大赛、厨艺大赛。举办这些活动，一则会非常吸引老年人参加；二则会引起媒体的报道，而且通过举办这些比赛，也可以让未入院的老人看到入院老人的幸福晚年生活；三则会提高养老院在老百姓心中的形象，树立养老院的品牌。

2. 公益营销　组织养老院的护理医疗人员，免费为当地老人测血压、拍背、翻身或者教他们如何做晨练等。

3. 会所营销　利用养老院自身会所区域，聘请专业养生老师及技能老师，向周围居住的老人传授养生常识和各种娱乐活动项目等，既提高了养老院的声誉，同时可以吸引当地的老人加入养老院，还可以近距离地了解周边老人的生活情况。

4. 口碑营销　谁是"口碑领导者"？他们可能是行内的专家，可能是媒体的记者，也可能是喜欢每天发表新评论的自媒体。如何让你行业中的"口碑领导者"爱上你的企业、品牌及产品，就是口碑营销需要做的工作。大学生社会实践者和青年志愿者慰问养老院，也是养老院进行宣传的好机会，可举行"心贴心社区服务"，比如大学生帮爷爷奶奶搞卫生等。大学生的口碑比一般的推销员更让人信服，大学生敬老爱老，宣扬传统美德，没有金钱利益，用善良的人性美、以实际行动感动和温暖老人。

5. 线上营销

（1）添加友情链接　与关于老年人的网站建立养老院主站链接，或者与一些知名网站建立友情链接。现今很多老年人懂上网，可在相关的老年人网站申请链接，让更多的人链接到养老院的网站浏览。

（2）发帖推广　到当地及周边地区的人气网站和论坛做广告。毕竟老人住养老院的费用是由子女负担，网络信息传递非常快，子女一般会使用搜索引擎搜索敬养老院的网站。

（3）登陆各大搜索引擎　登陆搜索引擎，可以说是网站对外发布的标志，目前在国内运营的各大搜索引擎，包括百度、360、一搜、中搜、搜狗、QQ、微信，等等。且由于搜索引擎收录新网站有一定的工作周期，一般为 1 周至 2 个月不等，故而此项工作要越早动手越好。特别强调一点，不要使用那些所谓的自动添加工具。因此，如果养老院的网站被哪个搜索引擎给收入，子女要在网站搜索养老院的网站，很容易就能搜索到。

（4）软文推广　写一些软文在当地周边论坛发帖，以形成针对性推广，例如《老人在养老院是幸福快乐的》等。

（5）建立网站用户 QQ 群　怎样留住网站用户，发展网站用户？人气很重要。建立相关的 QQ 群有利于口碑推广和宣传，让你的用户都免费为你推广。这样一来可以保留原有的顾客；二来借用 QQ 群宣传，结合原有顾客的口碑推广来吸引新的顾客。

（6）电子邮件推广　就是利用邮件地址列表，将信息通过 Email 发送到对方邮箱，以期达到宣传推广的目的。电子邮件是目前使用最广泛的互联网应用。它方便快捷，成本低廉，不失为一种有效的联络工具。电子邮件推销类似传统的直销方式，属于主动信息发布，带有一定的强制性。邮件的内容可以是养老院的老人自由舒心地享受与大自然相融的情趣与快乐的生活写照，以及养老院的特色等。

（7）博客推广　建议养老院的网站增加博客的功能，建立会员制，客户能够在网站建设自己的博客空间。其好处有三：一是培养客户对自己网站的黏度，能长时间留在网站；二是增加百度、Google 的访问概率，从而大大提高网站的收录量；三是建立会员制，可以向每位会员询求他们对养老院的意见，这样一来可以完善养老院，促进养老院老人队伍的壮大。

6. 线下营销　树立养老院良好的形象，一是刊登经常性广告，以反复传递重要的广告词语；二是偶尔刊登广告，介绍最新信息、新的服务项目等等。

（1）电台广播　老年人是广播的主要受众之一，广播内容最好能以普及养生知识等手段做宣传。

（2）地方电视台　选择专业的摄影师拍摄照片，拍摄内容包括老人们的生活环境、设施设备、娱乐活动等，展现老年人丰富的晚年生活，以及干净整洁的养老环境，体现养老机构及照护人员的专业性及高品质服务。这样在电视上播放，就可以达到理想的宣传效果。

（3）宣传单、海报　制作宣传手册及海报，选择人流量大的区域及老人常去的活动场所进行宣传推广，如购物广场、老年会、老年俱乐部、老年公园、交通路线、商业中心、机场车站等。

（4）交通广告　指设在公交车、火车、轮船、汽车等交通工具上的广告。这些广告一般列上公司的名称、地址、电话服务项目及如何前往。这类广告可引起顾客的兴趣，其广告效果相当显著。

（5）户外广告　在交通路线、商业中心、机场车站等行人和车辆较多的地方设立路边广告牌、标志牌来进行推广。户外广告的优点：①信息传播面广；②费用较低；③持续时间长；④可选择宣传的地区。

7. 项目营销

（1）创办老年人培训中心　聘请养老行业资深专家，创办各种培训班，面向附近地区及本养老院招收老人进行培训。比如养生常识、保健运动（太极拳、舞蹈、气功等）培训班、棋牌类技巧培训班、戏曲歌舞培训班、养花养鸟技巧培训班、书画技法培训班、电脑技巧培训班等。

（2）开设老年人用品店　销售老年人中医药保健产品、老年中医药保健服务等。具体策略：①一店两铺："一店两铺"的新渠道模式，引领老年用品的新方向。一个实体店和一个网上店铺同时经营，为最大化扩大市场份额提供了契机。保证充足的货源、大量的储备、优质的产品、实惠的价格、高效的物流、高的回头率，关注老人的健康需求。②会员制度：所有开店投资者都可以设立会员制度，通过促销、折扣、积分等方式吸引更多老年人加入会员，提升老年顾客的忠诚度。③联合经营：将老年人用品投放到养老院、老年活动中心、健身运动中心、老年大学、日间照料中心、社区服务中心等养老场所，为招牌项目提供宣传。④居家上门服务：为行动不便的老人提供居家服务，在给予老年消费者更贴心的健康服务的同时，也是提升品牌知名度，并进行人员促销的好时机。⑤租赁经营：租赁部分智慧养老产品，既能满足老人家庭便捷的健康检测方式，还可发掘更多的潜在老年健康需求客户。

（3）老年日间照料中心　可以为当地的老年人及本院的老人提供生活照料、健康指导为主要内容的服务，包括托养服务、助餐服务、呼叫服务、健康管理、文化娱乐、心理慰藉等。

8. 形象营销　橱窗、宣传单页、社区宣传海报、店员服饰、店铺色彩等都是可视的形象代表，利用多变的思维模式，公司的形象设计应季应景而变，给予老年消费者客户以亲切感和信任感。

9. 事件营销　针对有些老年人对养老院的传统认识误区，还可以进行征文或者联合媒体进行广泛宣传。养老是我国今后面临老龄化的主要问题，而养老模式的选择需要多元化和普及化。

10. 电话营销　电话营销已经慢慢地变成一种主流，因为与其他销售方式相比，它更为企业节省资源，降低销售成本，提高销售效率；节省时间，在最短的时间内有效接触到最大范围的目标客户；快速建立人脉，并与养老客户建立长期的信任关系；收集外部信息，可以更清楚地把握养老客户的需求，了解行业动态；树立良好的公关形象；塑造公司品牌影响与价值；提高内部沟通管理，实现快捷的客户服务。

11. 合作营销　现在各个领域都在倡导合作，使产业链、供应链优化，提倡 1+1>2，资源整合、资源共享。例如：信用卡、移动运营商等纷纷联合不同商业形态的商家做活动，目的是资源共享，同时最大化地发掘客户。养老院可以和老年大学、保健品或保健器材销售公司联合（如销售老年产品的商店、公司）推荐老人入住。同时，养老院的宣传品可放置在对方门店做宣传，对方亦可到养老机构做义诊，与当地医院建立业务关系，为当地的旅行社老年团提供住宿餐饮接待，与保健机构开展养生保健活动（针灸、按摩等）合作，还可以与当地居委会或街道办事处举办"老年书法大赛""老年棋牌比赛"等活动，有效吸引老年人来养老机构参观、体验。

总之，不论是渠道建设，还是销售手段，或是服务实施，养老机构都要去关注并掌握老人的 UDPV（使用者 user，决议者 decision makers，支付者 payers，评论者 valuator）营销理论的内在逻辑关系。因为这层关系的复杂性，更应该去了解接受服务的老人在支付意愿度和支付能力上的细微差别，才可以有的放矢地开展营销与销售工作。

三、中医药养老产业重点投资区域分析

我国养老产业市场近年来呈现出蓬勃发展的态势，归根到底是由于中国老龄化程度不断加重。2018和2019年，我国养老产业市场规模还不足7万亿元；而到了2020年，养老产业市场规模突破7万亿元，达到7.18万亿元。2021年和2022年，中国养老产业市场规模分别达到8.8万亿元和10.25万亿元。根据国家统计局发布的相关数据，2020年我国内地有30个省市存在一定程度的老龄化问题，其中，辽宁省、上海市、黑龙江省等60岁以上人口占比超过23%，老龄化问题明显。根据人数计算，山东成为2020年中国60岁以上人口数量最多的省份，其60岁以上老人的数量高达2122万人，比有些省份的人口总数还多。同时，2020年中国60岁以上人口数量较多的省份还有江苏、四川、河南等，其数量均在1800万人左右。

《"十四五"国家老龄事业发展和养老服务体系规划》还提出，要鼓励发展产业集群，规划布局一批银发经济重点发展区域。《规划》提出，要鼓励国内外多方共建特色养老产业合作园区，优先培育一批带动力强、辐射面广的龙头企业，打造一批产业链长、覆盖领域广、经济社会效益显著的产业集群，形成一批具有国际竞争力的知名品牌，推动我国相关产业迈向全球价值链中高端。要在京津冀、长三角、粤港澳大湾区、成渝等区域，规划布局10个左右高水平的银发经济产业园区。在全国打造一批银发经济标杆城市，并建立区域老年用品市场交易平台。

2020年9月30日，北京师范大学中国公益研究院和腾讯新闻原子智库在京联合发布《2020年中国城市养老产业营商环境评价指数研究报告》。该报告通过客观评价并呈现36个城市养老产业营商环境状况，进行量化数据排名，旨在推进地方政府持续优化养老产业政务服务水平与政策精准度，同时为企业更加直观地了解各城市养老产业营商环境状况、制定投资策略提供参考。

《中国城市养老产业营商环境评价指数》的评价对象为4个直辖市、27个省会城市和5个计划单列市，共36个城市。课题组根据国务院有关部门印发的优化营商环境的法规、政策文件及2013年以来印发的有关养老产业、养老服务业的指导性意见，结合中国公益研究院多年来对养老产业政策与实践的监测研究成果，建立了《中国城市养老产业营商环境评价指数》的三级指标体系：一级指标有4个，分别是政务服务、政策环境、支持性资源、经济发展水平；二级指标有11个，包括养老产业经营审批便利度、养老产业信息公开和政策指引、养老产业支持政策等；三级指标有39个，包括养老机构设立备案能否一网通办、养老机构内设医疗机构备案能否一网通办等。通过评价，2020年中国城市养老产业营商环境评价指数排名前十位的城市依次是北京、重庆、广州、上海、福州、青岛、济南、厦门、银川、武汉。从地区分布来看，东部地区有7个城市，依次是北京、广州、上海、福州、青岛、济南、厦门；中部地区仅有武汉入围；西部地区有2个，分别是重庆和银川。城市养老产业营商环境评价排名前十位的城市解

析如下：

1. 北京　政务服务、政策环境、支持性资源、经济发展水平均名列前茅。在 4 项一级指标评价中均位列前四：政务服务第三、政策环境第四、支持性资源第二、经济发展水平第三。二级指标中，在养老产业信息公开和政策指引、养老产业制度保障和土地资源 3 项评价中均位列第一。

2. 重庆　政务服务与支持性资源排名第一。二级指标评价结果中，在养老产业经营审批便利度和人力资源的得分均位列第一。是 36 个评价城市中唯一一个在养老机构登记备案（第五）和养老机构内设医疗机构备案（第二）评价中均进入前五的城市。

3. 广州　政务服务、政策环境、支持性资源、经济发展水平均位列前十。在政务服务（第七位）、政策环境（第一位）、支持性资源（第八位）、经济发展水平（第四位） 4 个一级指标的评价中均位列前十。近年来养老产业政策不断创新，政策环境这一指标的排名位列 36 个评价城市之首。二级指标中，在养老产业经营审批便利度、养老产业制度保障、养老产业创新实践、土地资源等 7 个评价中均位居前五。三级指标评价中，人均城市公园绿地面积高居 36 个评价城市首位。

4. 上海　政务服务与经济发展水平优势明显。在政务服务（第六位）与经济发展水平（第二位）的评价中优势明显。二级指标评价中，在养老产业经营审批便利度评价中位列第六，养老产业信息公开和政策指引并列第二，养老产业制度保障并列第三，养老产业创新实践并列第三，土地资源位列第二，经济发展水平位列第二。三级指标中，人均 GDP 和人均公共财政预算支出位列前五，城镇居民人均可支配收入和城镇居民消费支出均位列第一。

5. 福州　政务服务尤为突出。凭借排名第二的政务服务取得总排名第五。二级指标评价中，在养老产业经营审批便利度方面位列第二，养老产业信息公开和政策指引并列第二，养老产业制度保障位列第三，自然环境位列第四。三级指标中，在养老机构内设医疗机构备案法定办结时限、养老机构内设医疗机构备案承诺办结实现、养老机构内设医疗机构备案材料公开情况、养老机构内设医疗机构备案一网通办程度 4 个三级指标的评价中均位列第一。

6. 青岛　政务服务、政策环境、支持性资源表现均衡。依靠在政务服务（第八位）、政策环境（第九位）、支持性资源（第七位） 3 个一级指标的均衡表现取得总排名第六。二级指标评价中，在养老产业政务审批便利度、政策指引、制度保障、创新实践等 8 个方面进入前十。三级指标中，有 11 个三级指标进入前十（共 14 个）。

7. 济南　政策环境、支持性资源表现突出，政务服务进入前十。在政务服务（第九位）、政策环境（第五位）、支持性资源（第四位） 3 个一级指标的评价中表现均衡，取得总排名第七的成绩。二级指标评价中，养老产业支持政策并列第一，养老产业创新实践并列第三，人力资源第二，土地资源第九，交通资源第二。三级指标中，在养老机构内设医疗机构备案的评价中综合得分位列第五。

8. **厦门** 政务服务和经济发展表现突出。在本指数评价中政务服务排名第五（总排名第八），经济发展水平排名第七。二级指标中，在养老产业经营审批便利度评价中位列第五，养老产业信息公开和政策指引位列第二，养老产业支持政策并列第一，自然资源位列第五，经济发展水平位列第九。三级指标中，在养老机构内设医疗机构备案方面表现突出，在 36 个评价城市中排名第四。

9. **银川** 唯一进入前十的西北城市。在本指数评价中政务服务排名第四，总排名第九。作为进入前十中唯一的西北城市，银川政务服务水平的评价结果（第四名）远超自身在其他 3 个一级指标的发展水平。归功于银川在养老机构登记备案、养老机构内设医疗机构备案、养老产业信息公开和政策指引共 19 个三级指标上的突出表现，在养老产业经营审批便利度评价中的得分位列 36 个城市第三。同时，也是 36 个城市中不多见的公开所有区县内设医疗机构备案事项的城市（另一城市为福州）。其他三级指标方面，在空气质量达标天数、城市人均公园绿地面积、人均 GDP 的评价中均位列前十。

10. **武汉** 唯一进入前十的中部城市。在本指数评价中政务服务与经济发展水平排名第十，总排名第十。二级指标中，养老产业信息公开和政策指引位列第九，养老产业创新实践并列第一，养老产业制度保障位列第十，土地资源位列第五。三级指标中，养老机构登记备案的评价综合得分位列第三。

综合 36 个评价城市的各项数据来看，政务服务、政策环境、支持性资源、经济发展水平存在较为明显的区域差异。城市政务服务方面，东部地区城市与养老产业相关的政务服务水平较高，西部地区和中部地区城市的政务服务有突出表现，东北地区有较大提升空间。政策环境方面，东部地区城市养老产业政策环境明显优于其他地区，西部地区城市养老产业政策环境较东部地区有一定差异。支持性资源方面，西部地区由于其在空气质量、土地资源等方面的优势，在支持性资源上的表现相较于其他地区更有特色，中部地区整体上落后于东部和西部地区。经济发展水平方面，东部地区城市普遍具有更强的养老产业发展经济基础，在人均可支配收入、消费支出及财政各方面都有显著优势，养老产业市场空间较大，中西部城市还需要继续加大发展力度。

四、中医药养老产业投资注意事项与建议

（一）中医药养老产业投资注意事项

养老产业尚处于需方经济阶段，整个产业离供方经济虽然时间可能不会太长，但还面临许多艰巨任务。诸如市场教育、产业政策到位、企业公司化治理、品牌构建、团队建设等问题的解决，既需要时间，更需要花费较大力气。当前，一小部分老龄产业企业运行良好，已经初步形成供给经济的雏形（如入住率爆满的老龄服务机构）。今后的路径是，老龄产业各板块各行业普遍拥有一大批这样的企业及其在此基础上的集团企业。如此一来，距离老龄产业供给经济的历史性拐点就不远了。为此，需要把握以下五个方

面的要点。

1.树立先做强再做大的理念　没有强就不可能成就其大。即便是资本雄厚的大型企业进入老龄产业也需要摸索实践，找到有效发展路径并占据同行业较强地位后方能大规模扩张。隔行如隔山，大型企业虽然资本雄厚，但在老龄产业上仍然是一个新手。目前，许多资本雄厚的企业一头扎进老龄产业，没有过硬的市场调查，没有严格的科学论证，没有试点探索，到国外走一圈回来就大举进军，其结果就是许多项目不景气。这些都是前车之鉴。一句话，产业从强到大，靠的不是资金，而是品牌和模式。

2.抓品牌建设远重于战略布局　目前，许多大型企业忙于在全国战略布局，旨在赢得老龄产业的资产规模，进一步力图摘取老龄产业领军桂冠。其想法固然很好，但结局是显而易见的。近些年来烧钱搞经营的战略毁了很多企业家。这种战略虽然对某些行业是管用的，但对于老龄产业来说需要慎重对待。实际上，现在已经有一批"特殊观望型企业"（其中不乏国外企业），他们的战略就是等待前面企业战略布局完毕并陷入经营困局以至资产价值跌落低谷后，再行收拾残局，从而赢得下一步先机。这种状况说明，所谓战略布局虽然有支撑，但归根结底都没有抓住老龄产业作为产业的本质性特征，这就是模式为核心的品牌战略。有了品牌再行战略布局，就是投资收益良性循环；相反，搞所谓战略布局，其结局就是只有投资而没有收益，而且还坏了品牌，能维持不破产就算大吉大利了。

3.紧扣住收益现金流来决定投资战略　现在许多老龄产业项目的运行状况不尽如人意，说明此前的投资决策出了大问题。耗了好几年迟迟没有收益现金流，投资规模又过于庞大，这种状况实在令人担忧。这可能是改革开放以来企业发展历史上为数不多的奇葩现象，值得深思，同时也是未来老龄产业史上的一个深刻教训。今后，老龄产业的投资决策只有在试点过程中找到收益现金流后才能扩大，再也不能被烧钱的经营战略忽悠了，关键是再也不能以烧钱幻想火爆来安慰自己了。

4.守住现金流，准备占据未来市场战略制高点　对于运行良好的老龄产业企业来说，主要是研究所在行业的产业线能否延长及延长路径。例如：老龄服务机构、老龄用品制造商、老龄宜居产业供应商、旅居养老服务商、老龄金融机构等企业的产业延长线在哪里？对此要做好市场需求预测研究，瞄准延长产业线在人才、技术等方面的可能战略制高点。又例如，现在就可以明确地知道，老龄用品销售商在未来10年左右还有较大的发展空间，一旦制造产业成熟之后，销售商的空间就会越来越小。因此，老龄用品经销商现在就要研究，如何在做好当前经销业务的同时，逐步开始做转型准备，比如向制造商转变。这就需要10年以上的时间从技术、资本、人才等方面做好准备。

5.确保企业经营战略最终落脚在构建客户群上　商业活动本质上就是遵循"无固定商家偏好但有需求的客户——特定品牌产品或服务——粉丝型客户群"这一公式。企业经营战略的根本就是通过对接需求的产品或服务的设计、生产和供给，把无固定商家偏好但有需求的客户变成自己的客户，并运用一整套管理体系保持客户群的偏好稳定和规模扩展。这是任何企业成长的基本路径。不过，对于老龄产业企业来说，相应的客户群既有年轻人（为其老年期做准备的人，这是未来老龄产业的长远客户），也有中老年人。就对这两类客户的理解来说，大多数企业还并不熟悉。在这方面，所有老龄产业企业都有短板。对于那些转型发展老龄产业的传统企业来说，他们在这方面的短板最为显著。毕竟，这是一个新产业，其背后隐藏着的许多需求都是我们过往不熟悉的。这也是这个行业发展的最大难点所在。当然，这同时也是其最具吸引力的地方。

总体来说，养老产业是长寿时代的新经济，也是未来老龄社会条件下系统性建构现代化经济体系的战略性产业，需要立意长远，仰之弥高，跃出"老人圈"，从新的社会形态所需要的产业体系的角度全面科学地理解和把握，同时也值得企业家及其追随者付诸终生努力去赢得最终的成功。

（二）中医药养老产业投资建议

1. 自主开发，自投自建 自投自建模式是目前社会资本投资养老产业最常见的方式，拿地方式包括划拨、租赁、协议出让、招拍挂出让等。在养老机构的运营模式上，商业机构一般会参考或借鉴 CCRC 养老社区运营模式进行整体运作。实践中，为鼓励设立营利性养老机构进行投资建设，在土地供应方面，政策不断灵活化，以自有用地（比如工业用地等）进行养老服务设施建设是近期鼓励的方向，对于利用商业、办公、工业、仓储存量房屋及社区用房等举办养老机构的，在五年的过渡期内土地原用途也可以暂不作变更。因为政策的不断鼓励支持，2019 年较多 A 股上市公司（尤其是房地产相关行业）选择自主开发养老产业项目，以最大程度利用自身优势享受政策及市场红利。

需要注意的是，由于我国土地用途与规划需要满足城镇总体规划、土地利用总体规划及对应详细规划，利用闲置土地房屋进行自投自建养老项目的，仍然需要在开发主体、土地用途、建筑规划、建设手续方面满足合规要求。并且由于实践中较多现有土地及房屋的用地、建设手续可能也不完备，在转做养老产业时也需考虑该等问题对养老项目推进的影响及解决方案，实际操作中仍可能出现多样化的棘手问题。

另需引起重视的是，对于以开展养老服务为名义而实际进行房地产开发的现象，国家专门出台了相关禁止性规定。2019 年 2 月国家发展改革委、民政部、国家卫生健康委共同制定下发的《城企联动普惠养老专项行动实施方案（试行）》（发改社会〔2019〕333 号）规定："对于经营性养老用地，通过强制性监管协议杜绝开发商以养老名义进行房地产开发建设。""土地可以抵押，若转让或抵押权实现，只可由其他养老企业承接。""确保将政府提供的土地用于养老机构建设，不用于房地产开发等其他用途。"

2. 养老服务提供商 鉴于国内的房地产开发成本较之美国等国家仍然较高，并考虑到近年养老服务不断精细化、专业化，与拥有满足政策要求的土地使用权人 / 房屋所有权人进行商业合作，提供代建、融资、养老服务等全流程协助成为可能，与自投自建模式相比，该类模式更加轻资产，但对于专业能力的要求较高。

对于养老服务提供商而言，如何选择合作模式（包括是否入股合作、资产转让、仅提供相关服务）至关重要，虽然轻资产运营模式对养老服务提供商的资金压力比较小，但基于目前国内养老产业环境，是否利于融资及后期运营也需个案考虑。

此外，鉴于养老机构投融资政策的不断放宽，公司债、资产证券化均将逐步成为可行的融资及退出方案，是否深入参与养老产业项目、如何平衡投入产出风险是养老服务提供商可以进一步考虑研究的课题。在实践中，2018、2019 年较多 A 股金融行业企业（以险资为主）已更多深入参与养老产业项目的投建运营之中。

值得关注的是，2019 年《国务院办公厅关于推进养老服务发展的意见》同意给予境外资本参与养老服务机构国民待遇，且要大力"支持符合条件的市场化、规范化程度高的养老服务企业上市融资"，这些政策趋势均会对市场带来积极影响。

3. 政府与社会资本合作及政府采购　考虑到我国的国民经济情况，政府牵头推动养老产业发展，为政策保障人群提供养老服务应为大势所趋。从资金端也可以看出，养老金激活、彩票公益金的更多投入为政府与社会资本共同推进养老产业项目落地提供了支持。

在目前的政策体系下，政府与社会资本合作（PPP）模式、政府特许经营模式等均为切实可行的合作方案，如云南省规定对在养老服务领域采取政府和社会资本合作（PPP）方式的项目，可用国有建设用地使用权作价出资或者入股建设。

近年来各地已逐步将养老服务纳入政府购买服务指导性目录中，探索通过政府采购方式提供养老服务或在现有法规政策环境下设置多层次的政企合作方案，这些均值得各大公司机构研究考虑，相信各地政府也在致力于研究除基础设施建设外新的地方发展方略，更多地关注与落实惠民政策。

4. 不可忽略的非营利性养老模式　针对非营利性养老机构，其服务对象主要包括村集体经济组织内农户、城市中享受福利政策的居民等，非营利性养老机构土地一般为无偿划拨提供，养老机构则主要依靠政府补贴、社会捐赠进行运作。从目前的政策环境来看，非营利性养老仍然是国家鼓励的养老模式，并且，补贴方案、补贴金额也在逐年优化。由于国家已放宽养老机构准入门槛，且进一步为非营利性养老机构参与养老产业提供土地使用优惠政策支持，非营利性养老模式今后依然大有可为。

本章小结

随着我国老龄社会的提前到来，中国老龄健康事业得到党和国家的高度重视。中医药养老产业依托我国养老模式（如社区居家养老、机构养老或医疗机构等），突出中医药特色和优势，运用中医药理念、方法和技术，为老年人提供连续的托老养老、保养身心、预防疾病、改善体质、诊疗疾病，最终建立中医药康养事业与养老产业协同发展的实体中医药养老产业。本章通过对中医药养老产业的特点、基本任务、发展现状、产品及营销策略、投资注意事项等分析，为中医药养老创业者提供较全面的参考。

课后思考练习

1. 中医药养老产业的基本任务是什么？

2. 中医药养老产业目前发展现状怎样？

3. 中医药养老产业中有哪些具有市场前景的项目产品？

第十二章 中医药信息化产业创业指导

励志名言

人生不是一种享乐，而是一桩十分沉重的工作。

——列夫·托尔斯泰

内容提要

中医药信息化是指将现代信息化手段运用到中医药研发、生产、流通、管理的全部环节当中。中医药行业已成为我国深化医药卫生体制改革、缓解"看病难、看病贵"等问题的重点之一。随着信息技术的不断创新和信息网络的广泛普及，以及中医药现代化、国际化的深入发展，中医药信息化作为大卫生信息化建设的重要内容，也在不断发展壮大。研究和思考我国中医药信息化发展战略，实现与卫生信息化同规划、同建设、同发展，对提高中医医疗服务质量和水平、深化医药卫生体制改革、实现人人享有基本医疗卫生服务目标具有重要的战略意义。

学习目标

1. **知识目标** 了解中医药信息化的概念、产业现状和创业投资重点。
2. **能力目标** 培养中医药信息化产业市场分析能力。
3. **思政目标** 引导大学生正确的信息化创业价值观。

案例引导

四川中医药高等专科学校成立四川省首家就业创业直播学院

2021年9月28日，绵阳市就业创业直播学院正式在四川中医药高等专科学校揭牌，该学院是由绵阳市人社局批复同意设立、绵阳市就业创业促进中心与四川中医药高等专科学校合作共建的全媒体直播综合服务平台。

绵阳市就业创业直播学院已建成了600余平方米的多功能访谈间、乡村振兴大讲堂、直播带岗、直播带货等六个直播间，将采取人才培育、课程研发、师资认证、品牌策划、市场营销等"六位一体"运营模式，培养更多、更宽、更好的应用型、技能型、服务型、创新型的直播人才。

绵阳市就业创业直播学院与绵阳科技城新区管委会、绵阳市残疾人联合会、北京快手科技有限公司、绵阳市电子商务中心等签订了合作协议，通过校地企合作的多种方式，加快建成区域性、多样性、立体化、产业化的直播人才培养及直播产业联合发展共同体，多方位拓展就业渠道，实现人才培养到实践的精准对接，为探索搭建公共就业与人才服务提供创新服务模式。

目前，直播学院着重于中医药信息化特色平台的打造、中医药信息化人才的培养，和多家当地中医药企业达成了战略合作。已开展多场中医药文化大学生直播活动、中医药特色产品带货活动。特别是直播学院开展了多场"名中医走进直播间"活动，邀请到四川省名中医黄纯琪等专家到直播间进行线上中医讲座，通过信息化平台让更多老百姓受益。

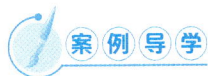

案例导学

直播学院是四川中医药高等专科学校在信息化平台建设上的一次突破性创新，通过该学院平台打通校政行企的多方位合作，利用好信息化资源优势，将中医药特色文化、企业发展及人才培养落到实处，推动了区域中医药文化产业的建设和发展。

（案例来源：四川中医药高等专科学校创新创业学院提供）

第一节　中医药信息化产业概述

中医药信息化是指运用信息化手段，建立中医药数据库、信息管理平台、互联网渠道等，提高传统中医药行业企业的管理效率，加快中医药产业的流通。正确了解信息化产业的特点，落实中医药行业的信息化改革，是当代中医药行业快速发展的重要途径。

一、中医药信息化与中医药信息化产业

信息化是当今世界科技、经济与社会发展的大趋势，我国从 20 世纪 80 年代起，以中医药科学数据库建设为核心的中医药信息化工程逐渐启动。经过多年的建设，我国数十所中医药院校、研究院所建设了各种不同规模的近百个中医药科学数据库，较好地解决了中医药信息资源检索与利用的困难。截至目前，我国已有近百个规模不同的中医药数据库完成建设并投入使用，如中草药化学成分的晶体结构图谱库系统（中国医学科学院药物研究所）、中医药基础数据库系统（北京中医药大学）、中药学图像和文字数据库（四川省中药研究所）、江苏道地中药材数据库（江苏省中医药研究院）、中医药信息库系统（上海中药创新研究中心）等，建成了中医药数据库共享平台及中药关联统计分析数据库平台，建立了以"中医药信息数字化虚拟研究院"为组织形式的全国中医药信息协作网（中国中医科学院中医药信息研究所），初步实现了中医药信息数字化。此外，

中医药信息资源的网络化发展也在提速，涉及中医药产业的各个方面，可提供在线咨询、数据查询、信息反馈等多种网络化服务，如中医药在线、中国中药网、药检科技成果档案计算机管理信息系统等。中医药信息资源的极大丰富，为推动中医药现代化作出了积极的贡献。

以中药产业为例，信息化产业贯穿于中药全产业链之中，可为农业、中药研发生产及流通提供信息化解决方案，提升农业种植与运营的效率，优化研发生产过程，实现药品质量管理全程追溯。根据《医疗信息化研究之中药产业信息化专题报告》，对应中药产业链的各个环节，中药产业的信息化可以划分为以下几个部分：

1. 农业信息化　通过对湿度、温度、酸碱度等感知层的数据采集设备和检测设备收集与自然环境、农业生产及流通相关的数据，经提炼和分析后通过各应用平台向农业生产企业和监管部门提供农艺优化、自动化生产、流通控制、品牌化管理、网络化销售等服务，并实现农产品的质量安全追溯及提高种植效率。

2. 生产信息化　以中药生产企业为主要客户，将生产工艺中关键工艺和质量控制参数融入严格管控的医药生产过程中，研制构建中药数字化智能化管控体系，有效地帮助客户实现高质优效且质量可控的信息化、智能化生产。同时，通过对生产过程质量数据的抽取和挖掘，实现全流程质量追溯。

3. 流通信息化　通过对医药流通过程中的各个流程、环节的数据进行采集、分析、加工和处理，实现产品质量追溯、流通控制；通过实施办公自动化，上线审批、检查、办案、诚信等系统进行效率提升和服务能力的延伸。为医药流通第三终端（包括诊所、药品零售企业等）提供企业管理系统，提升企业经营管理能力。通过流通数据的沉淀和积累，公司可借助大数据等技术向相关各方提供增值的应用服务。

二、中医药信息化产业的基本任务

根据《中医药信息化发展"十三五"规划》，中医药信息化产业有以下基本任务。

（一）加强中医药信息平台建设

建设中医药信息平台　全面实施全民健康保障信息化工程，构建中医药信息平台，支持跨地区、跨部门、跨领域的信息资源共享与交换，做到与人口健康信息平台纵向贯通、横向互通，实现中医药与卫生健康业务协同、信息互联互通，实现中医药数据中心之间、中医药数据中心与中医药机构之间、中医药机构之间的互联互通，推进中医药信息高效、快捷和安全传输。

（二）统筹中医药业务应用系统建设

1. 建设中医药门户网站群　完善国家和省级中医药管理部门门户网站建设，整合政务信息资源，建设中医药门户网站群，充分运用新媒体手段拓宽政务信息传播渠道，推进中医药政务公开信息化，开展基于移动互联网的政务信息数据服务和便民服务。推进中医药政务协同办公，推广电视电话会议应用，编制中医药文化数字资源总目录，构建中医药文化素材库，推动建设覆盖电视媒体、网络媒体、移动终端、平面媒体等跨媒体中医药文化传播平台。

2. 建设中医药业务信息系统　按照统筹规划、分工协作、资源共享的发展策略，组织和引导中医药信息业务系统的开发，逐步建立中医药信息系统开发与利用框架模型。针对中医药医疗、保健、科研、教育、文化、产业、政府管理、服务贸易等信息化需求，政府引导和鼓励社会力量参与建设中医药云健康、大数据、移动互联网、物联网等示范项目，扩建或新建一批符合中医药特点的信息化业务系统，全面支撑中医药提高重大疾病防控能力、基层服务能力、健康服务保障能力、传承创新能力及科学决策管理能力。完善中医药信息统计制度，建立全国中医药综合统计网络直报体系，推进中医药与卫生健康统计信息共享机制建设。

3. 建设中医药信息资源数据库　加强中医药信息资源规划、建设和管理，梳理整合现有中医药数据库资源，统筹建设电子健康档案资源库、中医电子病历资源库等专题信息资源库，建立中医药公共信息资源开放目录，完善中医药基础信息资源动态更新和共享应用机制，创新运营管理模式。组织和引导开发中医药数据资源，全面提升信息采集、处理、传输、利用、安全能力，释放数字红利，促进信息消费。

4. 建设中医药数据中心　以中医药业务需求为导向，应用云计算、大数据、物联网、移动互联网、绿色节能等技术，合理规划，整合利用现有资源，加快各级中医药数据中心建设。依托中国中医科学院建设国家中医药数据中心，依托省级中医药机构建设省级中医药数据中心，在部分条件较好的地市试点建设地市级中医药数据中心。

（三）提升中医医疗信息化服务保障能力

1. 加快中医医院信息化建设　转变中医医院信息化建设理念，探索信息化条件下的流程再造和中医医疗服务模式创新。加强中医医院信息基础设施建设，推进以医院管理和中医电子病历为重点的医院信息系统建设，逐步纳入区域中医药信息平台和人口健康信息平台，推动电子健康档案、中医电子病历的连续记录和不同级别中医医疗机构之间的信息共享，推动中医医疗机构间检查结果互认。应用云计算技术开展中医医院区域医疗协同信息化建设试点，梳理区域中医医院医疗服务与管理需求，装备开放共享、标准统一的中医医院信息系统。探索和推广"智慧药房"建设，实现电子处方的直接接入，提供包括中药饮片、中西成药调剂、中药煎煮、膏方制作、送药上门、用药咨询等药事服务。充分利用信息化手段，健全分级转诊网络体系，鼓励有条件的地方探索"基层检查、上级诊断"的有效模式，推进公立中医医院向基层医疗卫生机构提供转诊预约挂号服务。

2. 加强中医馆信息化建设　实施基层医疗卫生机构中医诊疗区（中医馆）健康信

息平台建设项目，加强中医电子病历、辨证论治、中医药知识库、远程会诊、远程教育、治未病、临床业务监管等信息化服务保障能力，推动各级中医药管理部门加强基层中医药服务管理，提高基层医疗卫生机构中医药服务能力。所有建成的中医馆具备信息化服务能力。

（四）促进中医药健康大数据应用发展

1. 推动中医药健康大数据资源共享开放　加快建设和完善以中医电子病历、电子处方等为核心的基础数据库，鼓励各级各类中医医疗机构推进中医药健康大数据采集、存储，打通数据资源共享通道。探索推进数字化中医健康辨识和干预设备、可穿戴设备、健康医疗移动应用等产生的数据资源规范接入中医药信息平台。建立中医药健康大数据资源目录体系，有计划地稳步推动中医药健康大数据开放。

2. 推进中医临床和科研大数据应用　依托国家中医临床研究基地，加强中医临床和科研数据资源整合共享，推动具有中医特点的生物信息样本库和临床科研信息共享系统建设，提升中医药科研效能。鼓励社会力量参与，搭建中医药大数据研究平台，推动科研资源共享与跨地区合作，突破中医药健康大数据应用示范的重点、难点和关键性技术问题，促进中医药健康服务与大数据技术深度融合，加快构建中医药健康大数据产业链，发展居家中医药健康信息服务，推动中医药养生保健、健康养老、健康管理、健康咨询、健康文化、健康旅游等产业发展。

3. 研制推广数字化中医药健康智能设备　运用云计算、大数据、物联网、移动互联网等信息技术，开展中医特色诊疗、养生保健、康复技术与产品的研发和推广应用，重点研发中医健康识别系统、智能中医体检系统、经络健康辨识仪等中医健康辨识、干预设备，研制便于操作使用、适于家庭或个人的中医健康检测、监测产品以及自我保健、功能康复等器械产品，发展自动化、智能化的中医药健康信息服务，为居民提供融中医健康监测、咨询评估、养生调理、跟踪管理于一体的高水平、个性化、便捷化的中医药健康服务。

（五）推动"互联网＋中医药"服务

1. 发展智慧中医药便民惠民服务　鼓励社会力量参与，充分利用互联网企业的技术手段，整合线上线下资源，鼓励开展 O2O 中医养生保健服务，规范中医医疗物联网和健康医疗应用程序（APP）管理，大力推进互联网健康咨询、网上预约分诊、在线预约诊疗、候诊提醒、诊间结算、划价缴费、移动支付和检查检验结果查询、药品配送、随访跟踪等应用，优化形成规范、共享、互信的诊疗流程。探索互联网中医药服务模式，鼓励建立互联网中医院、掌上中医院、"智慧中医诊所"。开展互联网延伸医嘱、电子处方等网络中医医疗服务应用，提供长期跟踪、预测预警的个性化中医药健康服务，完善中医医疗服务与医保间的智慧支付，满足多层次多样化的中医药服务需求。

2. 发展中医远程医疗服务 实施健康中国云服务计划，引导中医医疗机构运用信息化、智能化技术装备，面向基层、偏远和欠发达地区，开展远程会诊、影像诊断、病理诊断、中医体质辨识、中医经络诊断、宏观微观舌相诊断、手术指导等远程医疗服务，健全检查检验结果互认共享机制。探索建立市场化中医远程医疗服务模式、运营机制和管理机制，促进优质中医医疗资源纵向流动。健全基于互联网、大数据技术的分级诊疗信息系统，延伸放大中医医疗机构服务能力，有针对性地促进"重心下移、资源下沉"。

3. 加强信息技术研究能力建设 推进国家中医药信息化工程研究中心建设，开展政产学研用协同创新，加强中医药信息化关键与核心技术研发。发挥企业的主导作用和高等院校、科研院所的基础作用，建立中医药信息化产业创新联盟。

（六）加强中医药信息化保障体系建设

1. 加强中医药信息化复合型人才队伍建设 构建以院校教育为主体、继续教育为补充的中医药信息化专业人才培养体系，促进中医药院校教学信息化、现代化和规范化，鼓励应用在线开放课程。强化中医药信息学学科建设，着力培育高层次、复合型的研发人才和科研团队。推进中医药信息化人才培养基地建设，创新信息化人才继续教育模式。

2. 加强中医药信息标准体系建设 建立科学实用、符合中医药特色与规律的中医药信息标准体系。加强中医药信息资源共享和交换、中医药与人口健康信息融合协同的标准制定，开展与居民健康档案、电子病历、医保、新农合等互联互通相关的中医药信息标准制修订，完善中医药术语标准、数据集标准等基础标准。加强与国际标准化组织合作，开展中医药名词术语与信息学领域国际标准制定。成立中医药信息标准技术委员会，发挥学术组织、行业协会的作用，开展中医药信息标准推广培训，鼓励中医医院开展医院信息互联互通标准化成熟度测评、电子病历应用水平分级评价等，推动中医药信息标准有效实施。

3. 加强中医药信息安全防护体系建设 全面落实信息安全等级保护制度，将中医药信息安全纳入人口健康信息安全规划，强化中医药信息平台内容安全和技术安全，鼓励引入第三方安全评估与监测机构，开展中医药信息平台及服务商的可靠性、可控性和安全性评测以及应用的安全性评测和风险评估，建立安全防护、系统互联共享、公民隐私保护等软件评价和安全审查制度。建立中医药信息安全通报和应急处置联动机制，推进中医药数据灾备体系建设，提高基础设施和重要信息系统的抗毁灭及灾难恢复能力。重视应用云计算、大数据、物联网、移动互联网等信息技术带来的安全风险，完善网络数据共享、利用等的安全管理和技术措施。

第二节　中医药信息化产业分析

中医药信息化行业已经进入了快速发展时期，中医药相关政府部门、学术机构、企业、医疗机构等都在信息化建设上初显成效。要快速平稳地推进中医药产业发展，需要正确认识信息化建设当中存在的问题并采取有效的推进措施。

一、中医药信息化产业发展现状

1. 中医药政务系统信息化建设成效显著　中医药电子政务系统建设是中医药信息化的重要组成部分。近年来，各级中医药管理部门加强政务系统信息化建设，开展中医药政府门户、中医药电子政务信息交换系统、网络应用的建设，及时在网上公开政务信息。全国绝大部分省市中医药管理部门分别建立了独立的门户网站；部分管理部门利用信息化手段，提取各中医医院医疗、护理、药剂、医技及管理方面的数据，经分析处理得到体现医院质量控制与中医特色发挥水平的相关指标，经过专家组评审、核实后向社会公示。在此基础上开展了中医（中西医结合）医院医疗质量信誉等级评定，从而使各中医医院质量意识明显提高，中医特色与优势进一步凸显。信息化已经成为中医药行业管理不可或缺的组成部分。

2. 各级学术机构大力发展信息化　近年来，随着网络技术的不断发展，网络远程教育的概念已经逐渐深入人心。北京中医药大学建设了远程教育平台，天津、成都、湖北等中医药大学和中国中医科学院广安门医院建立了数字图书馆，北京市中医管理局、山西中医学院等将现代信息技术与传统博物馆相结合，建立了中医药数字博物馆。南方医科大学中医药学院建设了岭南中草药网、中医外科学等中医药学习平台。中医数据库建设和古籍文献信息数字化资源建设，有力地促进了中医药高等教育教学效果提升，也为中医药学术研究奠定了坚实的基础。

3. 中医药信息化企业百花齐放　近年来，中医中药一直是社会关注的热点，中医药信息化企业也是百花齐放。各种类型和背景的中医药信息化企业如雨后春笋般涌现。中药通电子商务、唐汉中医药商务平台、中国中药饮片网及广西中药信息资源网络平台等在中药产业信息化等方面做了大量的尝试，在中医药采购、中药材批发零售及进出口等方面有许多成功的案例。由高校及学术机构创立的各类中医药信息服务企业也层出不穷，如中医人网站等，该类网站有正规的学术机构作背景，内容经过专业人员的审核，科学性得到保证，实用性和学术性兼具，获得了人气加口碑。作为中医药信息化的重要补充部分，许多个人网站如中医世家、中医 E 百、民间中医论坛等网站，成为中医药爱好者之间交流的集散地。

4. 中医药医疗机构信息化不断完善　中医医疗服务信息系统建设有明确的方向，其内容主要包括中医医院信息管理系统、中医药医疗服务信息网络、电子病历和智能化辅助中医诊疗系统等。经过多年的建设，我国已建立中医医疗质量监测中心，初步实现了中医医疗质量监测数据上报的网络化。大部分大中城市的中医院已建成区域、院际等信息共享网络，开展电话网络预约挂号、远程医疗会诊等网络服务。许多中医医疗机构都不同程度地建立和应用了具有中医特点的包括四诊、辨证、处方等内容的中医电子病历系统。据国家中医药管理局公布的相关数据显示，96%以上的中医医院具备门诊收费、住院收费、药品管理、护士工作站、病案管理、统计管理、经济核算、综合查询等信息系统，76%的中医医院具备医生工作站、临床检验、医技管理等信息系统，58%的中医医院具备电子病历和PACS系统。由此可见，中医药医疗机构信息化已经具备一定的规模。

二、中医药信息化产业规模分析

中医药信息化产业属于软件和信息技术服务业。近年来，我国软件和信息技术服务业持续快速发展，产业规模迅速扩大。2019年我国软件和信息技术服务业收入达到了7.18万亿元，2012—2019年产值年均复合增长率（CAGR）为16.63%。行业收入占GDP的比重也在持续上升，由2012年的4.77%上升至2019年的7.24%。

1. 医药生产信息化　我国医药生产信息化基础雄厚，一些规模较大和条件优越的企业率先完成了信息化改造。根据国家药品监督管理局的统计，截至2018年11月底，全国共有原料药和制剂生产企业4441家。根据亿欧咨询数据，2017年，规模以上医药企业主营业务收入29826亿元，同比增长12.2%。庞大的企业数量为信息化提供了良好基础，规模以上企业的雄厚实力有助于信息化改造的率先展开。自2015年开始，工信部持续通过鼓励建设智能制造试点示范项目，来探索建立制药行业智能制造的示范样板和模式，引导制药行业信息化的发展。

百强药企为代表的企业率先完成信息化改造，余下的医药生产企业也将分梯队分阶段完成。根据工信部颁布的《医药工业发展规划指南》，医药工业发展的一项重要目标是到2020年制造执行系统（MES）使用率达到30%以上，可见我国目前制药工业信息化普及程度还处于较低的水平。因此，随着中小型制药企业规模和设备条件的提升，在其逐步具备信息化改造条件后，信息化转型也将逐渐铺开。

2. 医药流通信息化　在原有的医疗卫生体系下，医药流通信息化发展起步较晚。从医疗卫生行业信息化来看，医疗卫生行业的信息化业务主要包括两个方面：一是医疗信息化，即主要为医院等医疗服务机构提供信息化服务；二是医药流通信息化，即主要为医药流通参与方提供信息化服务。原有医疗卫生体系由于医和药密不可分，人们买药的主要渠道即为医院，因此医药流通信息化发展起步较晚。

新医改推动"医药分开"，医药流通信息化快速发展。在2009年开始的新医改政策推动下，我国开始大力发展药品现代物流和连锁经营，推行"医药分开"和"两票制"，着力解决"看病难、看病贵"问题，由此我国药品流通企业数量和销售规模不断增长。

根据国家统计局的统计，2018 年我国药品零售商品销售额 4325.74 亿元，较 2009 年增加 160.69%；药品零售法人企业 3791 家，较 2009 年增加 73.42%。

3. 农业信息化　由于产业水平和人才质量不高，近年来农业信息化发展缓慢。我国已经建成了覆盖全国的数据通信网络，信息基础建设为农业信息化提供了基础。但由于我国农民整体信息化意识和利用信息化的能力不强，农业产业化水平较低，熟悉农业经济运行规律的专业化人才匮乏，无法给农业生产带来良好的经济效益。

总体而言，我国农业信息化市场仍处在孵化期，未来发展前景可期。随着农业现代化进程的推进，提高农业生产效率、质量和可持续发展已成为迫切需求。农业信息化可以提供精细化的农业管理和决策支持，帮助农民实现高效、精准的农业生产。另一方面，随着信息技术的快速发展，农业信息化技术的成本不断降低，应用范围不断扩大。根据数据显示，中国农业信息化市场规模呈现上涨态势，2022 年中国农业信息化市场规模约为 1141.95 亿元。

三、中医药信息化产业发展的问题与举措

（一）加快中医药信息化的进程是产业化发展的前提

在推进中医药信息产业化发展的过程中，首要的问题是要大力开发中医药信息资源，并通过互联网络将其主动传播到世界各地，以扩大我国中医药技术的应用，巩固中医药学在世界医学之林的地位。目前，在国家的积极支持和推动下，中医药信息化建设取得了引人注目的进展，但在推进信息化过程中，重设施建设、轻资源开发的倾向仍很突出，信息资源的开发状况也不容乐观，大致状况是：孤立分散的多，交流共享的少；静态的信息多，动态的信息少。因此，要实现中医药信息的产业化发展，必须加快中医药信息化进程。可从以下几个方面着手：

1. 加快中医药信息化进程不单纯依靠国家中医药管理局或国家信息产业部的政策，事关综合国力。必须认识到，中医药文化是我国特有的宝贵财富，开发信息资源的技术可以引进，设备可以购买，但信息资源只能靠我们自力更生开发。基础薄弱并没有理由坐等，有关部门应加大促进力度，以中医药科技信息网为中心，结合中医药领域的实际，进一步提高全行业人士对信息资源开发利用重要性的认识，鼓励参与。

2. 中医药信息是一种社会资源，它的服务性特别强，信息的积累、处理和开发周期长，如果分散开发则规模小，在信息加工过程中，资金、人员、信息资源的分散降低了信息产品的整体实力。因此，在中医药信息化的过程中，改变条块分割状况，进行资源的合理布局和采购协调，从共享资源的观点出发，将会对信息资源的合理利用起到积极的作用。

3. 信息产业是知识、技术和资金密集型产业，信息资源开发必须有雄厚的投资力。在当前中医药领域综合实力比较薄弱的情况下，积极吸引并利用外资可解决在信息资源

开发利用上资金和技术方面的难题，集中人力、物力、财力和信息资源，开发对中医药发展战略目标和学科建设发展具有重要意义的信息产品，使其在国内外有广泛的影响力。同时，采取必要的措施，引导中医药重要的数据库资源的开发，使低水平的状况得到改善。通过重点投入，支持这类信息产品的计算机化和联机服务，对开发信息资源大有益处。

（二）加强中医药信息软件开发的标准化、规范化是产业化发展的基础

随着中医药信息工作现代化、网络化和产业化需求的加强，中医药各专业信息的标准化、规范化工作已取得了很大成绩，但软件开发却没有一个相对稳定的标准和规范。这一方面是由于计算机技术是一个发展中的技术，软件开发环境不够稳定；另一方面则是由于大部分中医药信息的开发人员能力不高，质量意识和规范化意识不够，许多开发工作都是基于当前的需要而开发的散在的软件。这无疑是中医药信息产业化的一大阻力。目前计算机软、硬件技术仍处在高速发展的状态下，要一步到位制定完善的开发标准和规范是不太现实的，但可试着从下述几个方面进行：

1.中医药技术管理部门可制定一个初步的规范，在执行过程中再加以调整，调整的准则是紧跟国际主流，然后将信息综合反馈，供专门机构研究，循环往复，必将使中医药信息软件的标准与规范日趋完善。另外，各单位在进行中医药软件开发时，不要只从短期的实用出发，而忽视了远期的应用效果。如果现在开发的信息系统导致将来在进行数据交换和资源共享时，网络互联受阻，必然得不偿失，造成资源浪费，因此，应特别注意高层次接口问题。同时，软件中有关中医药信息的定义和编码应严格采用原卫生部颁发的信息分类编码。在与专业计算机软件人员合作时，还应加强本行业相关学科信息的标准化和规范化状况的宣传与执行。软件开发环境最好选择国际上有影响的主流软件。

2.改变重技术轻管理、重结果轻过程的状况。对中医药信息软件的质量管理与保证的政策措施，应当全面加以研究和配套推进，实现标准化管理。同时各中医药科研部门、高等院校可成立专门的中医药信息开发部门，在集中人力、资源组织开发的同时，应鼓励最新思想、技术的引进。为维护专业信息的权威性，在建设中医药实用、通用数据库时，应按照国际上主流数据库的模式开发。各单位的信息开发部门应相互沟通、相互合作，在必要的时候集中起来，共同努力，搞好中医药领域的信息化工作。

（三）加大加快高级复合型人才的培养是产业化发展的保障

和任何领域的信息产业化发展一样，中医药信息产业化发展必须融本专业知识和计算机知识为一体，技术含量相当高，尤其是产业化发展初期，会有一个相当长时期的信息资源的开发、积累、更新的过程，这就要求具备相对稳定、专业水平较强、业务素质较高的信息专职队伍。就目前情况来看，中医药专业人才的计算机应用水平都不够高，

而中医药信息领域中计算机专业人员的中医药知识又不够深厚，因此，中医药信息产业发展的根基不够牢固。要解决这个问题，应加大培养高级复合型人才的力度与数量，可采取的方式有各中医药院校应该创造条件开设中医药信息专业，或以委托培养，争取第二学士学位计算机应用授予权等方式，来培养中医药信息的专职人员。只有这样，中医药信息产业的发展才有保障，步伐才会越来越快，才会在不久的将来为中医药的国际化发展架起一座坚实的桥梁。

（四）建立合理的中医药信息产业运行机制是产业化健康发展的动力

自从计算机的应用进入中医药领域以来，不少中医药技术部门先后加入了中医药信息化工作中，中医专家系统、诊疗软件、医院管理软件、中医药各学科的软件及数据库等信息产品相继问世。但是，由于资金缺乏、技术力量不集中、对市场需求把握不够等主观和客观原因，在中医药信息化的一系列工作过程中存在着许多问题，致使许多中医药信息产品没有得到预想的市场，不能充分发挥自身的作用。同时，各自为政、部门分离、上下沟通不够、左右协调不力的现象也造成了资源闲置与信息资源不足并存的局面。尽管当前这个问题得到了更多的重视，但离产业化还很远。应在中医药信息产业化过程中，全面加强宏观调控，减少无序竞争带来的内耗，并在全行业整体上把握各类信息产品的市场容量，建立以应用需求带动信息产业发展的机制，集中人才、技术优势，全力开发本专业领域信息资源，以促进中医药信息化产业健康发展，为在我国早日形成一个世界中医药信息产品的生产基地提供动力。

第三节　中医药信息化产业创业指导

正确把握中医药信息化产业的市场趋势、市场需求和产品定位，抓住重点环节和机会，了解未来发展趋势，是开启中医药信息化产业创业的前提条件。

一、中医药信息化产业产品策略分析

从目前"互联网＋中医药"领域的发展来看，主要有以下几种模式：中药材电商、在线问诊、O2O 送药、O2O 推拿保健，以及通过互联网进行健康管理、中医媒体、中医教育及智能化设备等。

2008 年互联网中医药企业开始起步，集中在 B2B 模式的中药材领域的电商。2012年"互联网＋医疗"模式开始涌现，互联网中医企业数量开始增长。2013 年互联网中医企业爆发性增长，中医 O2O、中医在线诊疗等多种模式涌现。目前，从投资数量上看，中医 O2O、在线问诊、中医连锁获投数量最多。

传统的中医药产业链遵循种植→生产→销售的发展模式，存在中药材价格暴涨暴跌与中医药产品难以追溯其生产来源等问题，而"互联网＋中医药"全产业链的闭环发展模式，发展为中医药的生产→流通→销售→服务，弥补了传统中医药的产业链空缺，整体朝向以人为核心的方向发展，形成了以患者及医师为中心的产业布局。

随着移动互联网的不断迭代发展，特别是5G时代的到来，应用互联网等信息技术拓展医疗服务空间和内容，构建覆盖诊前、诊中、诊后的线上线下一体化医疗服务模式，中医的医疗服务将发生重大的结构性变化，"互联网＋中医药"领域技术创新在互联网医院、大数据、人工智能、治未病和中药材数据化方面，从产业化、商业模式创新和投资领域将会爆发式增长。

二、中医药信息化产业重点投资区域与产品分析

在当今社会背景下，中医药信息化产业有以下重点发展区域。

1. 中医服务大数据　对中医诊疗过程中产生的数据，包括患者的基本数据、电子病历、诊疗数据、医学影像数据、经济数据、医疗设备数据等，这些大数据是中医的重要资产。随着大数据研究、产业应用的快速发展，中医服务大数据的应用场景也越来越多，实现着不同主体的相互协同与推动。

中医服务大数据的应用领域主要有用药分析、病因分析、疾病预防、辅助诊断、临床及科研数字化等。特别是可以建立一定范围的中医服务大数据库，促进中医资源的开放共享、互联互通，整合形成统一的监管信息平台。

2. 中医人工智能　人工智能＋中医的应用，将患者全流程的数据，包括全息诊断、病因、方剂等结构化组织在云端数据库里，通过人工智能机器学习算法开发出一系列临床的辅助诊断和治疗工具，凡是需要数据采集的地方配套智能硬件发展"互联网＋中医"服务。

中医人工智能技术发展的关键是中医标准化和数据化，随着中医数据结构化的日趋完善和普及，借助结构化的电子病历、客观化的仪器、标准化的数据采集手段，在参考专家、典籍经验的基础上，辨证论治，对系统推荐的诊断、用药进行调整，由系统记录使用者的诊疗用药习惯，根据疗效反馈不断学习，构建中医人工智能系统。

3. "互联网＋治未病"　"上医治未病"是中医学的重要思想之一，未病先防，既病防变。中医讲究辨证施治、对证下药，而中医养生则以培养生机、预防疾病、保健长寿为目的。

对那些"感觉不舒服而又查不出病"的亚健康人群和一些慢性疾病，西医往往束手无策。而中医治未病的观念已深入人心，同时随着中医药的研究发展，中医的辨证治疗方法在慢性疾病等多方面治疗上更有优势。

亚健康人群可以通过互联网向中医医师咨询养生保健、推拿针灸、食疗药膳、节气养生等，也可以在移动互联网及新技术的帮助下，采集和录入饮食、运动、睡眠等数据形成用户健康档案，通过上传症状采集信息，实现健康检查和健康管理。

4. 中药材数字化　当前中医药极度依赖药材的质量，但中药材的问题已经成为影

响中医传承的隐患之一。中药材质量鱼龙混杂、参差不齐，上游的中药材往往经过五六道药材商，药材出问题也难以追踪溯源。各地的种植不规范、污染残留、药效不一等原因也让中药材的质量得不到保证。所以，建立中药材标准化种植体系，通过药材电商减少倒卖环节，形成数字化药材管理体系，对整个中医药行业就非常重要。

已经有不少的中药企业开始重视药材的质量，通过与一些药材基地合作或者自建种植中心来保证中药材的质量。同时利用"互联网＋中药材"的创新模式，提供中药材规范种植、道地药材溯源、供需信息发布、金融辅助等服务，解决中药材从种植到流通的各类问题，以保证药材质量。

三、中医药信息化产业投资注意事项与建议

医疗、医药领域存在特殊性，"互联网＋"的战略不能只是"＋"的概念，而在于互联网结合医药产业的创新模式。互联网医药投资也不同于其他领域的投资，不能只看数据，更要看其商业创新模式、市场环境和国家政策的趋势等。

互联网医药产品的商业模式由许多细节点共同构成，多点连线才能交织成一张模式网络。

1. 产品定位　考虑到医药行业的特殊性，按药品属性来对产品定位比较科学。药品大致分为处方药（RX）和非处方药（OTC）两类，通常情况下常见病和多发病需要的药品大多为非处方药，当然也有混合使用处方药的情况，慢性病多是需要处方药治疗。

针对两类药品，互联网医药用户的需求点是不同的，处方药需求点在于价格、支付、慢病管理，非处方药需求点在于疗效、药品指导、及时性。准确的产品定位更容易精准把握到用户，得到用户的认可。互联网医药产品要么就瞄准处方药（RX）市场，要么就瞄准非处方药（OTC）市场，不能混为一谈，产品越直接越精准越好。

2. 用户人群　找准用户人群才能有的放矢。用户人群属性太多，不容易找到准确的点来归类，但是生病是自然规律，几乎每个人都逃脱不了，所以按照年龄来划分用户人群较为科学。

首先，40岁是人生的分界点，这个年龄之下的人群一般不会经常生病，对药品的使用频率自然较低，而40岁以上的人群更容易生病，药品使用频次较高。随着社会压力增长、亚健康人群数量增多，慢性病已经悄悄低龄化，在青壮年人群中也是很常见的。

其次，40岁以下的人群是移动互联网的主力使用人群，占整体用户数的80%以上，而40岁以上的人群大多数是不会使用移动互联网产品的。另外，年轻人才是产品传播的主要人群和受众。

年长者是药品使用的主要人群但不是移动互联网产品使用人群，年轻人使用互联网频繁但不是药品使用的主力人群，这是一个矛盾点。因此，互联网医药产品需要找到一

个平衡点或是创造一个方法，有效地解决这一问题。

3. 解决痛点 互联网医药用户的刚性需求被满足，是产品最核心的价值。这个痛点在不同的药品分类市场是不同的，针对不同人群满足其不同的需求，才能有效把握这部分用户的心理，才能让产品有生命力。

药品需求的实质是对健康服务的需求，做互联网医药产品不能拿其他行业的模式来做，药品不是简单的商品，必须以健康服务为核心，为用户提供有效的解决方案。

另外，传统医药行业千百年来的传承已经被消费者认可和习惯，互联网医药需嫁接互联网优势来优化传统产业、实现产业升级，使其在互联网时代能够满足更多人的需要。做互联网医药产品其实也是回归商业本质，一个好产品搭载一个好服务，自然会受到用户的推崇。

很多互联网医药产品解决了药品"最后一公里"的难题，这是一件好事，将用户体验优化，不用出门便可以买到药品。但这并不是全部，药品配送仅是服务体验的一个小环节，远远够不上健康服务这个大课题。

综合来看，互联网医药产品清晰的定位、准确的用户人群和切实解决市场痛点的商业模式，才是投资最重要的考量标准。同质化产品投资只能拼钱，如果想要投资一个真正有价值、有前途的产品，还是要看该产品的创新商业模式。

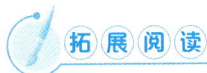

拓展阅读

互联网巨头纷纷拥抱中医药

2021年6月，京东健康中医院上线暨中医会诊中心正式成立，并聘请多位国医大师、国家级名老中医入驻。一方面，国医大师、国家级名老中医等中医专家及三甲医院的医生，能为患者提供线上问诊、线下绿色通道预约挂号等服务；另一方面，中医会诊中心也会以专家团队会诊的形式面向患者，共同为患者提供线上线下一体化的解决方案。

据悉，京东健康中医院会诊中心设置了国医大师传承工作室、名老中医工作室，还基于专家学术特点和专长领域，建立肾病、呼吸、男科、肿瘤、内分泌、妇科、心脑血管等各中医专家中心。在为患者提供专家在线问诊、团队会诊等服务的同时，京东健康中医院还上线了中药饮片开方等特色服务。医生可在平台上为患者开具中药处方，包括中药饮片、颗粒剂、粉剂、水丸、蜜丸及膏方等，满足更多患者对不同剂型的需求。目前，京东健康已实现中药开方、抓药、代煎、送药的一站式在线服务。

"通过线上会诊中心和线下医疗机构相结合，以及基层医生与名医对接的方式，我们可以盘活当地中医医疗资源，提升当地的中医医疗水平。"京东健康中医院院长李希牧表示，将制定中医优势病种的标准化治疗方案、中药饮片等级标准，提高线下区域的药材质量，解决老百姓的用药问题，进一步降低看病成本。

无独有偶，日前，国内领先的慢病管理平台医联也正式上线中医科慢病管理服务。

医联相关负责人介绍，中医的特色就是讲究辨证治疗，兼治标本，尤其中医的舌诊特别适合复诊患者。这就使广大基层患者在家中就能获得高水平的专业线上医疗指导，减少了长途旅行的劳苦奔波，大幅度减少了医疗开支。同时，平台可以开具中药制剂，直接送药到家，省时省力。

据介绍，目前医联平台已经有将近 2000 名中医名医入驻，可为患者提供在线问诊、图文咨询、舌诊、处方开具、续方抓药等专业科学的中医领域慢病管理服务。

（案例来源：中国新闻网 2020 年 6 月 11 日报道）

大健康时代中医药电商优势明显

中医药行业认识到了"触网"的重要性。7 月 17 日，固生堂中医与腾讯智慧零售签署战略合作协议，内容范围涵盖中医行业各类数字化应用场景，以及云计算、大数据、人工智能等底层技术。

据悉，腾讯将向固生堂中医提供"总部研发团队＋实施服务团队"的战略服务，保证固生堂中医智慧零售建设的前瞻性和领先性，成为企业信息中心的重要补充力量。此外，双方将通过密切协作，共同构建支撑固生堂中医战略发展的数字化平台，助力固生堂中医在新时期顺利实现企业数字化建设；双方优势互补，打造固生堂中医数字化核心竞争力。

广州白云山陈李济药厂有限公司副总经理夏湘龙表示，"互联网＋"及大数据等技术的快速发展，为传统医药企业带来更大的便利，通过"互联网＋"释放潜能，中医药迎来实现跨越发展的机遇期。以陈李济普生电商服务平台为例，该平台自 2014 年成立以来，年销售规模已由最初的 2000 万元突破至 9000 万元。

广州市委书记张硕辅日前到陈李济调研中医药工作情况时表示，广州作为岭南中医药的主要发源地和聚集地，中医药发展基础扎实、优势明显。下一步应提升中医药服务质量水平，加强治未病体系和中医优势专科建设，创新"互联网＋中医药"新型服务模式，为群众提供更加优质的个性化服务和全生命周期服务。

"机遇与挑战的碰撞，刺激产业链上下游企业将目光转向电商。通过 AI 加持、数字化手段赋能，提升传统医药企业在数字时代的竞争力，让老字号大品种焕发新活力。"阿里健康大药房医药连锁有限公司总经理刘恒浩说。

近年来，越来越多的传统中医药企业开始打通线上渠道。阿里研究院发布的 2018《中华老字号品牌发展指数》研究报告显示，老字号百强品牌榜单中，中医药行业企业 16 家，较 2016 年的 10 家有明显提升，同仁堂、东阿牌、片仔癀、佛慈快速上榜。值得一提的是，云南白药的名次从此前的第 9 位升至第 3 位，马应龙从此前的 69 位上升至 18 位，鹤年堂从 94 位升至 62 位，而新上榜的同仁堂排在第 4 位，东阿第 9 位，片仔癀也排在 23 位。

（资料来源：腾讯网）

"十四五"时期中医药信息化发展的主要任务

根据国家中医药管理局2022年11月印发的《"十四五"中医药信息化发展规划》，"十四五"时期，中医药信息化发展的主要任务如下：

1. 夯实中医药信息化发展基础

（1）加快信息基础设施提档升级：以绿色集约、高效智能、应用驱动、可信可用为导向，依托现有资源加强国家和省级中医药数据中心建设，深度应用新一代信息技术，协助中医药主管部门开展信息化相关工作。加强全民健康保障信息化工程中医药业务平台应用及完善，鼓励各级中医医疗机构规范接入区域全民健康信息平台，探索构建与区域全民健康信息平台互联互通的中医药信息平台，畅通部门、区域、行业之间的数据共享通道，增强数据管理和应用能力。中医医院完善医院信息平台功能，整合医院内部信息系统，推进新一代医院数据中心建设，在保证网络安全与数据安全的前提下，探索医院信息系统云上部署。

（2）强化网络和数据安全防护：坚持安全和发展并重，全面贯彻《网络安全法》《数据安全法》《个人信息保护法》等法律法规，落实党委（党组）网络安全与数据安全责任制，压实主体责任。在国家卫生健康委网络安全和信息化工作领导小组框架下，推进落实关键信息基础设施保护、等级保护、数据分类分级安全管理、个人隐私保护、安全审查、数据风险评估、监测预警和应急处置等各项工作，强化网络安全态势感知、事件分析和快速恢复能力，支持发展社会化网络安全服务，形成多方共建的网络安全防线，全面提升中医药行业安全保障能力。

（3）推进中医药信息标准应用：健全中医药信息标准体系，优先制修订中医药分类编码、系统共享、数据治理、数据安全等信息标准及中医药统计指标元、中医医疗服务统计数据标准，加强与医疗健康信息标准协同对接，培育发展团体标准。发挥学术团体、行业协会的作用，多形式开展标准应用推广培训、实施咨询服务，强化中医病证分类与代码、中医医院信息化建设相关标准的应用。积极参与国际标准化组织和WHO的标准化活动，提升参与中医药信息国际标准化活动的能力。

2. 深化数字便民惠民服务

（1）加强中医医院智慧化建设：将信息化作为医院基本建设的优先领域，鼓励各地开展智慧中医医院建设，探索建立首席信息官制度，推进医疗业务协同、激活数据要素价值、实现精准决策，建成一批电子病历、智慧服务、智慧管理一体化的具有示范引领作用的智慧中医医院。鼓励各地研发应用中医电子病历、名老中医传承信息系统、中医智能辅助诊疗系统等中医药特色系统，推广智慧中药房等服务模式。加强中医医院数据质量体系建设，构建中医医院主数据管理系统，强化中医病案首页数据质量控制。推动各地加大对县级中医医院信息化支持力度，建设以医院管理和中医电子病历为重点的医院信息系统，涵盖便民服务、医疗服务、医疗管理、运营管理等功能，实现临床诊疗与患者服务的有机衔接，推进通用信息系统开发及试点应用。

（2）推动中医药健康服务与互联网深度融合：进一步贯彻落实国务院办公厅《关于促进"互联网＋医疗健康"发展的意见》，持续开展"互联网＋医疗健康""五个一"服务行动，推进10项服务30条便民惠民措施落地落实，建设中医互联网医院，发展远程医疗和互联网诊疗，推动构建覆盖诊前、诊中、诊后的线上线下一体化中医医疗服务模式。加强信息化支撑中医药参与新发突发传染病防治和公共卫生事件应急处置力度。

（3）优化中医馆健康信息平台：继续推进中医馆健康信息平台建设，强化业务功能一体化集成，推进与基层医疗卫生机构信息系统集成应用，持续完善中医药知识库和视频课程内容，增强中医适宜技术、中药处方的智能推荐。鼓励各地发挥省级中医药数据中心引领作用，试点联通基层中医医疗机构，积极扩展本地化功能。

（4）做优智慧中医医联体：鼓励中医医院牵头组建的城市医疗集团、县域医共体开展智慧化建设，统一建设部署医院管理、医疗服务等信息平台，实现医联体内双向转诊、检查检验结果实时查阅互认共享等。医联体牵头中医医院发挥技术辐射带动作用，探索构建远程医疗中心、共享中药房，提供远程医疗服务和统一规范的中药药学服务。发挥移动互联网、大数据等在分级诊疗中的作用，推动中医医疗信息共享和服务协同。

3. 加强中医药数据资源治理

（1）强化中医药政务服务和管理：根据国家政务信息化有关要求和标准，建设中医药政务信息化网络，推进跨地区跨部门业务应用管理。广泛运用互联网、大数据、区块链等新一代信息技术进行行政管理，有效提升国家中医药局直属机关及各级中医药主管部门的管理效能。坚持顶层设计与试点应用相结合，积极稳妥推动新一代信息技术广泛应用，按照应上尽上原则，推动行政管理业务网上办理，推进业务流程优化、行政管理模式创新，促进线上线下业务融合发展。强化公立中医医院绩效考核信息系统建设及应用，推动中医医院提升管理水平。

（2）实施国家中医药综合统计制度：贯彻实施国家中医药综合统计制度，加快建设制度完善、方法科学、过程可控的中医药综合统计体系，制定中医药综合统计调查指标体系、分析评价指标、管理制度等。加强中医药综合统计调查部署、数据采集、数据存储、数据处理、数据评估、统计分析、发布共享等全流程制度化、规范化管理。开展中医药相关专项统计试点和预调查。

（3）建设中医药综合统计信息平台：依托现有资源建设国家、省级中医药综合统计信息平台，逐步建立完善中医药统计直报系统。加强数据源头治理，建设数据采集报送、传输处理、存储管理、发布共享等信息系统，形成数据上下流通的循环体系。建立完善中医药综合统计数据质量控制、评估和反馈机制，开展统计数据质量评估、监督检查，防范和惩治统计造假、弄虚作假。

（4）推动中医药统计数据开放共享：构建统一规范的国家中医药数据资源目录体系，加强与业务应用系统协同共享，初步建成中医药综合统计数据资源库。探索建立中医药综合统计数据汇交、协同机制，与卫生健康等统计信息安全共享机制。研究中医药统计数据资源分类、分级、分域开放应用，开展深度分析挖掘，建立统计数据定期发布机制，稳步推动数据资源共享开放。

4. 推进中医药数据资源创新应用

（1）加快中医药关键数字技术攻关：利用大数据、人工智能等新一代信息技术加强名老中医学术经验、老药工传统技艺等活态传承，支持中医学术流派发展。依托现有数字平台建设国家中医药古籍数字图书馆，建立中医药传统知识保护数据库，构建中医古籍人工智能技术应用平台和中医药知识服务系统。针对制约发展的关键问题，依托高水平研究机构、高等院校、中医医院以及中药创新企业，开展政产学研用协同创新，鼓励和支持智能中医设备研发及应用。支持建设国家中医药博物馆数字馆。

（2）助力中药质量控制水平提升：基于第四次全国中药资源普查，持续开展中药资源动态监测，不断充实全国中药资源基础数据库，有序推进中药资源基础信息共享应用。推进中药材、中药饮片、中成药信息化追溯体系建设，基本实现中药重点品种来源可查、去向可追、责任可究。加快中药制造业数字化、网络化、智能化建设，提升中药饮片、中成药自动化、智能化生产水平。

（3）创新中医药数字教育新模式：推动构建网络化、个性化、终身化中医药数字教育体系，完善中医药继续教育网络平台，推动中医药在线开放教育资源和移动教育应用软件开发，开设在线课堂和远程学堂。鼓励各地推动互联网技术与医教协同的融合应用，开发多样化在线开放课程。

（4）推动中医药文化数字化建设：鼓励中医药机构将中医药文化资源数据采集、加工、挖掘与数据服务纳入经常性工作。加强中医药领域数字出版、文化资源库、数字文化传播平台等建设，增强中医药数字内容的供给能力。加强网络原创优质内容建设，丰富中医药数字化文化产品创制，推动搭建数字化文化体验的线下场景，扩大中医药文化资源的开放范围。

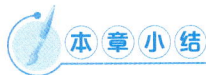

本章小结

中医药信息化是深化中医药产业发展的重要途径。加强中医药信息化产业发展应围绕着加强中医药信息平台建设、统筹中医药业务应用系统建设、提升中医医疗信息化服务保障能力、促进中医药健康大数据应用发展、推动"互联网＋中医药"服务、加强中医药信息化保障体系建设等方面进行。中医药信息化产品主要包括中药材电商、在线问诊、O2O送药、O2O推拿保健，以及通过互联网进行健康管理、中医媒体、中医教育及智能化设备等。在开展中医药信息化企业创业前，要注意从用户人群、产品定位、解决痛点等方面深入剖析。

课后思考练习

1. 中医药信息化产业的基本任务是什么？

2. 中医药信息化产业目前发展现状怎样？

3. 中医药信息化产业中有哪些具有市场前景的项目产品？

第十三章 中医药健康旅游产业创业指导

励志名言

成功的秘诀，在永不改变既定的目的。

——卢梭

内容提要

中医药健康旅游产业是以具有药用作用的动植物及中医药文化景观为旅游对象，以传播弘扬和创新发展传统中医药为目标，同时与传统自然观光旅游产业及健康服务产业相统一并融合，是集旅游、度假、休闲、购物、文化文娱、养生、保健、疗养、康复、科普、科考等为一体的新型产业。中医药文化及中医药产业与旅游产业、文化创意产业等进行有机融合，以提供中医药文化传播及养生保健、健康等服务为主题的创意旅游新业态及其产业链条。中医药旅游业处于刚起步阶段，市场规整度低，挑战与机遇并存。

学习目标

1. **知识目标** 了解中医药健康旅游产业的概念、产业分析和投资创业重点。
2. **能力目标** 培养中医药健康旅游产业市场分析能力。
3. **思政目标** 引导大学生树立崇尚自然与健康的人生理念。

案例引导

举办中医药森林康养论坛助推健康旅游产业发展

2019年3月26日，以"生态北川，康养圣地，辛夷为媒，共享健康"为主题的中医药森林康养发展论坛在北川羌族自治县举行。此次活动由北川羌族自治县人民政府、四川中医药高等专科学校、中国食品药品监管杂志主办，四川省中医药职业教育协会、四川省中医药职业教育集团、北川羌族自治县卫生健康局、北川羌族自治县中羌医医院、绵阳市药王谷旅游有限公司共同承办。国内中医药康养知名专家、学者、康养企业负责人、高校师生代表100余人参加论坛。

中国养老学科创始人、成都中医药大学养生康复学院名誉院长马烈光，中国中医科学院中药资源中心产业室副主任杨光，成都中医药大学养生康复学院院长金荣疆等专家，分别以《老年养生大要》《中医药监看服务产业发展趋势的思考》《发挥中医药特色，加快森林康养产业发展》为题，现场作主题报告和专题交流。与会人员围绕四川省中药资源、绵阳地区道地药材、中医药森林康养产业开发与发展路径进行了交流，共同研讨中医药森林康养旅游融合发展模式。

近几年来，四川中医药高等专科学校坚持"跳出校园抓教育、围绕民生办教育"的办学方针，在做好教书育人的同时积极服务地方经济发展，2018 年 8 月，学校与北川羌族自治县人民政府签订校地合作协议，在人才培养、康养产业等方面就地取材、因地制宜，深化"医教研学产文旅"七位一体协同发展，利用高校中医药人才资源将北川中羌医药资源优势向产业优势转化，并将中羌医药资源深度融合进行旅游文化资源开发。目前北川县已成功进入国家首批"全域旅游示范县"创建单位，立足地理旅游优势，抓住国家对中医药、康养事业大力支持的机遇，全面推进区域性森林康养服务体系建设，使旅游产业转型升级。此次论坛作为合作的开篇，将积极推进中医药康养创新发展，鼓励各类林业、健康、养老、中医药等产业基金进入森林康养产业，实现产业多元化、多节点发展。

案例导学

健康旅游产业围绕"医教研学产文旅"七位一体协同发展，应充分挖掘当地的资源优势，打造特色亮点，尤其是要充分发挥中医药特色优势，大力开发中医药与健康旅游服务相结合的产品、设施、场所，既发扬中医药传统文化，也要用好中医药现代科技，深化落实传统旅游行业的产业转型与升级。

（资料来源：四川中医药高等专科学校创新创业学院提供）

第一节　中医药健康旅游产业概论

中医药健康旅游是在现代兴起的发展性的、综合性的、以丰富的中药资源和文化底蕴为载体的健康旅游新形式，是集中医药文化、中医药产业、旅游产业、健康服务业于一体的健康旅游发展新模式，是以提供中医药文化传播、健康养生、休闲旅游等服务为主题的健康旅游新产业，将传统养生文化和旅游休闲方式结合，更好地满足人们日益增长的健康旅游需要。中医药健康旅游具有地域性、医疗保健性、文化底蕴浓厚的特点。

一、中医药健康旅游产业的概念与特点

产业是企业的集合，是由某种属性相同的企业组合在一起的集合。相同属性可以是生产同一类产品，或者具有同样的技术，或者是面向同样的客户。国际上通用的是三次产业分类法，即第一产业为农业，第二产业为工业，第三产业为流通和服务业两部分。

中医药健康旅游产业属于第三产业。

中医药健康旅游产业是以具有药用作用的动植物及中医药文化景观为旅游对象，以传播弘扬和创新发展传统中医药为目标，同时与传统自然观光旅游产业及健康服务产业相统一并融合，是集旅游、度假、休闲、购物、文化文娱、养生、保健、疗养、康复、科普、科考等为一体的新型产业。中医药健康旅游产业将中医药文化及中医药产业与旅游产业、文化创意产业等进行有机融合，以提供中医药文化传播及养生保健、健康等服务为主题的创意旅游新业态及其产业链条。

中医药健康旅游产业实质上是以旅游者为主体的中医药旅游活动，无论是侧重健康还是侧重文化，他们共同强调的都是"产业融合"。由于中医药产业与旅游产业的综合性及相关带动性强的特点，中医药健康旅游产业除了中医药产业与旅游产业以外，还涉及健康产业和文化创意产业，即中医药健康旅游产业是中医药产业与旅游产业、健康产业、文化创意产业等的有机融合，是以提供中医药养生保健、医疗康复、文化体验等服务为主题的旅游新业态。

中医药健康旅游是以旅游者强身健体、修身养性为目的，在闲暇时间到异地进行的以中医药为主题的旅游体验活动。中医药健康旅游以中医药产业构成要素为资源基础和活动对象，同时也可提供医学治疗服务，以放松身心、缓解工作精神压力、改善身体健康状况为主要特征。

中医药健康旅游产业以中医药文化、健康旅游、养生旅游、医疗旅游等多种元素结合为主要表现形式，同时与文化产业相结合。由于中医药健康旅游的目的是为了健康，因此涉及健康旅游；旅途中游客会选择以中医药的方式进行养生，因此涉及养生旅游；而有些游客会在旅游过程中进行中医药治疗，因此又涉及医疗旅游。可见，中医药旅游是一个较为综合、复杂的系统，与健康旅游、养生旅游、医疗旅游之间互有交叉。从范畴上看，健康旅游涵盖的范围最广，包含以健康为目的的各种形式的旅游活动，如体育旅游，其属于健康旅游的一种，但又不同于其他旅游方式。中医药旅游与之交叉之处是中医药旅游中既有养生保健部分，又有医疗部分。养生保健旅游倾向于防病，医疗旅游倾向于治病，中医药旅游则二者兼备。

因此，综上所述，中医药健康旅游产业作为中医药健康服务业与旅游业跨界融合的新业态，是中医药的延伸和旅游业的拓展，是集中医药与旅游于一体的新兴产业。中医药健康旅游是指以中医药文化传播和体验为主题，以良好的自然环境和优秀的人文资源为依托，通过多种旅游活动方式达到健康促进、疾病防控、文化传播的目的，满足人们日益增长的健康服务需求。中医药健康旅游产业是中医药与传统旅游休闲产业融合的新兴业态，是中医药服务业的延伸和旅游业的扩展，具备医疗服务、中医药资源、旅游资源、生态环境资源等发展要素。

二、中医药健康旅游产业的基本任务

以旅游链为例，包含中医药主题酒店、药膳养生、中医药景区、中医药购物等等，中医药景区主要包括全部以中医药为主题的景区和部分以中医药为主的景区，如四川绵阳北川的药王谷北川药王谷辛夷花大酒店是我国第一个中医药养生的主题酒店，地坛中医药养生文化园是我国第一家以中医药养生文化为主题的主题公园。崇尚自然、回归自然成为当今旅游消费的新理念，而讲求天人合一、养生保健的中医药"绿色疗养"旅游，成了国内外游客喜好的方式之一。

中医药健康旅游产业的基本任务，主要在于让我国中医药文化得以传承和发展，提高民族自豪感和文化自信心；同时带动相关产业的融合，让人们提高对中医药旅游的认识，给旅游业注入新的生机，带动相关文化创意产业的发展。

我国中医药文化历史悠久，资源丰富，如传统医药类国家非物质文化遗产项目、中医药类博物馆、全国中医药文化宣传教育基地等；另外，还有许多中医药技能、中医药民俗被列为我国甚至世界级非物质文化遗产。例如，联合国教科文组织于 2010 年 11 月 16 日通过中国申报项目《中医针灸》，将其列入"人类非物质文化遗产代表作名录"。列入我国非物质文化遗产的这些物质与非物质文化遗产有很多已经成为旅游资源，但是还有很多未与旅游产业融合。将这些文化遗产融入旅游产业，为旅游产业的发展注入新的内容与活力，形成独具特色的中医药文化旅游产品，提升旅游产品的品质，同时也有助于弘扬传统中医药文化，提高民族自豪感和文化自信心，这就是中医药健康旅游的主要任务。

三、中医药健康旅游企业的设立和管理规范

1. 企业和旅游企业　企业一般是指以盈利为目的，运用各种生产要素（土地、劳动力、资本、技术和企业家才能等），向市场提供商品或服务，实行自主经营、自负盈亏、独立核算的法人或其他社会经济组织。

旅游企业是从事旅游经济活动的独立单位。在我国则是在国家统一领导下，具有相对独立性的从事旅游经济活动的经营单位。作为经济实体，其依法成立，以营利为目的，自主经营、自负盈亏地从事旅游服务。

2. 中医药旅游企业的设立　企业的设立需提供以下资料：个人资料（身份证、法人户口本复印件或户籍证明、居住地址、联系电话）；注册资金；拟注册公司名称若干；公司经营范围；注册地址房产证、租赁合同。办理流程：①企业名称核准；②刻章，验资；③办理营业执照；④办理组织机构代码证；⑤办理税务登记证；⑥开立银行账户；⑦买发票。

设立一家中医药旅游企业必须具备以下条件：固定的营业场所；必要的营业设施；经过培训并持有省、自治区、直辖市以上人民政府旅游行政管理部门颁发的资格证书的

经营人员；注册国际旅行社资本必须达到国家所规定的金额。满足以上条件之后才能注册一家中医药旅游企业。

3. 中医药旅游企业的管理规范 企业规章制度又称企业管理规范，是企业管理中各种管理条例、章程制度、标准、办法、守则等的总称，是用人单位行使日常管理权的重要依据。它是用文字形式来规定管理活动的内容、程序和方法，是企业管理的准则，也是全体职工的行为规范。每个企业都有自己的实际情况，制定一套既符合国家法律又适合企业实际的规章制度，用于用人单位实现劳动用工管理的科学化、规范化，构建和谐稳定的劳动关系，是十分重要的。企业管理规范作为员工的行为守则，必须具备以下特征：规范性、强制性、科学性、相对稳定性、群众性。

企业管理规范化，是指依据企业开展管理事务的规范运营框架或流程，形成统一、规范和相对稳定的管理体系，并在管理工作中按照这些组织框架和运营流程实施，以期达到管理动作的井然有序和协调高效。企业规范化管理是建立在企业管理规范化的基础上，依照企业的运营流程或框架对组织体系进行建设和管理，解决企业管理中的集权与分权、人治与法治。企业规范化管理要求对企业运营的流程形成制度化、流程化、标准化、表单化及数据化；要求企业建立以责、权、利对等为基础的管理框架，通过这种规范化的建设，使企业常规的事件纳入制度化、数据化、流程化的管理，以形成统一、规范和相对稳定的管理体系，以此提高工作质量和工作效率，达到保障企业的正常运营的目的。规范化管理在企业运作上涉及战略规划与决策程序、组织机构、业务流程、部门和岗位设置、规章制度和管理控制等多个方面；规范化的内容简单地说就是"五化"：制度化、流程化、标准化、表单化、数据化。

中医药健康旅游企业作为我国企业的一种类型，以上内容同样适用。

第二节　中医药健康旅游产业分析

随着社会发展和经济水平的提高，人们越来越重视身心健康，维护健康的方式也越来越多样化，中医药旅游成为人们追求健康生活的一种选择。中医药健康旅游产业是以中医药为主题发展起来的新兴旅游产业，是中医药产业与旅游产业相互融合的结果。

一、中医药健康旅游产业的分布

中医药健康旅游产业是旅游产业的一个分支，旅游产业是中医药健康旅游产业发展的基础，是中医药产业重新焕发生机的重要方式与手段。中医药产业将赋予旅游产业新的内涵，成为旅游产业发展的新内容。中医药健康旅游产业发展模式与旅游产业发展模式密切相关，旅游产业本身是一个综合性产业，旅游产业与其他产业的融合形成了多种旅游产业形式。中医药健康旅游产业同样是中医药产业与旅游产业的融合与发展，其发展模式的基础是产业融合。中医药健康旅游产业的发展既包括产品、企业等数量上的增长，也包括产业结构的调整、变化、更替和产业主导位置等方面的变化。

由于各相关行业对中医药健康旅游的认知度不高，参与到中医药健康旅游产业当中的相关企业还比较少。但是通过各级政府颁布的中医药旅游产业发展政策的大力推动，结合人们的健康养生旅游需求，越来越多的省份开始将中医药养生服务嵌入到旅游发展中。总体而言，我国中医药健康旅游产业的供给与需求都处于起步阶段。

（一）我国拥有丰富的中医药旅游资源

中医药旅游资源是中医药旅游产业发展的前提和基础。中医药旅游资源是中药资源的旅游化及在中医药资源本初功能的基础之上添加融入或开发旅游功能，因此中医药旅游资源是指中药相关或以中医药为主体并用于旅游业的各类资源。我国中医药资源非常丰富，能够被旅游业所利用的种类很多，根据中医药产业链构成，可以将中医药旅游资源分为中医农业旅游资源、中医药工商业旅游资源、中医药文化旅游资源、中医药生态旅游资源和其他中医药旅游资源，如中医药体育旅游资源等。

1. 中医药农业旅游资源　是指与中药农业相关并用于旅游业的资源，包括中药材资源、药用植物园及重要农业遗产三类。中药材资源当中非常重要的一部分就是延续了几百，甚至上千年的道地药材，我国拥有道地药材约 460 余种。为了让人们近距离地了解中药材，我国建立了 70 余座不同规模、不同性质的药用植物园。在我国，中药材的栽培历史悠久，中药材属于大农业中的重要组成部分。以东北三省为例，当地的中药材资源丰富且优质，可以原生态的中药材资源及良好的生态环境为依托开展中医药健康旅游。东北地区大部分属于寒温带和温带的湿润和半湿润地区，区内森林茂密，气候冷凉湿润，分布的动植物品种虽较少，但珍贵和稀有的药用动植物种类多。东北三省的主要中医药优势在于拥有一大批道地药材，这些道地药材被称为"关药"。主要品种有人参、西洋参、细辛、关木通、五味子等。长白山地区为我国北方重要的药材产区，有"世界生物资源金库"之称，药用植物 900 多种，占整个东北地区药用植物种类的 56.25%。长白山也是世界同一纬度地带生物物种最丰富的地区，是我国大的自然保护区之一，也是闻名世界的自然保护区之一。

2. 中医药工商旅游资源　是指用于旅游业发展的中药工商业资源，包括传统医药类中国工业旅游示范点、传统医药类中华老字号企业、全国中药材批发市场等。商务部先后评选了两批共计 1129 家中华老字号，其中医药类企业共计 128 家，占中华老字号企业的 11.34%；除了内蒙古、海南、西藏、青海、新疆外，其余 26 个省域都有医药类中华老字号企业；但是医药类中华老字号企业的数量在全国各省份的分布极为不均，相对来讲，经济发达地区的医药类中华老字号企业更多，东部地区远远多于西部地区。从 1996 年开始，国家中医药管理局、原卫生部、原国家行工商行政管理总局先后批准成立了 17 家全国中药材批发市场，分布在全国 15 个省份部分中药材市场的所在地，它们自古就是"药都"，从事中药材批发，已近千年历史，如杭州、安国、渝州、樟树等。

传统医药类中华老字号企业具有悠久的历史，品牌知名度、美誉度、忠诚度高。应当继续推进我国中医药工商旅游业发展的进程，将中医药类中华老字号企业纳入工业旅游示范点，大力推动中华老字号企业推出旅游接待功能，宣传企业的文化、历史，同时也弘扬我国中医药文化。另外，老字号企业销售的中成药，具有地方特色，同时店铺又具有较高的信誉，能够获得旅游者的信任，从而推动我国中医药健康旅游的开展。

山东东阿阿胶旅游——"阿胶世界"是首批国家工业旅游创新单位和首批国家中医药健康旅游示范基地，其是一个旅游综合体，主要依托山东东阿阿胶集团股份有限公司。"阿胶世界"主要包括东阿阿胶体验工厂、中国阿胶博物馆、东阿阿胶城等景点。除此之外，还有阿胶文化主题酒店、阿胶养生体验酒店，酒店的主题是阿胶，既包括阿胶美食，也包含与阿胶有关的文化景观。

3. 中医药文化旅游资源　是指与中医中药相关的用于旅游业发展的物质和非物质文化资源。包含传统医药类国家级非物质文化遗产、中药医类博物馆、全国中医药文化宣传教育基地、中医药节庆会展等。此外，在我国几千年的历史当中，名医辈出。这些医家不仅为百姓医病诊疗、著书立说，而且留下了许多相关遗迹，供后人瞻仰。与其相关的旅游资源包括名医墓、名医纪念祠、名医著作，以及与名医相关的各类文艺作品等。

4. 中医药生态旅游资源　地球上有三大生态系统——森林、海洋、湿地，湿地被称为"地球之肾"，森林被称为"地球之肺"，海洋被称为"地球之心"。温泉、药用植物园等资源，都可以成为发展中医药生态旅游的重要支撑条件。

中医药生态旅游产品是"中医药＋生态旅游"的组合，可重点开发中医药森林旅游、中医药温泉旅游、中医药湿地旅游、中医药观光旅游等。

森林里空气清新、负氧离子浓度高，树木具有清香、杀菌等功效，对游客来说是非常好的选择。尤其是许多森林公园距离城区较近，适合周末及小长假度假、休闲。中医药森林旅游是指以森林公园为依托，结合中医药主题要素，为游客提供中药材辨识、采摘体验、森林疗养、药膳品尝、养生客房住宿等服务的旅游活动。森林疗养的主要方式是森林浴，即沐浴森林中的新鲜空气。药膳品尝是根据旅游者的不同身体情况，利用森林中的野菜、野果、中药材等进行烹饪加工，提供药膳品尝服务。通过食、住、游、购、娱等环节与中医药主题充分融合，拓展中医药森林旅游的产业链，丰富中医药森林旅游产品的内涵。

（二）我国已开发多种中医药旅游产品

我国中医药旅游资源丰富，针对中医药旅游市场需求已经开发出多种中医药旅游产品。

旅游活动具有综合性的特点，各类中医药旅游产品往往出现在同一条旅游线路当中，很难将其截然分开。一次中药旅游活动中，既包括参观游览，也包含医疗体验、保健养生，可能还会包含一定的中医药购物活动；而且，全国各省的中医药资源数量、种类、特色也各不相同。目前，国内旅游和入境旅游的中医药产品主要集中在中医药文化旅游、中医药医疗旅游和中医药养生保健旅游方面，国内目前较为成熟的中医药旅游产品包括：①北京依托中医药文化旅游示范基地，与各大旅行社联合开发的中医药养生文化旅游、中医药高端定制旅游和中医药医疗旅游三大类别；②广东依托全省中医药养生旅游示范基地而开展的生态类、人文类、体验类中医药旅游活动；③广西依托药用植物园、巴马长寿村、民族医药研究院开发的中医药观光旅游、长生长寿养生体验旅游、民族医药特色旅游等。

（三）我国中医药健康旅游产业已形成多种业态

根据中医药产业链与旅游产业链的组合，中医药旅游产业的发展具有多种业态。以中医药产业链为例，包含中医药农业旅游、中医药工业旅游、中医药文化旅游等；而中医药农业旅游当中又分别以具体的中药材种植地、中药材之乡、药用植物园、中药材小镇为载体，可以开发中医药乡村旅游、中医药创意旅游等产品。以旅游产业链为例，则包含中医药主题酒店、药膳养生、中医药景区、中医药购物等；中医药景区主要包括全部以中医药为主题的景区和部分以中医药为主的景区，如四川绵阳北川的药王谷，其中的北川药王谷辛夷花大酒店是我国第一个中医药养生主题酒店；北京地坛中医药养生文化园是我国第一家以中医药养生文化为主题的主题公园。

二、中医药健康旅游产业发展状况

我国中医药旅游资源极为丰富，中医药旅游产品、中医药旅游产业业态和中医药旅游需求多样，但是由于我国中医药旅游产业发展还处于初级阶段，存在较多问题，严重制约和阻碍了我国中医药旅游产业的发展。

1. 中医药旅游资源的分类相对简单，仅从中医药自然旅游资源和中医药文化旅游资源两个方面进行了挖掘和评价。中医药旅游资源是中医药旅游产业发展的前提和基础，虽然我国中医药旅游资源丰富，但截至目前，无论从国家角度还是从地方政府角度均未有系统的中医药旅游资源的数据。

2. 中药旅游产品雷同，缺乏特色。我国中医药旅游产业仍处于起步阶段，中医药旅游项目或产品尚处于浅层次开发，模式单一，深度也不够，在内容、形式、旅游路线、销售方式上都存在着明显的雷同性，各个中医药旅游景点的服务种类虽多，但总体上还是以参观游览为主，缺乏产品和地方特色。

3. 中医药旅游产业发展基础薄弱。中医药旅游产业的发展需要各行各业的共同参与，然而由于缺乏对中医药旅游产业的发展共识，进入到此行业的企业机构比较少。同时，人们对中医药旅游的认知度也非常低。此外，我国中医药旅游产业的发展还存在与相关产业融合度不够的问题。

4.中医药旅游服务水平低、口碑差。中医药旅游的核心是服务水平与服务质量，我国正规医疗机构的中医医疗水平毋庸置疑，但是中医药旅游产业的发展不仅是中医医疗，还包括很多其他的方面，这就要求从业人员不仅要有中医药知识，还要具备旅游知识。目前来看，很多从业人员中医药专业知识欠缺，导致了中药服务水平降低和游客满意度下降。

5.我国中医药养生保健市场混乱，提供服务的人员多数没有经过专业培训，这种不专业的养生保健服务扰乱了市场，破坏了中医药旅游的声誉，直接影响顾客的满意度和信任度，进而影响整个中医药健康旅游产业的正常发展。

综上所述，目前中医药健康旅游产业尚处于规模较小、分散、较为混乱的局面。

三、中医药健康旅游产业发展机会分析

中医药健康旅游作为满足人民群众健康养生需求的重要手段，在各种综合因素的支持下拥有良好的发展前景。首先，得天独厚的中药材资源和丰厚的中医药文化底蕴及中医技术，为中医药健康旅游的发展提供了资源和技术支持。其次，政府深化各个行业的结构性改革，出台了一系列为中医药健康旅游创造良好的发展环境的政策纲要规划，给予了有力的国家支持。在这些纲要里提出了要发挥中医药优势，形成一批中医药健康旅游服务产品；提出了产业发展的顶层设计和战略性目标，为具体的全局规划奠定了基础。最后，健康养生热潮的兴起，也为中医药健康旅游产业发展提供了广阔的市场前景。

中医药养生旅游开发多年来，可说是挑战与机遇并存。虽然在发展过程中取得了巨大的社会效益和经济效益，但也存在很多不尽如人意之处：①由于起步较晚，经验不足，旅游和中医药管理部门的配合度不是很高，目前尚未形成统一的市场和专门的管理机构，行业标准有待继续完善；②旅游企业提供的中医药服务内容雷同、单一，特色不够鲜明，服务项目不配套等，服务质量亟待提高；③这一新兴产业内，同时了解中医药养生和旅游的复合型人才极度短缺；④在巨额的利润面前，中医药养生旅游市场开发队伍鱼龙混杂，缺乏明确的开发策略和系统规划，市场规整度低。

当今社会压力大，亚健康的人数越来越多，在满足基本的生理需求后，很多人把"延年益寿"作为一个生活的重要指标。中医药健康养生旅游作为一种集康复、养生、休闲于一体的消费理念，正逐渐成为人们健康旅游的首选。

中医养生旅游产业要如何发展才能符合消费者的需求？主要应做到以下几点。

（一）打造中医药养生旅游新格局

在开发中医药健康旅游项目时，需要突出其六大特点：

1.多样性　就是在各式各样的气候环境、地理位置、文化资源、动植物资源等的基础上，打造具有本地特点的丰富多彩的养生旅游形式。

2. 普适性　传统观念认为，中医药旅游主要针对的是亚健康或老年人群，但实际上其涵盖所有追求健康快乐生活的人群。他们不是"患者"，又不同于普通的游客，而是具有较强养生目的性的游客。因此对其进行的康复保养不宜在医院或养老院进行，而应根据不同的心理、身体需要，进行中医药旅游项目和目的地的选择。

3. 知识性　就是要使中医药旅游与传统的养生理论、人文资源紧密联系，使人们通过旅游在获取养生体验的同时，达到修身养性、健身康体、丰富知识、延年益寿的目的。

4. 科学专业性　中医药健康旅游活动的开展是以中医药理论为核心基础，强调自然生态的要素，并逐步融入西方现代康疗方法，具有较强的专业性特点。很多活动需要在专业人员的主持指导下开展，按专业规范和规定程序进行。

5. 教育性　通过中医药旅游活动，使游客在休闲中能够得到健康教育，提高认知水平，达到增强体质、愉悦身心、提高科学素质的目的，同时可使游客转变生活方式，提升生活质量。

6. 综合性　中医药旅游是将我国传统的养生理论、方法同现代生活中有益于人体健康的多种休闲方式结合起来而形成的新的旅游业态，既注重养生的功能，也注重养生过程的休闲性和体验性，它是将养生这一康复过程娱乐化、休闲化的项目。

（二）发挥各地中医药文化和自然资源优势

加强中医药文化建设，利用各地特有的温泉、沙漠、湿地、海洋、海岛等自然资源优势，把传统中医药养生文化手段、方法和现代科学养生方法结合起来，同时注重突出对防治常见病、多发病的中医药养生知识和技术的宣传。

因此，在开发建设中医药养生旅游项目时，首先要加强中医药文化建设，努力打造一批集科技农业、名贵中药材种植、田园风情、生态休闲旅游为一体的养生体验观赏基地；其次，要开展养生授课、名医问诊、养生茶和养生药膳项目，将知识性、趣味性、观赏性、体验性完美结合，使游客在旅游休闲中了解中医药传统文化的精髓及发展历程，增加养生知识；第三，要发挥地方特有的温泉、沙漠、湿地、海洋、海岛等自然资源；第四，要在加强旅游开发的同时，注重中医药养生知识的普及、宣传、教育。此外，开可以开发药浴、沙疗、泥浴等系列项目，以达到吸引游客的目的。

（三）开发中医药生态健康养生旅游项目的注意事项

1. 遵循可持续发展原则　要合理、科学地规划、管理旅游资源，促进当地社会经济的发展，并不断地保护和改善旅游环境，提高旅游服务水平，使旅游者在旅游过程中不仅能充分地享受游娱之乐，更重要的是能使旅游者在天人和谐的良好气氛中接受传统文化教育，提高旅游者的健康、生态环境意识，使旅游业的发展与环境保护能够互相协调促进。

2. 提升养生旅游价值　旅游产品的特色是吸引游客的基础。因此养生旅游要以资源为依托，运用新思维、新主题、新体验，为既定的资源或形式注入生机与活力，实现艺术体验与旅游资源的完美结合，将创意和体验转化为游客吸引点，体现出"独一无二"的味道，打造养生旅游产品价值。

3. 打造知名品牌　世界经济发展已经进入品牌经营时代。打造强势品牌和知名品牌，既是形势所逼，也是机遇所在；既是开放之举，也是发展之路；既是竞争必需，也是生存必要。现代旅游业的竞争，更是精品和品牌的竞争。品牌的优势正在成为旅游业发展的最大优势，为此要做好"准确定位旅游形象，做好品牌营销，开展区域联合，提升品牌文化内涵"工作。

企业开发队伍要具备长远的眼光，探索新商业模式，丰富服务产品类型，提高产品质量，树立品牌意识，积极培育自己的中医药旅游品牌。同时，要树立可持续的发展观，加强环保意识，要充分考虑当地的旅游容量和生态环境的承载力。加快相关旅游产品和线路的开发，倡导以中医药文化为主的文化旅游，鼓励游客参与药酒、药膳等制作，学习中医养生方法，接受传统文化的感染与熏陶。加强与国际旅行社、国外医疗机构的交流合作，结合中医针灸、推拿等疗养手段，提供中医特色理疗服务，打造中医医疗旅游国际品牌。

第三节　中医药健康旅游产业创业指导

中共中央、国务院印发并实施的《"健康中国2030"规划纲要》定下明确目标，到2030年健康服务业总规模达16万亿元。中医药旅游产业作为一种新兴服务业，具有巨大的发展潜力，迎来了前所未有的发展契机。

一、中医药健康旅游产业产品策略分析

着力解决当前存在的深层次和表面的问题，打造中医药健康旅游新格局，培育有中国特色的中医药健康旅游新产品，开发特色专科、中医康养结合等系列产品，打造健康旅游产业链；要发展中医药特色服务，将旅游资源与中医药资源有效结合，形成中医药健康旅游特色产品体系，鼓励开发以提供中医医疗服务为主要内容的中医药健康旅游主题线路和特色产品。

当今市场上，以中医药健康为主题的旅游产品种类多、范围广。大众化、以中医药健康为主题的公园、中医药旅游园区的规划和发展，与普通百姓的日常休闲、健康养生、运动旅游结合在一起，形成了大众化的健康旅游产品。人们对健康的需求与中医药健康旅游产业，前者推动后者的持续创新发展，后者满足前者日益增长的需求。

我国中医药健康旅游产业普遍存在产品附加值低、产业链短、市场开拓深度与广度不足、资源利用率低等问题。究其原因，主要是创新能力薄弱，相关中医药技术、文

化、旅游开发理论体系等产学研结合不到位，没有形成中医药特色和健康旅游特色相融合的体系，精通中医药健康旅游服务行业的人才尚缺乏，以至于在市场竞争中多处于弱势地位，在一定程度上阻碍了我国中医药健康旅游产业的发展。

在开发中医药健康旅游的过程中，特色产品是吸引医疗旅游者的关键因素，从中医药健康旅游目前的产品来看，主要还是以浅层次的观赏疗养形式为主，服务内容单一、相似，不具有吸引力，消费者的个性化需求尚未得到满足。

中医药旅游产品是指旅游经营者凭借中医药旅游吸引物、交通和中医药旅游设施，向中医药旅游者提供用以满足其中医药旅游活动需求的全部服务。我国中医药旅游资源丰富，以其为基础，针对中医药旅游市场需求，已经开发出多种中医药旅游产品。

由于旅游活动的综合性，各类中医药旅游产品往往出现在同一条旅游线路当中，包含参观游览产品，也包括医疗体验、保健养生产品，当然，可能还会包含一定的中医药购物活动。

1. 参观游览　参观中草药种植基地、中医药博物馆，以及知名的中药店、中药厂等。中医药旅游的前提是认识并认可中医药，因此对于还不太了解中医药或对中医药有一定兴趣的游客，可开展中医药观光认知旅游，让他们了解中药材知识，以及中医药治疗、理疗知识等。

2. 保健养生　参加中医保健知识讲座，学习传统健身操，品尝药膳、药饮、药酒等。

3. 生态疗养　森林旅游、海滨度假旅游、温泉旅游等。

4. 节庆会展　参加中医药展会，各种中医药主题的节日、庆典等。以中部地区为例，河南、安徽、江西、湖南、湖北和山西，这些省份以盛产中药材闻名天下。自古以来，有著名的四大"药都"之说，有三个就在中部地区。随着中医药逐渐被广大消费者所接受，各地越来越重视中医药文化会展、节庆的举办。有些中医药会展、节庆活动是传承历史而来，如河南禹州的中医药交易会始于春秋战国时期，河南辉县百泉的药材交易会始于明朝，这些药材交易会对促进中医药产业的发展，尤其是中药材的流通起到重要的作用。

5. 医疗体验　中医院、药店、老中医诊所。可通过各大中医院开展对游客的中医针灸、拔罐、推拿、按摩等中医治疗体验游。

6. 购物　购买名贵药材、常用中药饮片。针对中药材、中药饮片、中成药较为发达的省份，可以着重开展中医药购物旅游。我国拥有众多的道地药材产地，以著名的道地药材为原料生产的系列药品、保健品、化妆品、生活用品等非常丰富。可充分依托各地的中医药资源，开展国内外游客的中医药购物旅游，指定老字号药店为购物点，为游客提供货真价实的中医药相关商品。

7. 研学　参观各大中医药高等院校等。

二、中医药健康旅游产业品牌策略

加强管理创新，提高中医药健康产业科技创新能力，从中医药健康旅游产业供给侧结构性改革入手，带动中医药资源开发、旅游文化、健康养生等各环节健康旅游产业链发展，培育打造一批具有国际知名度和市场竞争力的中医药健康旅游企业和知名品牌。

三、中医药健康旅游产业营销策略

中医药健康旅游的营销方式应该逐渐多样化、创新化、深度化、体验化。利用中医药科普文化周、中医药健康旅游主题文化节、中医药文化科普巡讲等多种形式，提高公众对中医药健康旅游的认知；联合、推动"互联网+"中医药健康旅游，打造线上中医药健康旅游体验模式，举办中医药文化旅游节、中医药养生旅游节、中医健康旅游论坛等推广活动，设立体验基地，推动线上线下体验一起发展。

四、中医药健康旅游产业投资注意事项

投资中医药健康旅游产业的注意事项主要包括：

1. 要关注国家政策和地方的政策，争取得到国家政策的扶持及地方一些优惠性的政策。

2. 中医药旅游投资的项目需要有好的项目设计，这是投资成功的前提。

3. 投资额度是否和收益匹配，需要反复测算。好的投资有正确的投资分期，好的一期投资内容能起到良好的带动效益，做出品牌和现金流。

4. 设计好中医药健康旅游的投资收入模式。必须对投资后的项目形成怎样的收入模式进行设计，对收入总值和结构进行预测。

5. 对投资风险进行全面评估，提出对应的方案。

拓 展 阅 读

中医药健康旅游项目成功案例

湖北旅行社结合本省的中医药资源，提出了具体的中医药康养旅游线路产品，旅行社通过组织旅行将旅游资源和游客紧密结合在一起，使中医药康养旅游项目得以落地。

四川峨眉七里坪是四川省成功打造的森林康养旅游目的地。峨眉七里坪利用森林资源的特点，成为将树木的康养价值和旅游业结合起来的典范。无论山外气候有多炎热，四川峨眉七里坪的气温永远低于城市10℃左右，使这里的人们能享受到清凉的盛夏。在四川峨眉七里坪海拔1300～1400米的区域分布着面积近万亩的珍贵针叶林——柳杉。该处每立方厘米负氧离子高达30000～80000个，空气中蕴含着1600多种纯天然药用植物混合散发出来的抗癌康养分子，对人体抗氧化、防衰老、消除自由基及增强细

胞活力具有神奇的疗效。七里坪的温泉水来自地下 2525 米，井水出口温度高于 55℃，富含锶、氟、偏硼酸、偏硅酸等具有医疗价值的元素及微量元素，对人体健康大有裨益。除此以外，七里坪还拥有四季分明的气候、千年无污染的腐殖土、天然阳山。这一切为七里坪发展生态旅游和康养产业提供了得天独厚的自然条件。七里坪充分利用所拥有的森林资源，成功打造了森林康养旅游地，并成为国内森林康养发展样本。

（资料来源：沙莎．中医药康养旅游［M］．北京：旅游教育出版社，2021.）

本章小结

本章详细阐述了中医药健康旅游产业的概念和基本任务、旅游企业的设立和基本规范、中医药健康旅游产业的基本分布、已开发的中医药旅游产品、产业规模、产业的效益、发展机遇、创业指导等内容。

中医药健康旅游产业的发展是在新的形势下的一种新需求。是旅游产业发展的新趋势与产业转型的新需求，是我国人口结构老龄化的迫切需求，是人们追求健康的需求。

课后思考练习

1. 中医药健康旅游产业是什么？
2. 中医药健康旅游资源分布如何？
3. 中医药健康旅游产业中有哪些产品？

第十四章　药膳与食疗产业创业指导

励志名言

如果你要成功，应该朝新的道路前进，不要跟随被踩烂了的成功之路。

——约翰·D.洛克菲勒

内容提要

药膳与食疗技术是人们辅助治疗疾病、预防疾病、养生保健的重要手段。药膳与食疗产业方兴未艾。药膳与食疗技术的基本知识、常用药材和食材的性能功效及使用方法是药膳与食疗创新创业的理论基础。药膳配方及制作是创新创业的基本技能。辨体质施膳和辨证施膳、药膳餐馆的经营管理、药膳与食疗技术是药膳与食疗创新创业的关键。

学习目标

1. **知识目标**　了解药膳与食疗的基本知识、实体店的经营管理。
2. **能力目标**　培养辨体质施膳的能力和药膳餐馆经营的能力。
3. **思政目标**　引导大学生树立中医药膳与食疗养生理念。

案例引导

世家传承　丹膏诗画　创办药膳食疗技能大师工作室

世家传承的中医人何世芳先生（艺名：鹤城），经过多年努力，掌握了家族中医秘方治疗疾病的临床经验，继承了家族拥有的药膳养生长寿调理美食秘方与配制工艺技术，学习了食品营养、烹饪美食文化及诗画艺术。

为了更好地发扬中医药膳的防病、治病、养生特色，何世芳于1996年放弃家族传承几代的中医临床工作，创办了"成都世芳餐饮有限公司"和"世芳人酒店管理公司"，承接全国各大酒店餐饮烹饪技术和高标准药膳配制工作。2002年他主编出版了中国唯一的《川菜烹饪经典炒菜美食图谱》，在餐饮行业反响强烈。

2016年，何世芳成立了"成都百草堂餐饮娱乐有限公司"，以中草药园、景观山庄与中医药膳、养生美食相结合的形式，经营推广祖传中医药膳丹膏美食养生。2019年他又成立"成都丹膏堂生物科技有限公司"，从事祖传中医药丹膏美食养生调理产品的研发与体验，以及祖传中医药膳丹膏美食养生体验馆的经营。

目前，成都丹膏堂生物科技有限公司正与多家医养机构和健康管理中心以药膳与食疗的方式合作，从事未病调理、慢病康复、颐养抗衰等工作，取得了良好的经济效益和社会效益。该公司已成为四川中医药高等专科学校药膳与食疗专业的实习基地。何世芳先生也被四川中医药高等专科学校聘为药膳与食疗专业委员会副主任委员、药膳技能大师。

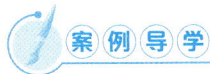

案例导学

经历过新冠疫情之后，人们的健康需求不断升级，药膳食疗行业发展迅速。何世芳先生跨行转型从事药膳食疗创业，是一次技能的创新，也是一次思维的创新。任何行业都有一个经营的过程，关键是能传承创新，整合各行业资源，促进传统药膳行业的升级转型。

（资料来源：成都丹膏堂生物科技有限公司提供）

第一节　药膳与食疗产业概述

中医药膳是中医学的重要内容，也是中医文化、中医养生文化的重要内容。人以食为天，在享受美食的同时达到防病治病养生的目的，在经营餐饮的时候又传承了中医文化，何乐而不为呢？药膳与食疗产业方兴未艾，积极利用所学中医药知识、中医药膳学知识开办药膳餐饮，不失为一条创业之路。

一、药膳概述

中医药膳是在中医理论指导下，将不同药物与食物进行合理的组合，采用传统和现代的科学加工技术进行制作，具有独特的色、香、味、形、效的膳食品。它不仅能补充人体所需要的营养，满足人们对美味食品的追求，同时还具有增强体质，调节功能、养生防病、辅助治疗各种疾病和促进机体康复等作用。因此，中医药膳在民间盛传不衰，日益发展，是中华民族几千年来用以养生强体、防病治病的重要膳食。

药膳的特点：①中药材加食材进行制作；②是具有中医药特色的菜肴；③形式多样，可以以正餐的形式出现，可以以小吃和零食的方式出现，可以以酒剂的形式出现，也可以以膏丹丸散等形式出现。

药膳主要的使用范围：①辅助治疗各种疾病和促进机体康复；②增强体质；③养生防病。其中，养生防病是重点任务。

二、食疗概述

食疗，即饮食疗法，是指以膳食作为治疗疾病的手段，属于中医治疗疾病的一种手段。具体的膳食有两个方面：一是用来自菜市场、食品超市的粮食、蔬菜、水果、肉蛋等食材，以及药食共用的食材（如老姜、大枣、花椒、桂皮、山楂、鱼腥草等，不包含来自药房的专用药物）做成的普通膳食，主要用于无病之日的养生保健，以及有病之时用于辅助治疗的膳食；二是食材加上用于治疗的中药材做成的药膳，主要用于辅助疾病的治疗及平日的养生保健。

三、药膳与食疗的关系

药膳与食疗有共同的理论基础：①都以中医中药基本理论为基础；②以辨体质施膳、辨证施膳为使用原则；③都遵行营养学的基本原则；④制作时必须遵行烹调的基本原则及其他制作方法的原则。

食疗是膳食治疗的手段，该手段包括普通膳食治疗和药膳治疗。药膳是膳食治疗的具体方法之一。普通膳食偏向于平时的养生保健，药膳偏向于疾病的辅助治疗。当然，二者无法截然分开。

四、药膳与食疗产业化的现状与前瞻

药膳与食疗的产业状况可以从两个方面去考察：一是餐饮企业是否推出了药膳菜品，经营状况怎么样；或者说某地是否开办了专业的药膳与食疗餐饮企业，如果有的话，其生存状况怎么样。二是食疗的理念在餐饮企业中是否得到贯彻，食疗的理念在民众中是否广泛认可。

1. 药膳的使用现状　①城市大部分家庭有吃药膳的经历或习惯，但是很多是乱用中药，只是在形式上做菜时加了中药，加的中药是否正确，是起好的作用还是不好的作用，谁都说不清楚。②大型的药膳餐馆不多，甚至小城市没有大型药膳餐馆。③小城镇里小型药膳餐馆都没有。④农村民众、部分低收入的城市居民、大部分年轻人根本就不知道还有药膳的存在。

2. 食疗理念的贯彻状况　我国的餐饮在很大程度上是追求色、香、味、形，至于膳食制作时是否考虑过营养要素的保留问题、有无养生保健功效、对疾病的治疗有无辅助作用，关注度不大。大家关注最多的就是有无"补"的功效，而"补"并不是药膳与食疗的全部要素。因此，正确的药膳与食疗理念在餐饮行业、在民众中并没有正确地建立起来。

3. 药膳与食疗产业的前景　随着社会经济的发展，民众正确营养观念的建立、保健意识的提高，中医中药防病治病的先进性、合理性、可操作性被广泛认识，以及药膳与食疗专业人才的逐渐增多，大城市大型药膳餐馆将逐渐增多，中小城市的小型药膳餐馆也会逐渐增加。如果药膳与食疗专业人才进入医疗机构、进入社区，加强对药膳基本知识的宣传，对民众吃药膳加强指导，药膳走进千家万户，为民众增强体质、养生防病将会起到积极的推动作用。药膳餐馆也将是药膳与食疗专业人才学有所用的广阔天地。

第二节　药膳与食疗创业的技能要素

我们吃的食材是寒还是热、是补还是泻，一般人不知道；我们在家里吃的"药膳"配方正不正确、制作方法对不对、该不该吃，我们不知道。本节内容就来回答这些问题。

一、辨体质施膳、辨证施膳基本技能

给健康的个人及群体提供药膳与食疗膳食，依据是辨体质施膳；给患者、亚健康状态的个人、中老年养生保健等提供药膳与食疗膳食，依据是辨证施膳；给美容塑身等群体提供药膳与食疗膳食，依据是辨体质施膳或辨证施膳。当然，辨体质施膳和辨证施膳是无法截然分开的。根据人体的体质情况给予具有相应治疗作用的药膳与食疗膳食，叫做辨体质施膳；根据人体的辨证结果给予具有相应治疗作用的药膳与食疗膳食，叫做辨证施膳。

辨证，就是将四诊（望、闻、问、切）所收集的患者的临床资料，通过分析其病因病机、病位、病性、病变转归预后等，得出疾病在某阶段或某方面的病理特点并概括出某个证。辨即是诊断，证即是诊断结果，是中医诊断疾病特有的方法。辨证的目的在于确定施膳的方案和配方。药膳配方的原则：虚则补之，实则泻之，寒则热之，热则寒之；整体调节，三因制宜等。辨证施膳是药膳治疗的基本方法。

辨体质，就是将四诊（望、闻、问、切）所收集的人的一般身体信息资料，通过分析其气血阴阳本质，概括、判断为某种性质的体质。辨体质着眼于体质的分析，立足于亚健康状态的人群，而辨证却立足于患者，二者需要区别理解。比如老年肾虚腰痛不适与肾虚腰痛患者的中医诊断是有区别的。老年肾虚腰痛不适只需辨体质以确认是属于肾阴虚体质还是属于肾阳虚体质，肾虚腰痛的患者就必须辨证以确认是属于肾阳虚还是肾阴虚。辨体质施膳主要用于指导健康和亚健康人群日常饮食养生。

北京中医药大学王琦教授以气、血、津液的盛、衰、虚、实变化将人的体质分为9种基本类型：平和质、气虚质、阳虚质、阴虚质、痰湿质、湿热质、瘀血质、气郁质、特禀质。具体的辨识方法如下：

1. 平和质　体质特征：面色红润有光泽，肥瘦匀称，精力充沛，纳谷正常，二便正常，舌红苔薄白，脉象从容和缓。对自然环境和社会环境适应力强。

2. 气虚质　体质特征：面色㿠白，少气懒言，偶有眩晕，易汗出，舌淡红、体胖大、边有齿痕，脉象虚缓。对外环境适应力较弱，易受寒邪、风邪侵袭，导致卫表不和而患感冒。

3. 阳虚质 体质特征：面色苍白，口唇色淡，畏寒怕冷，四肢不温，喜热饮，大便溏薄，小便清长，舌淡胖嫩，苔白润，脉象沉迟而弱。不耐寒邪，发病易从寒化，易病痰饮、泄泻、阳痿。

4. 阴虚质 体质特征：形体瘦长，面色潮红，手足心热，心烦失眠，五心烦热，大便干结，舌红少苔，脉细弱。不耐热邪，易患阴亏燥热的病变。

5. 痰湿质 体质特征：体肥胖，喜食肥甘甜腻，脘腹胀满，身重，胸腹痞满，舌体胖大，苔白腻，脉濡滑。对梅雨季节和潮湿环境适应力差，易患消渴、中风等证。

6. 湿热质 体质特征：面垢油光，易生痤疮，口苦偏干，小便短赤，大便干结，舌红苔黄腻，脉滑数。性格多急躁易怒，不耐热，易患黄疸、疮疖等火热证。

7. 血瘀质 体质特征：面色晦滞，爪甲青紫，舌质暗红，有瘀斑，舌下静脉曲张，脉细涩或结代。患者疼痛如刺，易患出血、癥瘕等病。

8. 气郁质 体质特征：形体瘦弱，善太息，胸胁胀满，或走窜疼痛，或喉间有异物感，或有乳房胀痛，舌淡苔薄白，脉细弦。性格忧郁，易情志不畅，易患梅核气、郁证等病。

9. 特禀质 体质特征：多由于遗传因素以及先天因素形成，如过敏体质、血友病等。

掌握上述体质特征，是体质辨识的重要基础，是辨体质施膳的前提。

二、常用药膳材料的特性

（一）常用食材的特性

从营养学的角度看，食材含大量的营养要素。既含丰富的大分子营养要素（蛋白质、脂肪、淀粉等），又含丰富的小分子营养要素（矿物质、维生素、葡萄糖等）。从中药学的角度看，食材也有性味归经、升降沉浮、主治疾病等。应当从营养学和中药学的双重角度去认识食材才更加全面合理。

1. 常见谷豆类食材的特性 谷物豆类称为谷豆类食材。谷物中少数性味偏凉（如荞麦、薏苡仁）或偏温（如糯米），大多数性味甘平，具有强壮益气之功效。

谷物富含淀粉、糖类、蛋白质、B族维生素、硫胺素和烟酸，含脂肪较低，无机盐也较少。除淀粉外，营养成分多集中于谷胚和谷皮部分。谷芽和麦芽又是中医消食健脾的常用药物。

豆类食材是公认的"植物肉"，所含蛋白质的质与量可与各种肉类媲美，大豆的蛋白质含量最丰富，如黑豆49%、黄豆36%、赤小豆20%。蛋白质的氨基酸成分与肉类食材相近。豆类所含脂肪主要为不饱和脂肪酸和磷脂，不含胆固醇，是高脂血症、冠心病、动脉硬化、肥胖症等患者的最佳食材。

（1）粳米（《名医别录》）

性味归经：甘，平。入脾、胃、肺经。

功效：健脾益气，和胃除烦，止泻止痢。

主治：脾胃气虚，食少纳呆，倦怠乏力，心烦口渴，泻下痢疾。

药膳应用：常与党参、人参、山药、莲子等配合使用。

营养成分：本品含糖类、蛋白质、脂肪、粗纤维、钙、磷及维生素 B_1、维生素 B_2、维生素 B_6 等。维生素的含量因稻子的种类和种植地点而异。尚含有乙酸、延胡索酸、琥珀酸、枸橼酸、苹果酸等 15 种有机酸，以及葡萄糖、果糖、麦芽糖等单糖和双糖。

附：

1）糯米：甘，入脾、胃、肺经。功效：补中益气，健脾止泻，缩尿，敛汗，解毒。主治：脾胃虚寒之泄泻、吐逆、消渴尿多、自汗、痘疮、痔疮等症。营养成分：本品含蛋白质、脂肪、糖类、磷、铁、钙、维生素 B_1、维生素 B_2、烟酸、多链淀粉等物质。糯米黏腻，若作糕饼，更难消化，故婴幼儿及老年人和病后消化力弱者忌食糯米糕饼。

2）小麦：甘，凉。入心、脾、肾经。功效：养心益肾，除烦止渴。营养成分：本品主要含糖类、蛋白质、糊精、脂肪、粗纤维，尚含少量谷甾醇、卵磷脂、精氨酸、淀粉酶、麦芽糖酶、蛋白酶及维生素 B_1。

3）玉米：甘，平。入胃、大肠经。功效：调中开胃，利尿消肿。营养成分：本品含淀粉 61.2%、脂肪油 4.2%～4.75%、生物碱类约 0.21%，维生素 B_1、B_2、B_6、烟酸、泛酸、玉蜀黍黄质类胡萝卜素、槲皮素、异槲皮苷、果胶、玉蜀黍嘌呤、吲哚 $-3-$ 乙酸等。玉米中所含大量赖氨酸对治疗癌症有一定的效果。

（2）黄豆（《食鉴本草》）

性味归经：甘，平。入脾、胃、大肠经。

功效：宽中导滞，健脾利水，解毒消肿。

主治：食积泻痢，腹胀食呆，疮痈肿毒，脾虚水肿，外伤出血。

药膳用法：常与猪肝、海带、海金沙等配合使用。

营养成分：本品含蛋白质、脂肪、糖类、钙、磷、铁、胡萝卜素、维生素 B_1、维生素 B_2、烟酸，并含异黄酮类、皂苷、胆碱、叶酸、亚叶酸、泛酸和生物素等物质。

附：

①黑豆：甘，平。入脾、肾经。功效：活血利水，祛风解毒，健脾益肾。营养成分：本品含较丰富的蛋白质、脂肪、糖类、胡萝卜素，维生素 B_1、维生素 B_2、烟酸等，并含异黄酮类、皂苷类、胆碱、叶酸、亚叶酸、泛酸、生物素、唾液酸、维生素 B_{12}，水解产物中含乙酰丙酸。食用注意：脾虚腹胀、肠滑泄泻者慎服，小儿不宜多食。

②赤小豆：甘，酸，微寒。入心、小肠、脾经。功效：利水消肿退黄，清热解毒消痈。营养成分：本品含蛋白质、脂肪、糖类、粗纤维、灰分、钙、磷、铁、硫胺素、核黄素、烟酸等，另含糖类、三萜皂苷。

③绿豆：甘，寒。入心、肝、胃经。功效：清热消暑，利水解毒。营养成分：绿豆种子中含胡萝卜素、核黄素；蛋白质以球蛋白类为主，其组成含蛋氨酸、色氨酸和酪氨酸。糖类主要有果糖、葡萄糖、麦芽糖。绿豆的磷脂成分中有磷脂酰胆碱、磷脂酰乙醇胺、磷脂酰肌胺、磷脂酰甘油及磷脂酰丝氨酸。

④豆腐：甘，凉。入脾、胃、大肠经。功效：泻火解毒，生津润燥，和中益气。营养成分：本品含蛋白质、脂肪、糖类、粗纤维、钙、磷、铁，尚含硫胺素、核黄素、烟酸等。

2. 常见蔬菜类食材的特性　凡可做菜的植物统称为蔬菜。蔬菜的种类和食用部位不同，其性能有差异，少数蔬菜性偏温，如辣椒，其他大多性偏寒凉。蔬菜具有和中健脾、消食开胃、清热生津、通利二便的功效，适用于脾胃健运功能失常所致食少、食积、胀满、四肢倦怠等症。新鲜蔬菜水分在70%以上，味道鲜美，是人体所需维生素、无机盐、果胶、糖的主要来源。蔬菜的最终代谢产物呈碱性，可保持人体内的酸碱平衡，使血液的pH值稳定在7.35～7.45之间。人们久不食蔬菜会感到胃中不适，进食无味。

（1）瓜茄类食材的特性

苦瓜（《滇南本草》）

性味归经：苦，寒。入心、脾、肺经。

功效：祛暑涤热，明目，解毒。

主治：暑热烦渴，消渴，赤眼疼痛，痢疾，疮痈肿毒。

药膳用法：常与茶叶、蜂蜜等配合使用。

营养成分：果实含苦瓜混苷，是 β–谷甾醇–β–D–葡萄糖苷和5,25–豆甾二烯醇–3–葡萄糖苷的等分子混合物。还含5–羟色胺和谷氨酸、丙氨酸、β–丙氨酸、苯丙氨酸、脯氨酸、α–氨基丁酸、瓜氨酸等多种氨基酸，以及半乳糖醛酸、果胶。又含类脂，其中脂肪酸为棕榈酸、硬脂酸、油酸、亚油酸、亚麻酸、桐酸。

附：

①黄瓜：甘，凉。入肺、脾、胃经。功效：清热止渴，利水，解毒。营养成分：本品含苷类、糖类。又含咖啡酸、绿原酸，以及天冬氨酸、组氨酸、缬氨酸、亮氨酸等氨基酸。尚含维生素 B_2、维生素 C。黄瓜头部的苦味成分是葫芦苦素 A、B、C、D。

②丝瓜：甘，凉。入肺、肝、胃、大肠经。清热化痰，凉血解毒。成分：丝瓜果实含三萜皂苷成分、丙二酸及枸橼酸等脂肪酸、甲氨甲酸萘脂、瓜氨酸等。此外，在丝瓜组织培养液中还提取到一种具抗过敏活性物质泻根醇酸。

③冬瓜：甘，淡，微寒。入肺、大小肠、膀胱经。功效：利尿，清热，化痰，生津，解毒。营养成分：冬瓜含蛋白质、糖、粗纤维、灰分、钙、磷、铁、胡萝卜素、硫胺素、核黄素、烟酸、维生素 C。

④番茄：酸，甘，微寒。入肝、脾、胃经。功效：生津止渴，健胃消食。营养成

分：本品含蛋白质、脂肪、糖类、粗纤维、灰分、钙、铁、磷、钠、胡萝卜素、镁、钾、维生素 A、维生素 B₁、维生素 B₂、烟酸、维生素 C，另含苹果酸、柠檬酸、腺嘌呤、胡芦巴碱、胆碱和少量番茄碱。

⑤茄子：甘，凉。入脾、胃、大肠经。功效：清热，活血，消肿。营养成分：本品含胡芦巴碱、水苏碱、胆碱、龙葵碱等多种生物碱；果皮含色素茄色苷、紫苏苷，以及飞燕草素 -3- 葡萄糖苷、飞燕草素 -3-5- 葡萄糖苷等。茄子中还含 7 种必需氨基酸及苹果酸和少量枸橼酸。

⑥辣椒：辛，热。入脾、胃经。功效：温中健胃，散寒燥湿，下气消食，发汗解表。营养成分：果实所含辛辣成分为辣椒碱、二氢辣椒碱、降二氢辣椒碱、高辣椒碱、高二氢辣椒碱及壬酰香荚兰胺、辛酰香荚兰胺，色素为隐黄素、辣椒红素、微量辣椒玉红素、胡萝卜素，尚含维生素 C、柠檬酸、酒石酸、苹果酸、钙、磷等。食用注意：阴虚火旺、目疾、痔疮、消化道溃疡及诸出血症者禁服。过食可引起头晕、眼干、腹泻。

（2）根茎类食材的特性

马铃薯（《广西药用植物名录》）

性味归经：甘，平。入胃、大肠经。

功效：和胃健中，解毒消肿。

主治：胃痛，疟腮，痈肿，湿疹，烫伤。

药膳用法：常与鸡蛋、面粉、牛腹筋等配合使用。

营养成分：块根含生物碱糖苷、胡萝卜素类、多种氨基酸和多种有机酸；此外，还含丙烯酰胺、植物凝集素。发芽的马铃薯含有大量龙葵碱，可致中毒。

附：

①番薯：甘，平。入脾、肾经。功效：补中和血，益气生津，宽肠胃，通便。营养成分：含没食子酸和 3,5- 二咖啡酰奎宁酸。

②萝卜：辛、甘、凉；煮熟甘、平。入脾、胃、肺、大肠经。功效：消食，下气，止血，解渴，利尿。营养成分：所含糖分主要是葡萄糖、蔗糖和果糖。各部分还测得香豆酸、咖啡酸、阿魏酸、苯丙酮酸、龙胆酸、羟基苯甲酸和多种氨基酸。每 100g 鲜根含甲硫醇 7.75mg、维生素 C 20mg，因不含草酸，是钙的良好来源。含锰 0.41mg、硼 7mg，又含莱菔苷。

③胡萝卜：甘、辛，平。入脾、肝、肺经。功效：健脾和中，滋肝明目，化痰止咳，清热解毒。药膳应用：常与猪肝、麻黄、黄酒等配合使用。营养成分：根含 α- 胡萝卜素、β- 胡萝卜素、γ- 胡萝卜素和 δ- 胡萝卜素，番茄烃、六氢番茄烃等多种类胡萝卜素；每 100g 中含维生素 B₁ 0.1mg，维生素 B₂ 0.3mg 和花色素；还含糖 3～5g，脂肪油 0.1～0.7mg，挥发油 0.014mg，伞形花内酯等。根中挥发油的含量随生长而减少，胡萝卜素含量则随生长而增多。食用注意：胡萝卜忌与过多的酸醋同食，否则容易破坏其中的胡萝卜素。另外，胡萝卜素为脂溶性维生素，大量食用会贮藏于人体内，使

皮肤的黄色素增加，停食 2～3 个月后会自行消退。

④洋葱：辛、甘，温。入肺经。功效：健胃理气，解毒杀虫，降血脂。营养成分：鲜茎含有气味物质如硫醇、二甲二硫化物、二烯丙基二硫化物与二烯丙基硫醚、三硫化物、硫代亚磺酸盐和少量柠檬酸盐、苹果酸盐等。根、球茎、叶含邻 – 羟基桂皮酸、咖啡酸、阿魏酸、芥子酸。球茎、叶还含对 – 羟基桂皮酸、原儿茶酸、多糖 A、多糖 B 与槲皮素、胸嘧啶及多种氨基酸等。皮中含山奈酚和山奈酚的苷。蓓蕾、花粉、花药均含胡萝卜素。

（3）茎叶花类食材的特性

菠菜（《履巉岩本草》）

性味归经：甘，平。入肝、胃、大肠、小肠经。

功效：养血，止血，平肝，润燥。

主治：衄血，便血，头痛，目眩，目赤，夜盲症，消渴引饮，便秘，痔疮。

药膳用法：常与猪肝、麻油等配合使用。

营养成分：含蛋白质、脂肪、糖、粗纤维、灰分、钙、磷、镁、铁、胡萝卜素、维生素 B_1、维生素 B_2、维生素 B_{12}、烟酸、维生素 C、叶酸、类胡萝卜素、α – 生育酚，另含甾醇及其苷类和酯类、昆虫变态激素、氨基酸和有机酸。

肾炎和肾结石患者不宜食用（因为含草酸）。

附：

①莴苣：苦、甘，凉。入胃、小肠经。功效：利尿，通乳，清热解毒。营养成分：内含蛋白质、脂肪、碳水化合物、钙、磷、铁，还含有多种维生素。其叶的营养价值更高，含钙、胡萝卜素、维生素 C。

②马齿苋：酸，寒。入大肠、肝经。功效：清热解毒，凉血止痢，除湿通淋。营养成分：含大量去甲肾上腺素和多量钾盐；还含多巴、多巴胺、甜菜素、异甜菜素、甜菜苷、异甜菜苷、草酸、苹果酸、柠檬酸、谷氨酸、天冬氨酸、丙氨酸，以及葡萄糖、果糖、蔗糖等。另据报道，本品预试有生物碱、香豆精、黄酮、强心苷和蒽苷的反应。并含大量的聚 ω–3 不饱和脂肪酸。马齿苋提取物在体外对痢疾杆菌、伤寒杆菌、绿脓杆菌和大肠杆菌等均有显著抗菌作用，对金黄色葡萄球菌也有一定抑制作用。

③枸杞叶：苦、甘，凉。入肝、脾、肾经。功效：补虚益精，清热明目。营养成分：含蛋白质、脂肪、碳水化合物、粗纤维、灰分、钙、磷、铁、胡萝卜素、硫胺素、核黄素、烟酸、抗坏血酸。

④玫瑰花（徘徊花）：甘、微苦，温。入肝、脾经。功效：理气解郁，和血调经。营养成分：本品含挥发油（玫瑰油），油中主要成分为香茅醇、丁香酚、槲皮素等。

3. 食用菌类食材的特性 我国可供食用的菌类有 300 余种。食用菌富含丰富的蛋白质、糖类、脂肪和多种维生素、矿物质等；脂肪含量较低，并且多系不饱和脂肪酸，食后不会引起肥胖。食用菌有利于防治高血压病、冠心病、恶性肿瘤、贫血、骨质疏松等病症，尤其在防治癌症方面更有优势。平常多吃一些菌类食品，既可以增加营养，又可以提高机体免疫功能。要注意预防野生菌中毒。

黑木耳（《神农本草经》）

性味归经：甘，平。入肺、脾、大肠、肝经。

功效：补气养血，润肺止咳，止血，降压，抗癌。

主治：气虚血亏，肺虚久咳，咳血，衄血，血痢，痔疮出血，妇女崩漏，高血压病，眼底出血，子宫颈癌，阴道癌，跌打伤痛。

营养成分：含氨基酸、蛋白质、脂质、糖、纤维素、胡萝卜素、维生素 A、维生素 B_1、维生素 B_2 及各种无机元素等。从子实体分离的一种多糖，相对分子质量为155000，由 L- 岩藻糖、L- 阿拉伯糖、D- 木糖、D- 甘露糖、D- 葡萄糖、葡萄糖醛酸等组成。菌丝体含外多糖，还含麦角甾醇、原维生素 D_2、黑刺菌素。毛木耳含植物血凝素，含木耳毒素 I、Ⅱ，系蛋白结合多糖。从子实体中得到 2 种多糖（APPA 和 APPB）。皱木耳在液体培养中生长，产生膜复合体，其中有地衣酚、荔枝素、苔色酸、藻纹苔酸、红粉苔酸和反丁烯二酸原冰岛衣酸酯。

附：

①香菇：甘，平。入肝、胃经。功效：扶正补虚，健脾开胃，祛风透疹，化痰理气，解毒，抗癌。营养成分：含挥发性物质、肽类化合物、氨基酸、核苷酸类化合物、麦角甾醇、香菇多糖、前维生素 D_2、牛磺酸、甲醛、丁酸、葡聚糖、水溶性杂半乳聚糖等。还含多酚氧化酶、葡萄糖苷酶、葡萄糖淀粉酶。

②银耳：甘、淡，平。入肺、胃、肾经。功效：滋补生津，润肺养胃。营养成分：含银耳子实体多糖（TP）、银耳孢子多糖（TSP）、多糖 TP-1、糖蛋白 TP、细胞壁多糖、葡萄糖醛酸木糖甘露聚糖、中性多糖、酸性杂多聚糖 AC、酸性杂多聚糖 BC。脂质成分含甾醇和磷脂。此外，葡菌丝中含萨尼丹宁 A、B、C、D。从固体培养法获得的银耳孢子中分离得到 3 种多糖：TF-A、TF-B 及 TF-C。

③蘑菇：甘，平。入肠、胃、肺经。功效：健脾开胃，平肝提神。营养成分：双孢蘑菇含挥发性成分 3- 辛酮和 1- 辛烯 -3- 醇，含异硫氰酸苄酯，无机元素有磷、钙、镁、钾、铜、锰、锑、锌、铁、汞及镉，尚含磷脂、甘油酯、亚油酸及甾醇等化合物，并含原维生素 D_2 等化合物。四孢蘑菇含蘑菇氨酸、维生素 D_2，含元素汞、铅、镉、铁、铜、锰、锌、钴、铬、镍、镁、钙、钠、钾及硒、磷、锑。含尿素、甲壳质和纤维素，并含蛋白质、非蛋白质氮、糖类、维生素 C 及无机物等，增强免疫、抗肿瘤活性物质为多糖和蛋白质。

④猴头菌：甘，平，入脾、胃经。功效：健脾养胃，安神，抗癌。营养成分：猴头菌子实体中含猴头菌 A、B、D、E、F、G、H，猴头菌碱，植物凝集素。干燥子实体含蛋白质、脂质、纤维及葡聚糖，还含麦角简醇。菌丝体培养物含有猴头菌吡喃酮 A、B，猴菇菌素 Ⅲ、Ⅳ 等。菌丝和子实体中含有多糖。

4. 果品类食材的特性　果品类包括水果和干果。其中，含水分较多的植物果实为水果，如梨、桃、柿子等。外有硬壳而水分含量较少者为干果，如花生、核桃、栗子等。另外，晒干了的水果（如葡萄干）也为干果或称果干。

水果多质柔而润，富含液汁，多具有补虚、养阴、生津、除烦、消食开胃、醒酒、润肠通便等作用。适用于病后体虚、津伤烦渴、食欲不振、肠燥便秘等证。但果品类食物有寒温之别，寒性疾病不宜食用寒凉性的果品，热性疾病不宜食用温性果品。

果品类含有丰富的碳水化合物、维生素、有机酸及无机盐等人体必需的营养物质，而蛋白质和脂类的含量却很低。水果中的糖类、有机酸、芳香物质、色素和膳食纤维等成分，使它们具有良好的感官性质，对增进食欲、促进消化、维持肠道正常功能、丰富膳食的多样化具有重要意义。经常适量食用果品还可增强人的力量和耐力，调节体液酸碱平衡。果品中含有较多的保健功能成分，如多酚类、黄酮类、三萜类、多糖类、挥发油类、生物碱类、甾醇类、蒽醌类等，能防治高血压、动脉粥样硬化、冠心病、糖尿病、癌症、痛风、炎症、便秘等多种疾病。

（1）水果类食材的特性

梨（《名医别录》）

性味归经：甘、微酸，凉。入肺、胃经。

功效：止咳化痰，清热降火，清心除烦，润肺生津，解酒。

主治：肺燥咳嗽，热病津伤烦渴，消渴，痰热惊狂，噎膈，目赤胬肉，烫火伤等。

营养成分：主要含有苹果酸、枸橼酸等有机酸类，维生素 B_1、维生素 B_2、维生素 C 等维生素类，果糖、蔗糖、葡萄糖等碳水化合物类，以及脂肪、蛋白质等有机成分；亦含有钾、钠、钙、镁、硒、铁、锰等无机成分。含有多酚类、三萜类、甾醇类、黄酮类、多糖类、挥发油类及膳食纤维等保健功能成分。

附：

①桃：甘、酸，温。入肺、大肠经。功效：生津润肠，活血消积，益气血，润肤色。主治：津少口渴，肠燥便秘，病理性闭经，积聚等。营养成分：果实含有机酸，主要为苹果酸、枸橼酸和奎宁酸。含总糖 29.8～100.3mg/g(鲜重)，其中有果糖、葡萄糖、蔗糖、木糖等。此外，还含有紫云英苷、多酚类、膳食纤维等保健功能成分。

②枇杷：甘、酸，凉。入肺、脾经。功效：润肺止咳，生津止渴，和胃降逆。主治：肺燥咳嗽，吐逆，烦渴，呃逆，纳差等。营养成分：成熟果实含有苹果酸、枸橼酸等有机酸，含有维生素 B_1、维生素 C 等。此外，还含有 3.3% 果胶、蔗糖、戊糖、琥珀酸、氧化酶、淀粉酶、苦杏仁酶及转化酶。

③中华猕猴桃：酸、甘，寒。入胃、肝、肾经。功效：清热止渴，健胃，通淋。成分：含猕猴桃碱、玉蜀黍嘌呤、9- 核糖基玉蜀黍嘌呤等生物碱成分；含大黄素、大黄素甲醚、大黄素 -8- 甲醚、ω- 羟基大黄素、大黄素酸、大黄素 -8-β-D- 葡萄糖苷等蒽醌类成分。另含中华猕猴桃蛋白酶、游离氨基酸、糖、有机酸、B 族维生素、维生

素 C、色素、鞣质及挥发性的烯醇类成分等。每 100g 新鲜的果实中维生素 C 的含量为 138 ～ 284.5mg。

④橘：甘、酸、平。入肺、胃经。功效：生津润肺、理气化痰，开胃醒酒。橘饼有止嗽、止痢、疏肝解郁的功效。用法用量：鲜食，适量；或用蜜煎；或制成橘饼。营养成分：含有丰富的维生素 C 及维生素 B_1、维生素 B_2、维生素 B_6、β- 谷甾醇、β- 香豆脂醇、胡萝卜素、叶酸、烟酸，含有丰富的葡萄糖、果糖、蔗糖、苹果酸、枸橼酸等，还含有橙皮苷、柚皮芸香苷等黄酮类化合物，以及少量蛋白质、脂肪。食用注意：不可多食，阴虚燥咳及咯血、吐血者慎用。橘子的皮、核、络、实皆可入药。橘皮，因以色红日久者为佳，故又名红皮、陈皮。橘红性燥，以燥湿化痰为胜，主要用于喉痒咳嗽，痰多不利等症。橘实通络化痰，顺气和胃，主要用于痰滞咳嗽、胸闷胸痛等。橘核理气止痛，为疝气、睾丸肿痛、乳痈、腰痛所常用。橘络有通络理气化痰之功，用于气滞痰凝、胸胁胀痛。

⑤柚：甘、酸，寒。功效：消食，化痰，醒酒。营养成分：含柚皮素等黄酮类化合物、闹米林等柠檬苦素类成分，含丰富的糖类、维生素 C，另含挥发油、微量元素、B 族维生素等。

⑥苹果：甘、酸，凉。入脾、胃、心经。功效：益胃生津，健脾止泻，止渴，除烦醒酒。营养成分：果实含 L- 苹果酸、延胡索酸、琥珀酸、丙酮酸、枸橼酸等有机酸，含乙酸丙酯、乙酸丁酯、乙酸戊酯、2- 乙烯醛、壬醛等芳香成分，含金丝桃苷、越橘花青苷、矢车菊素 -7- 阿拉伯糖苷、矢车菊素 -3- 半乳糖苷、矢车菊素 -3- 阿拉伯糖苷等黄酮类化合物，另含维生素 C。果皮含叶绿素 A、叶绿素 B、胡萝卜素等。

⑦葡萄：甘、酸，平。入肺、脾、肾经。功效：益气补血，强壮筋骨，通利小便。营养成分：含糖量为 15% ～ 30%，主要是葡萄糖、果糖和少量蔗糖、木糖等；还含酒石酸苹果酸、枸橼酸及蛋白质、矿物质等。此外尚含有单葡萄糖苷和双葡萄糖苷及维生素 C、维生素 B_1、维生素 B_2、烟酸、胡萝卜素、原矢车菊酚低聚物等，还含有 10 多种人体所需要的氨基酸及钙、磷、铁等微量元素。

⑧荔枝：甘、酸，温。入肝、脾经。功效：养血健脾，行气消肿。营养成分：果肉含葡萄糖 60%，蔗糖 5%，蛋白质 15%，脂肪 14%，还含有维生素 B_1、维生素 B_2、叶酸、维生素 C、胡萝卜素，以及枸橼酸、苹果酸等有机酸；含钙、磷、铁；另含一定量游离的精氨酸和色氨酸。

（2）干果类食材的特性

胡桃仁（《本草纲目》）

性味归经：甘、涩、温。入肾、肝、肺经。

功效：补肾益精，温肺定喘，润肠通便。

主治：腰痛脚弱，尿频，遗尿，阳痿，遗精，久咳喘促，肠燥便秘，石淋及疮疡瘰疬。

营养成分：含粗蛋白 22.18%，其中可溶性蛋白以谷氨酸为主，其次为精氨酸和天冬氨酸；粗脂类 64.23%，其中中性脂类占 93.05%。总脂和中性脂类脂肪酸组成主要为亚油酸 64.48% ～ 69.95% 和油酸 13.89% ～ 15.36%；糖类 13%；多种游离的必需氨基酸，其含量占总氨基酸的 47.50%；含 β-谷甾醇、菜油甾醇、豆甾醇、燕麦甾-5-烯醇等甾醇类；另含钾、钙、铁、锰、锌、铜、锶等多种无机元素。果实含胡桃叶醌，1，4-奈醌等，未成熟果实富含维生素 C。

附：

①黑芝麻：甘，平。入肝、脾、肾经。功效：补益肝肾，养血益精，润肠通便。营养成分：种子含脂肪油，为油酸、亚油酸、棕榈酸、硬脂酸、花生酸、木蜡酸、二十二烷酸的甘油酯，并含有芝麻素、芝麻林素、芝麻酚、维生素 E、植物甾醇、卵磷脂、叶酸，尚含芝麻苷、蛋白质、车前糖、芝麻糖、磷、钾、细胞色素 C、多量草酸钙。

②花生：甘，平。入脾、肺经。功效：健脾养胃，润肺化痰。营养成分：种子含花生碱、甜菜碱等生物碱类；含维生素 B_1、泛酸、生物素、维生素 C 等维生素类；含β-谷甾醇、菜油甾醇、豆甾醇等甾醇类；另含卵磷脂、γ-亚甲基谷氨酸、γ-氨基-α-亚甲基丁酸、嘌呤、胆碱、木聚糖、葡萄甘露聚糖、铁、锌、钴、铬等成分。霉花生有致癌作用，不宜食用。

5. 常见肉食类食材的特性　可供食用的动物的肉、脏器称作肉食类食材。可分为禽、畜两类。

禽肉类食材富含蛋白质、矿物质和维生素，脂肪少，胆固醇低，结缔组织少，食后比畜肉更易消化吸收，病后、产后及老幼皆宜。肥胖症、糖尿病、冠心病患者亦可食用。禽类食材甘平较多，其次为甘温。甘平益气，甘温助阳，甘淡渗湿通利。

畜肉类食材含优质蛋白质、丰富的脂类物质、糖类、无机盐、B 族维生素，且其化学成分与人体组织的化学组成相近，尤其是必需氨基酸的组成接近人体，人体对其吸收率和利用率高，是人类生存不可缺少的物质。但过食某些肉类易引起高脂血症、糖尿病。畜肉类食材性味以甘咸、温为多。甘能补，助阳益气；咸入血分、阴分，可益阴血；温以祛寒。畜肉阴阳气血俱补，适用于先天、后天不足或诸虚百损之人。脾虚、脾湿之人应慎用。注意要保护野生动物，注意尊重少数民族的饮食习惯。

（1）禽类食材的特性

1）乌骨鸡（《本草纲目》）

性味归经：甘，平。入肝、肾、肺经。

功效：补肝益肾，补气养血，退虚热。

主治：虚劳羸瘦，骨蒸，遗精滑泄，消渴，久泻，崩中，带下。

备注：

①鸡肉营养成分：每 100g 鸡肉含蛋白质 23.3g，脂肪 1.2g，灰分 1.1g，钙 11mg，磷 190mg，铁 1.5mg，硫胺素 0.03mg，核黄素 0.09mg，烟酸 8mg。尚含维生素 A（小

鸡肉特别多）、维生素 E，另含胆甾醇、3- 甲基组氨酸、不饱和脂肪酸等。

②鸡肝营养成分：食部每 100g 含蛋白质 18.2g，脂肪 3.4g，碳水化合物 2g，灰分 1.4g，钙 21mg，磷 260mg，铁 8.2mg，维生素 A 50900μgRE，硫胺素 0.38mg，核黄素 1.63mg，烟酸 10.4mg，维生素 C7mg。此外，鸡肝可用于提取超氧化物歧化酶（SOD），鸡雏肝中含有铜锌超氧化物歧化酶（Cu, Zn-SOD），而在鸡肝的线粒体中含有锰超氧化物歧化酶（Mn-SOD）。食用注意：高胆固醇血症者忌食。

2）鸭肉（《名医别录》）

性味归经：甘、平，微咸。入肺、脾、肾经。

功效：补气益阴，利水消肿。

主治：虚劳病，骨蒸劳热，咳嗽，水肿。

营养成分：每 100g 肉含蛋白质 16.5g，脂肪 7.5g，碳水化合物 0.1g，灰分 0.9g，钙 11mg，磷 1.45mg，铁 4.1mg，维生素 B_1 0.07mg、维生素 B_2 0.15mg、烟酸 4.7mg。

附：

鹅肉的成分：含蛋白质、脂肪、钙、铁、磷、锰、维生素 C、维生素 B_1、维生素 B_2、维生素 A 等。药理作用：鹅血通过升高白细胞、提高淋巴细胞免疫力、减轻化疗药物的毒副作用等，起到对肿瘤的辅助治疗作用。

3）鸽（《嘉祐本草》）

性味归经：咸，平。入肺、肝、肾经。

功效：滋肾补气，解毒祛风，调经止痉。

主治：虚劳羸瘦，消渴，妇女血虚经闭，肠风下血，恶疮，疥癣。

营养成分：鸽肉含蛋白质 22.14%，脂肪 1.00%，灰分 1.00%。

附：

鹌鹑的成分：含蛋白质、脂肪、维生素 B_1、维生素 B_2、维生素 C、维生素 A、维生素 E 等。药理作用：含丰富的卵磷脂和脑磷脂，是高级神经活动不可缺少的营养物质，具有健脑的作用。

（2）畜类食材的特性

1）猪肉（《本草经集注》）

性味归经：甘、咸，微寒。入脾、胃、肾经。

功效：补肾滋阴，益气养血，消肿。

主治：脾胃虚弱，消渴，羸瘦，燥咳，便秘，缺乳等。

营养成分：猪的瘦肉和肥肉约分别含水分 53%、6%，蛋白质 16.7%、2.2%，脂肪 28.8%、90.8%，碳水化合物 1.1%、0.8%，灰分 0.9%、0.1%；100g 中分别含钙 71mg、1mg，磷 177mg、26mg，铁 2.4mg、0.4mg 等。

附：

①猪心：性平。功效：补血养心，安神镇惊。营养成分：含心钠素（ANP）、辅酶

Q_{10} 及细胞色素 C、蛋白质、脂肪、钙、磷、铁、维生素 B_1、维生素 B_2、维生素 C 及维生素 P 等。

②猪肝：甘、苦，温。功效：养肝明目，补气健脾。营养成分：含蛋白质、脂肪、钙、磷、铁、胡萝卜素和维生素 B_2、烟酸、维生素 C 等。

③猪肺：甘，平。入肺经。功效：补肺止咳，止血。营养成分：含蛋白质、脂肪、钙、磷、铁、硫胺素和维生素 B_2、烟酸、维生素 C 等。

④猪肾：咸，平。入肾经。功效：补肾益阴，利水。营养成分：含蛋白质、脂肪、钙、磷、铁、硫胺素和维生素 B_2、烟酸、维生素 C 等。

⑤猪肚：甘、温。入脾、胃经。功效：补虚损，健脾胃。营养成分：含胃泌素、胃蛋白酶、胃膜素及胃蛋白稳定因子等。

⑥猪血：咸，平。入心、肝经。功效：补血止血，养心镇惊，息风，下气。营养成分：含水分 95%，蛋白质 4.3%，脂肪 0.2%，碳水化合物 0.1%，灰分 0.5%，钙 69mg/100g，磷 2mg/100g，铁 15mg/100g。食用注意：高胆固醇血症、肝病、高血压、冠心病患者应少食；凡有病期间忌食；上消化道出血患者忌食。

⑦猪蹄：甘、咸、平。入胃经。功效：补气血，润肌肤，通乳汁，托疮毒。营养成分：含蛋白质、脂肪、碳水化合物，并含有钙、镁、磷、铁及维生素 A、维生素 D、维生素 E、维生素 K 等成分，另含多量的胶原蛋白。

⑧野猪肉（人工饲养第二代者）：甘，平。入肺、脾、胃、大肠经。功效：滋补五脏，润养肌肤，祛风解毒。营养成分：每 100g 野猪肉中，含脂类 8.3g，维生素 B_1 0.39mg，维生素 B_2 0.11mg。野猪肉肉质鲜嫩香醇、野味浓郁、瘦肉率高、脂肪含量低（仅为家猪的 50%），胆固醇含量比家猪低 29%，挥发性盐基氮 ≤ 15mg/100g，营养丰富，含有 17 种氨基酸和多种微量元素，亚油酸含量比家猪高 2.5 倍。

2）牛肉（《名医别录》）

水牛肉，黄牛肉

性味归经：水牛肉甘，凉；黄牛肉甘，温。入脾、胃经。

功效：补脾胃，益气血，强筋骨。

主治：虚损羸瘦，消渴，脾虚不运，鼓胀，水肿，腰膝酸软等。

营养成分：因牛的种类、性别、年龄、生长地区、饲养方法、躯体部位等不同，其化学组成差距可很大。大体上每 100g（食部）含蛋白质 20.1g，脂肪 10.2g，维生素 B_1 0.07mg，维生素 B_2 0.15mg，钙 7mg，磷 170mg，铁 0.90mg，胆甾醇 125mg。

附：

①牛肚：甘，温。入脾、胃经。功效：补虚羸，健脾胃。营养成分：每 100g 含水分 81g，蛋白质 14.8g，脂肪 3.7g，灰分 0.5g，钙 22mg，磷 84mg，铁 0.9mg，还含有硫胺素、核黄素、烟酸。此外，尚含胃泌素、胃蛋白酶等。

②牛鞭：甘、咸，温。入肝、肾经。功效：补肾壮阳，固元益精，散寒止痛。营养

成分：含有天冬氨酸、苏氨酸、甘氨酸、缬氨酸、蛋氨酸等多种氨基酸和辛酸、己酸、硬脂酸、亚油酸等脂肪酸，还含有胆固醇、睾酮、雌二醇、二氢睾酮等甾体成分。

3）羊肉（《本草经集注》）

性味归经：甘、热。入脾、胃、肾经。

功效：健脾温中，补肾壮阳，益气养血。

主治：虚劳羸瘦，腰膝酸软，产后虚寒腹痛，寒疝等。

成分：山羊或绵羊的肉，因种类、年龄、营养状况、部位等不同而有差异。瘦肉含水分68%，蛋白质17%，脂肪13.6%，碳水化合物0.5%，灰分1%，钙15mg/100g，168mg/100g，铁3mg/100g，尚含硫胺素、核黄素等。

附：

羊肾：甘，温，入肝经，功效：补肾气，益精髓。营养成分：含蛋白质、脂肪、钙、磷、铁、硫胺素、核黄素、烟酸、抗坏血酸、维生素 A 等。

4）鹿肉（《名医别录》）

麋鹿肉。

性味归经：甘，温。入脾、肾经。

功效：补肾助阳，益气养血，祛风。

主治：虚劳羸瘦，精神疲倦，阳痿遗精，缺乳，宫寒不孕，中风等。

营养成分：含水分75.76%，粗蛋白19.77%，粗脂肪1.92%，灰分1.13%。

附：

①鹿鞭：为鹿科动物梅花鹿或马鹿的干燥阴茎和睾丸。甘、咸，温。入肝、肾、膀胱经。功效：补肾壮阳，填精益髓。营养成分：本品含有天冬氨酸、苏氨酸、甘氨酸、缬氨酸、蛋氨酸等多种氨基酸和辛酸、己酸、硬脂酸、亚油酸等脂肪酸。另含睾酮、雌二醇、二氢睾酮等甾体成分及钠、钾、锌等。

②驴肉：甘、酸，平。入脾、胃、肝经。功效：益气补血。营养成分：驴肉每100g 中含蛋白质18g，脂肪0.g，钙10mg，磷144mg，铁13.6mg。

5）兔肉（《名医别录》）

性味归经：甘，寒。入脾、肝、大肠经。

功效：健脾补中，凉血解毒。

主治：脾虚体弱，气血不足，营养不良，疲乏无力，饮食减少，胃热消渴，反胃吐食，便秘，湿热痹痛，丹毒，肌肤干燥。

营养成分：含蛋白质24.25%，脂肪1.91%，灰分1.52%，热量0.68mg/100g，胆固醇65mg/100g，赖氨酸9.6%，烟酸12.8mg/100g。此外，还含有硫、钾、钙、磷、铁、钠、维生素、卵磷脂等成分。

6. 常见奶蛋类食材的特性　奶蛋类食材是奶类食品和蛋类食品的总称。此类食材营养丰富，含有最优良的蛋白质，易消化吸收，营养价值高，尤其对婴幼儿的生长有重要作用。

奶类提供优质蛋白质、维生素 A、维生素 B 族（尤其是维生素 B_2）和钙，生活中经常食用的是牛奶和羊奶。牛奶性味甘平，为平补的甘润之品；羊奶性味甘温，为温补之品，作用与牛奶类似，更适合虚寒体质之人。

蛋类食品除含丰富的蛋白质外，尚含有钙、磷、铁及维生素等多种物质，特别是所含脂肪存在于蛋黄之中，呈液态，易消化吸收，是人们日常生活中不可缺少的食品。蛋黄中的胆固醇含量较高，是动脉粥样硬化、冠心病等疾病的危险因素，但是蛋黄又含有大量的卵磷脂，对心血管疾病有防治作用。所以，每人每天吃 1～2 个鸡蛋，对血清胆固醇水平既无明显影响，又可发挥其他营养成分的作用。鸡蛋性味甘，偏于滋阴润燥，养血安胎；鸭蛋性味甘，偏于清肺止咳，滋阴平肝；鹅蛋甘，偏于补中益气；鸽蛋甘咸平，偏于益气补肾。

（1）牛奶（《本草经集注》）

性味归经：甘，微寒，无毒。入心、肺、胃经。

功效：补虚损，益脾胃，生津润燥，解毒。

主治：虚弱劳损，反胃噎膈，消渴，血虚便秘，气虚下痢，黄疸。

营养成分：牛乳的化学成分因牛的种类、年龄、饲养方法、采乳时间、健康状况、气温的不同而异。据分析，每 100g 牛乳约含水分 89.8g，蛋白质 3g，脂肪 3.2g，碳水化合物 3.4g，灰分 0.7g，钙 104mg，钠 37.2mg，铁 0.3mg，锌 0.42mg。还含镁、钾、硫胺素、核黄素、烟酸、抗坏血酸、维生素 A、生物素、叶酸、肌醇、乳清酸。牛乳的蛋白质主要是含磷蛋白质——酪蛋白、白蛋白及球蛋白，此三种蛋白质都含全部必需氨基酸。牛乳的脂肪主要是棕榈酸、硬脂酸的甘油酯；含少量低级脂肪酸，如丁酸、己酸、辛酸；还含少量卵磷脂、胆甾醇、色素等。

附：

羊奶：甘，微温。入心、肺经。功效：补虚润燥，和胃，解毒。营养成分：每100g 约含水分 88.9g，蛋白质 1.5g，脂肪 3.5g，碳水化合物 5g，灰分 0.9g，钙 82mg，磷 98mg，铁 0.5mg，尚含有硫胺素、核黄素、烟酸、抗坏血酸、维生素 A 等。

（2）鸡蛋（《神农本草经》）

性味归经：甘，平。入肺、脾、胃经。

功效：滋阴润燥，养血安胎。

主治：热病烦闷，目赤咽痛，胎动不安，产后口渴、小儿疳痢、烫伤，皮炎，虚人羸弱等。

营养成分：含蛋白质、脂肪、碳水化合物、钙、磷、铁及维生素等。

附：

①鸭蛋：甘，凉。入心、肺经。功效：滋阴平肝，清肺止咳，止泻。营养成分：每100g 含水分 70.3g，蛋白质 12.6g，脂肪 13g，碳水化合物 1g，维生素 A_1 380IU，灰分

1.8g，钙 62mg，磷 226mg，铁 2.9mg，镁 13mg，钾 135mg，钠 106mg，氯 6mg，并含有核黄素、烟酸、硫胺素等。

②鹅蛋：甘，温。入胃、胆经。补五脏，补中气。成分：含蛋白质、脂肪、碳水化合物、钙、磷、铁等。本品多食易伤胃滞气。

③鸽蛋：甘、咸，平。入肾、脾、胃经。益气补肾，解疮痘毒。成分：鸽蛋可食部分 100g 含水分 82g，蛋白质 9.5g，脂肪 6.4g，碳水化合物 2g，灰分 0.7g，钙 108mg，磷 117mg，铁 3.9mg。

④鹌鹑蛋：甘、淡，平。入脾、胃经。补中益气，健脑。成分：含较高的蛋白质、脑磷脂、卵磷脂、铁、维生素及赖氨酸、胱氨酸等。鹌鹑蛋胆固醇较高，不宜多食。

7. 常见水产类食材的特性　水产类食材分为动物和植物，包括淡水鱼、海水鱼类和介壳、蛙等动物，以及海带、紫菜等植物。

大部分水产动物类食材肉质软而细嫩，味道鲜美，比畜肉、禽肉更容易被人体消化。鱼类脂肪多由不饱和脂肪酸组成，熔点较低，常温下呈液态，消化吸收率达 95%，是人体必需脂肪酸的重要来源，脂肪中的不饱和脂肪酸如 EPA 和 DHA 具有降低血脂、防治动脉粥样硬化的作用。

淡水鱼中的鳞鱼和鳝鱼性平或略偏温，适于体质偏寒之人，疮疖、麻疹及热病后患者不宜多食；无鳞鱼类性平偏凉，适于体质偏热者。海产品普遍含碘较多，对于缺碘性疾病有很好的治疗作用。介壳类是滋阴佳品，适于阴虚火旺者。海带、紫菜有软坚散结的作用，可用于瘿瘤、瘰疬。皮肤病患者及有过敏性疾病史者应慎用水产类；结核病患者在服用异烟肼期间，亦应慎食；因鱼肉中含有嘌呤类物质，故痛风患者不宜食用。

（1）龟（《名医别录》）

性味归经：甘、咸，平。入肺、肾经。

功效：益阴补血。

主治：血虚体弱，骨蒸潮热，久咳咯血，筋骨疼痛，子宫脱垂，糖尿病等。

营养成分：含蛋白质、脂肪、糖类、维生素 B_1、维生素 B_2、烟酸。

附：

鳖：又称甲鱼、水鱼、团鱼、圆鱼。甘，平。入肝、肾经。功效：滋阴补肾，清退虚热。营养成分：含 17 种氨基酸及钙、钠、铝、钾、锰、铜、锌、磷、镁等 10 多种微量元素。

（2）鲫鱼（《新修本草》）

性味归经：甘，平。入脾、胃、大肠经。

功效：健脾和胃，利水消肿，通血脉。

主治：脾胃虚弱，纳少反胃，产后乳汁不行，痢疾，便血，水肿，痈肿，瘰疬。

营养成分：含蛋白质、脂肪、钙、磷、铁、维生素 A、维生素 B_1、维生素 B_2、烟酸等。

附：

①鲤鱼：甘，平。入脾、肾、胃、胆经。功效：健脾和胃，利水下气，通乳，安胎。营养成分：含丰富的谷酸、甘氯酸、组氨酸及蛋白质、脂肪、维生素 A、维生素 B_1、维生素 B_2、烟酸、钙、磷、铁；此外，尚含组织蛋白酶 A、B、C。

②乌鱼：甘，凉。入脾、胃、肺、肾经。功效：补脾益胃，利水消肿。营养成分：含蛋白质、脂肪、钙、磷、铁、维生素 B_1、维生素 B_2，以及烟酸、组氨酸、3- 甲基组氨酸、醇、醚及丙酮等。

③鳜鱼：又称母猪壳。甘，平。入脾、胃经。功效：健脾益胃，补养气血。营养成分：含蛋白质、脂肪、维生素 B_1、维生素 B_2、烟酸及钙、磷、铁等。

（3）石首鱼（《食性本草》）

性味归经：甘，平。入脾、胃、肝、肾经。

功效：补脾益气，补肾，明目，止痢。

主治：产后体弱，产后风痉，消化性溃疡，肺结核，再生障碍性贫血，石淋等。

营养成分：含蛋白质、脂肪、灰分、钙、磷、铁、碘、维生素 B_1、维生素 B_2 和烟酸等。

食用注意：患风疾、痰疾及疮疡者慎服。

附：

①带鱼：甘，平。入胃经。功效：补虚，解毒，止血。营养成分：含蛋白质、脂肪、维生素 B_1、维生素 B_2、烟酸及钙、磷、铁、碘等。

②乌贼鱼：咸，平。入肝、肾经。功效：养血滋阴。营养成分：含蛋白质、脂肪、维生素 B_1、维生素 B_2 和烟酸、钙、磷、铁等。乌贼鱼肉属动风发物，有宿疾者酌情忌食。

③对虾：甘、咸、温。入肝、肾经。功效：补肾壮阳，滋阴息风。营养成分：含蛋白质、脂肪、碳水化合物、维生素 A、维生素 B_1、维生素 B_2、烟酸、钙、磷、铁。体肌含原肌球蛋白、副肌球蛋白。肌肉及消化系统含镉、铜、铅、镍、铬，甲壳肌含铜。中国对虾又含锌、铬、锰及氨基酸，还含乙醛、噻唑化合物等。

④海参：甘、咸、平。入肾、肺经。功效：补肾益精，养血润燥，止血。营养成分：绿刺参干皮肤含 23- 乙酰氧基 -17- 去氧 -7,8- 二氧海参苷元，绿刺参苷 A1、B1、C1、D1 及 A2、B2、C2，刺参苷 A、B、D、E，羊毛甾烷型皂苷和海参素 A、B、C。刺参含酸性黏多糖等。

（4）泥鳅（《滇南本草》）

性味归经：甘、平。入脾、肝、肾经。

功效：补益脾肾，利水，解毒。

主治：脾肾亏虚水肿，小便不利，阳事不举，脾虚泻痢，热病口渴，消渴，小儿盗汗，病毒性肝炎。

营养成分：泥鳅卵含凝集素和细胞毒素；肌肉含天冬氨酸转氨酶、蛋白质、脂肪、糖类、钙、磷、铁，还含多种酶。花鳅皮及黏液含黏多糖、酯酶、乳酸脱氢酶、苹果酸脱氢酶及黄嘌呤脱氢酶，以及多种金属离子；皮还含 β－胡萝卜素。大鳞泥鳅含多种游离氨基酸、脂类、多种金属和非金属离子，此外，还含肌苷酸、腺苷酸、肌酸酐、丁酸及琥珀酸。

食用注意：本品补而能清，诸病不忌。

附：

鳝鱼：甘，温。入肝、脾、肾经。功效：益气血，补肝肾，强筋骨，祛风湿。营养成分：含蛋白质、脂肪、钙、磷、铁，维生素 A、维生素 B_1 和烟酸等成分。

（5）海带（《吴普本草》）

性味归经：咸，寒。入肝、胃、肾经。

功效：消痰软坚，利水退肿。

主治：颈淋巴结核，气管炎，肺结核等。

营养成分：昆布含多糖化合物、脂多糖和 3 个水溶性含砷糖、氨基酸、甘露醇、牛磺酸、二十碳五烯酸、棕榈酸、油酸、亚油酸、γ－亚麻酸、十八碳四烯酸、花生四烯酸、岩藻甾醇等。另含挥发油、胡萝卜素、维生素 B_1、维生素 B_2、维生素 C、维生素 P 和硫、钾、镁、钙、磷、铁、锰、钼、碘、铝、磷酸根、碳酸根、硫酸根等。黑昆布含褐藻酸及其钠盐、海带淀粉、甘露醇、维生素、卤化物、硫酸盐、磷酸盐、碘和其他微量元素，还含具抗血凝作用的多糖类成分，又含抗纤溶酶的二苯双噁衍生物。裙带菜全藻含多糖化合物、类脂、甾醇类成分、阻抑胰岛素在脂肪组织中的降解作用的成分、地芰普内酯、无羁萜、植物醇、N′－甲基烟酰胺、维生素、亚麻酸、花生四烯酸等不饱和脂肪酸及卤化物、硫酸盐、磷酸盐、氧化钙、镁、钠和其他微量元素。

附：

紫菜：甘、咸，寒。入肺、脾、膀胱经。功效：化痰软坚，利咽止咳，养心除烦，利水除湿。营养成分：含蛋白质、脂肪、碳水化合物、粗纤维、钙、磷、铁、碘、胡萝卜素、B 族维生素、维生素 C 和多量自由氨基酸等。

8.调味品及其他佐料的特性　常用的调味品有大蒜、生姜、胡椒、花椒、茴香、桂皮、蜂蜜、糖、油、酱油、醋、酒、味精、盐等。有些调味品是药食两用品。调味品是形成主、辅食品口味特点，在食品的制作中起着重要作用的添加品。它能给本身不显味的原料赋味，确定食品的口味，除去原料的异味，增进食物的色泽，增加食物的营养，增进食欲，促进消化吸收，还能杀菌、消毒及延长保存期等。

（1）大蒜　辛，温。入脾、胃、肺、大肠经。功效：温中行滞，解毒，杀虫。营养成分：大蒜含挥发油（其中有多种含硫挥发性化合物）、硫代亚磺酸酯类、s－烷（烯）－L－半胱氨酸衍生物、γ－L－谷氨酸多肽、苷类、多糖、脂类、酶等。阴虚火旺及目疾、口疾、咽喉疾患者慎用，胃溃疡及十二指肠溃疡或慢性胃炎者忌食。

（2）生姜　辛，温。入脾、胃、肺经。功效：散寒解表，降逆止呕，化痰止咳。能解半夏、天南星及鱼蟹毒。营养成分：含挥发油，主要为姜醇、α-姜烯、β-水芹烯、柠檬醛、芳香醇、甲基庚烯酮、壬醛、α-龙脑等，尚含辣味成分姜辣素。还含呋喃大牻牛儿酮、2-哌啶酸及天冬氨酸、谷氨酸、丝氨酸等多种氨基酸。

（3）葱白　辛，温。入肺、胃经。功效：发表，通阳，解毒，杀虫。营养成分：鳞茎含黏液质、粗脂肪、粗纤维、粗蛋白质、无氮浸生物、戊聚糖、多糖类。还含挥发油，油中主要成分为大蒜辣素、二烯丙基硫醚。根含铝。

（4）胡荽　又名香菜、芫荽。辛，温。入肺、脾、肝经。功效：发汗透疹，健胃消食。营养成分：主要含挥发油、苹果酸钾、正癸醛、芳樟醇等。此外，尚含有槲皮素-3-葡萄糖醛酸苷、异槲皮苷、芦丁、维生素C和无机元素铝、钡、铜、铁、锂、锰、硅、钛等。

（5）旱芹菜　甘、辛、微苦，凉。入肝、胃、肺经。功效：平肝，清热，祛风，利水，止血，解毒。主治：肝阳眩晕，风热头痛，咳嗽，黄疸，小便淋痛，尿血，崩漏，带下，疮疡肿毒。营养成分：含芹菜苷、佛手柑内酯、挥发油、有机酸、胡萝卜素、维生素C、糖类等。芹菜籽中含芹菜甲素、芹菜乙素。根含丁基苯酞、新川芎内酯、川芎内酯、（Z）-藁本内酯、洋川芎内酯。叶含补骨脂素、花椒毒素、香柑内酯、抗坏血酸、胆碱。

（6）蜂蜜　甘，平。入脾、胃、肺、大肠经。功效：调补脾胃，缓急止痛，润肺止咳，润肠通便，润肤生肌，解毒。营养成分：主要含果糖和葡萄糖（两者约占70%），尚含少量蔗糖、麦芽糖、糊精、树胶及含氮化合物、有机酸、挥发油、色素、酵母、酶类、无机盐、维生素和微量元素等。

（7）白砂糖　甘，平。入脾、肺经。功效：和中缓急，生津润燥。主治：肺虚咳嗽，肺胃阴虚，腹痛，疮疡不愈，饮酒过度，中虚腹痛，口干燥渴，肺燥咳嗽等。营养成分：含糖类、蛋白质、维生素 B_2 及钙、铁。食用注意：湿重中满者慎服，小儿勿多食。

（8）赤砂糖　又称红糖。甘，温。入肝、脾、胃经。功效：补脾缓肝，活血散瘀。营养成分：含蛋白质、碳水化合物、钙、铁，尚含胡萝卜素、维生素 B_2、烟酸及锰、锌、铬等微量元素。

（二）常用药材的特性

药膳对中药材的使用很广泛，以下主要描述补益类中药材的特性。

凡具有补虚扶弱作用，能治疗人体虚损不足的药物，统称为补益药。补益药主要用于补益人体气血阴阳不足，治疗各种虚证。虚证分为气虚、血虚、气血两虚、阴虚、阳虚、阴阳两虚六种类型。根据补益药的功效及应用范围，分为补气药、补血药、补阴药、补阳药几类。

在具体应用时，可以根据虚证的不同类型而选用不同的补益药；还应该依据气血阴阳的依存关系，将不同的补益药联合使用。补气药和补阳药、补血药和补阴药常常联用；气血两亏、阴阳俱虚者，当气血双补、阴阳并补。

补益药对于实邪未尽的病证应慎用，以免"闭门留寇"。但如病邪未清而正气已虚者，可于祛邪药物中配加补益药，以增强抵抗能力，扶正以祛邪。

1. 补气药物的特性

黄芪（《神农本草经》）

性味归经：甘，微温。入脾、肺经。

功效：补气升阳，益卫固表，托毒生肌，利水消肿。

主治：用于脾气虚或肺气虚所致之乏力、食少便溏、中气下陷、久泻脱肛、便血崩漏、表虚自汗、水肿、内热消渴、血虚萎黄、半身不遂、痹痛麻木、痈疽难溃、久溃不敛等。

用法用量：浸泡、炖、蒸、焖、煮、熬。10～30g。

其他常用药物：党参、灵芝、白术、大枣、人参、西洋参、灵芝。

2. 补血药物的特性

当归（《神农本草经》）

性味归经：甘、辛，温。归肝、心、脾经。

功效：补血，活血，止痛，润肠。

主治：血虚所致之萎黄、眩晕、惊悸、月经不调、闭经、痛经，以及虚寒腹痛、风湿痹痛、跌仆损伤、痈疽疮疡、肠燥便秘等。

用法用量：浸酒、炖、蒸、焖、煮。5～15g。

其他常用药物：熟地黄、阿胶、白芍、何首乌、紫河车。

3. 补阴药物的特性

黄精（《名医别录》）

性味归经：甘、平。入肺、脾、肾经。

功效：补脾益气，润肺滋阴。

主治：倦怠乏力，口干食少，饮食无味；干咳少痰，劳嗽久咳；头晕目眩，腰膝酸软，须发早白，消渴等。

用法用量：浸泡、炖、蒸、焖、煮、熬。10～30g。

其他常用药物：生地黄、枸杞子、沙参、玉竹、麦门冬、鳖甲。

4. 补阳药物的特性

肉苁蓉（《神农本草经》）

性味归经：甘、咸，温。归肾、大肠经。

功效：补肾阳，益精血，润肠通便。

主治：用于肾阳不足所致之阳痿、早泄、不孕、腰膝酸软、筋骨无力等，以及精血亏虚所致之肠燥便秘、产后便秘等。

　　用法用量：内服：煎汤，10 ～ 15g；或入丸、散，或浸酒。

　　其他常用药物：补骨脂、锁阳、淫羊藿、杜仲、蛤蚧、沙苑子、冬虫夏草。

三、常见药膳配方及制作举例

　　药膳的配方原则遵行的是中医方剂学的配方原则，只是称呼不同。方剂的君药在药膳中称为主要材料，方剂的臣药在药膳中称为辅助材料，方剂中的佐使药在药膳中称为佐使材料。主要原料味数少、剂量大。复杂的药膳方对原料进行分组，无法对其地位进行划分。

（一）常见补益药膳处方举例

1. 当归生姜羊肉汤

　　组成：当归 20g，生姜 12g，羊肉 300g，胡椒粉、花椒粉各 2g，食盐适量。

　　制作：羊肉去骨，剔去筋膜，入沸水锅内焯去血水，捞出晾凉，切成 5cm 长、2cm 宽、1cm 厚的条；砂锅内加适量清水，下入羊肉，放当归、生姜，武火烧沸，去浮沫，文火炖 1.5 小时，至羊肉熟烂，加胡椒粉、花椒粉、食盐调味即成。

　　用法：饮汤食肉，每周 2 ～ 3 次。

　　功效：温经养血，散寒止痛。

　　主治：血虚寒凝所致的寒疝腹痛、产后腹痛等。

　　方解：本方以温性的羊肉为主要材料，温中暖下，补益气血。生姜、当归为辅助材料，生姜温中散寒，当归补血、活血、止痛。胡椒、花椒为佐使材料，二者既调味，又温中散寒。本方既能治血虚寒凝诸证，又是冬令进补的佳膳，尤宜于女性食用。

　　临床应用：用于各种可复性腹外疝属于血虚有寒者，产后子宫收缩痛属于血虚者。

　　注意：凡阳热证、阴虚证、湿热证等不宜服用。

2. 熙春酒

　　组成：枸杞子、龙眼肉、女贞子、淫羊藿各 150g，生地黄 120g，猪油 400g，绿豆 120g，白酒 5000mL。

　　制法：将生地黄、女贞子洗净，晒干，加工成粗粉末；绿豆洗净，晒干，捣碎；枸杞子拍烂；龙眼肉拣去杂质。上五味同淫羊藿共装入纱布袋内，扎紧袋口。将酒倒入瓷坛内、猪油置于锅中炼过，趁热倒入酒中搅拌，再放入药袋，加盖密封，置阴凉干燥处。隔天摇动数下，经 60 日开封，去掉药袋，药酒即成。

　　用法：每次 10 ～ 20mL，每日早、晚各 1 次，饭前饮服。

　　功效：滋补肝肾，润肺止咳。

　　主治：肝肾虚损，筋骨失养所致腰酸遗精、筋骨酸痛、面容憔悴；久病耗伤，阴虚肺燥所致的久咳不愈等。

方解：枸杞子、女贞子、淫羊藿养肝肾之阴，补肾中之阳，强筋壮骨；龙眼肉补心脾、益气血；猪油、生地黄、绿豆养阴生津，润肺止咳，兼清燥热，缓酒性温热。诸物合而酿制成酒，服用方便，易于保存，并可增药力，使滋补肝肾、润肺止咳之功更著，老年患者尤宜。因其具有泽肌肤、润毛发的作用，也可用于健康人养颜美容。

临床应用：年老或重病久病后身体虚弱等均可辨证使用，也可作为健康人抗衰防老的常用方。

注意：酒精过敏者不宜服用。用于保健宜常服。

（二）常见食疗配方举例

食疗膳食有两种：一是用粮食、蔬菜、水果、肉蛋等食材及药食共用的食材做成的普通膳食，主要用于无病之日的养生保健，以及有病之时用于辅助治疗的膳食；二是由食材加药食两用的中药材做成的膳食，主要用于辅助疾病的治疗及平日的养生保健。这里只举例第一种。

1. 四季养生方

（1）春天——清蒸鳜鱼

食材：新鲜鳜鱼300g，葱丝、姜丝、料酒、蒸鱼豉油、盐各适量。

做法：①鳜鱼洗净，在鱼体两侧抹匀料酒和少许盐稍腌；葱姜洗净、切丝备用。②将葱丝、姜丝均匀铺在鱼身上。③蒸锅水开后，将鱼入锅，加盖蒸6～7分钟即关火。④关火后，别打开锅盖，鱼不取出锅，利用锅内余温"虚蒸"5～8分钟后出锅。⑤将盘中汁水倒掉，葱姜丝取出，将蒸鱼豉油和水适量倒入锅中烧热倒入盘中。⑥最后锅中再倒入少量油，烧热后浇在鱼身上即可。

功效：鳜鱼富含蛋白质、B族维生素、烟酸及各种矿物质。本品有补气血、益脾胃的滋补功效。

（2）夏天——醋溜肥肠

食材：猪大肠200g，青椒、红椒、淀粉、葱、姜、蒜、料酒、酱油、味精、盐、醋各适量。

做法：①青红椒分别洗净、切小块；葱姜蒜切末备用。②猪大肠洗净后用开水焯过，捞出洗净浮沫后再入锅继续煮至熟，捞出，切成5cm长、2cm宽的条，挂淀粉糊入油锅炸透，再用热油过一遍。③锅中留底油，下入葱姜蒜末爆香，再烹入少许料酒、醋，加酱油、盐、味精调味，用水淀粉勾浓芡，大火收汁，放入炸大肠条、青红椒块翻炒均匀即可。

功效：本品开胃、润肠、通便，适于夏季食用。

（3）秋天——白果鸡汤

食材：鸡200g，白果10g，姜20g，盐适量。

做法：①鸡去内脏、洗净、切块，下锅焯水捞出冲净；白果剥去硬壳和里面的软皮，抽去心芽；姜用刀拍开备用。②将鸡块放入炖锅中，加姜块一同大火煮开，转小火清炖 40 分钟后，下白果一起炖，炖至鸡肉离骨、白果熟透，最后加盐调味即可。

功效：温中益肺，补虚强筋；为秋季滋补佳品。

（4）冬天——芋头蒸排骨

食材：芋头 100g，排骨 150g，豆瓣酱、老抽、蒜、葱、醪糟汁、白砂糖、盐、鸡精、蒸肉米粉、植物油各适量。

做法：①排骨洗净斩成小段，芋头去皮切成小块，蒜切末、葱切丝备用。②将豆瓣酱、少量老抽、蒜末、醪糟汁、少量白糖、鸡精、少量盐、植物油加入排骨中，拌匀后倒入蒸肉米粉，使每块排骨都均匀裹上一层米粉。③取蒸笼，下面垫上一层芋头块，然后再将排骨铺上去，大火蒸 50～60 分钟，最后撒上葱丝即可。

功效：健脾养胃，补肝益肾。

2. 美容塑身方

（1）鲍鱼菇炖鸡

食材：鲍鱼菇 100g，土鸡 50g，大枣 5g，姜片、大葱、胡椒粉、精盐、味精适量。

做法：①土鸡斩成小块，放入沸水中焯水捞出，鲍鱼菇切成片。②将土鸡块放入砂锅中炖煮，然后放入鲍鱼菇、姜片、葱段、大枣小火炖制。③待土鸡肉软熟，加入精盐、胡椒粉、味精调味。

功效：养血生发。

鲍鱼菇、鸡肉含有丰富的营养物质，大枣有养血生发的功效。本食品性质平和，各个季节、各个地区、各种体质人群都可食用。

（2）凉拌蕨菜

食材：蕨菜 100g，蒜茸 5g，精盐、白糖、生抽、味精、辣椒油、香油适量。

做法：①蕨菜发好后，切成段，焯水煮断生。②加入蒜茸、精盐、白糖、生抽、味精、辣椒油、香油拌匀即可装盘。

功效：美体瘦身。

蕨菜含有丰富的膳食纤维，不含有热能物质，是减肥瘦身的理想食品。本食品性质偏凉，多用于春夏季节、炎热地区、易于上火的体质人群。

（3）苦瓜炒蛋

食材：苦瓜 100g，鸡蛋 25g，精盐、色拉油适量。

做法：①将苦瓜去瓤，切成片，搂少量精盐，然后放入沸水中焯。②鸡蛋去壳，取出蛋液，加入精盐将蛋液调散。③炒锅置火上，加入色拉油，倒入蛋液，炒断生，再加入苦瓜，加入精盐调味，炒匀即可装盘成菜。

功效：清热解毒，美白淡斑。

苦瓜具有清暑、清热、明目、解毒的功效，同时含有丰富的维生素 C，长期食用具有美白淡斑的效果。本食品性质寒凉，适用于春夏季节、炎热地区、易于上火的体质人群。

（4）卤猪肝

食材：猪肝 100g，卤水适量。

做法：猪肝洗净，加入精盐、料酒、姜、葱码味，然后投入卤水中卤制成熟，切成薄片。

功效：清热利湿，祛痘淡斑。

猪肝中含有丰富的维生素 B、维生素 A 和铁，经常食用可以预防缺铁性贫血，利湿清热，有利于祛痘。本食品性质平和，各个地区、各个季节、各种体质人群都可食用。

第三节　药膳与食疗餐饮创业指导

药膳餐馆的开设要考虑哪些要素？药膳餐馆如何经营管理？开办药膳餐馆不同于开办普通餐馆，这些问题必须知道。

一、创业的定位及理念

开办药膳与食疗餐饮企业就是药膳与食疗产业化的具体体现。

在什么地方开办药膳与食疗餐饮企业是我们要考虑的第一个问题。

不同级别的城市，经济发达程度、人群的文化素养、饮食习惯、个人的生命价值观差异很大。开办一家药膳与食疗餐饮企业，能不能被当地人所接受、经济承受能力怎样，是必须考虑的问题。比如在北京、广州这些城市开办大型的药膳与食疗餐饮企业容易一些。新一线城市开办大型的药膳与食疗餐饮企业困难稍大，但是开办小型的药膳与食疗餐饮企业相对容易。二线、三线城市适合开办小型的药膳与食疗餐饮企业。小城市、城镇适合在普通餐饮企业中增加药膳的菜品及在工作人员中逐渐贯彻食疗的理念，提升企业在药膳与食疗行业中的地位。个人创业可以以创办快销品药膳制作的小型餐饮企业为起点，每天制作出相对固定的若干个药膳品种在自己的企业中售卖，犹如传统餐饮业有的只卖"九大碗"，只卖固定的烧菜、蒸菜等等，做出特色，也可以成功。

开办药膳与食疗企业要考虑的第二个问题是如何办出特色。

首先，要有地区特色。不同的地区有不同的文化和餐饮习俗，应该结合这些因素去考虑菜品。广州地区喜欢煲汤，药膳与食疗的菜品就应该考虑炖品为主。有些地方喜欢蒸菜，药膳与食疗的菜品应该考虑蒸菜为主，比如"蒸龙眼"。甚至还应该考虑当地的风味特色，对药膳与食疗菜品进行改良，做出自己的特色。

第二，要有季节特色。不同的季节，人们对餐饮的需求不同，因此还要考虑季节特点开办餐饮企业。春夏之季，阳热偏盛，要考虑推出清热养阴的膳食品。秋季，燥邪偏盛，易出现咳嗽的情况，因此要考虑推出养阴润肺的膳食品。冬季，阳气相对不足，要考虑推出温阳益气的膳食品。

第三，要有养生保健的文化理念并贯彻整个经营过程。要让自己的员工懂得食物的营养知识、药膳的养生保健及治疗作用，以利于餐饮企业的长久发展。要在接待客人的过程中让他们知道你的餐馆不同于普通的餐馆，除了要追求膳食品的色、香、味、形外，更要追求营养、追求养生保健效果、追求某些病证的辅助治疗效果。长此以往，餐馆的社会效益、经济效益将会稳定增长，创业成功。

二、人员管理

人员管理是一门学问，需要认真对待。

1. 对药膳与食疗专业人才的管理　药膳与食疗的专业人才在企业中该干什么，在我国很成功的大型药膳与食疗餐饮企业不多，与人民的需求相比，可以说是一种失败。为什么会失败呢？一是因为没有药膳与食疗的专业人才，二是有人才也没有放在正确的位置。正确的位置是哪里？药膳与食疗的关键在于辨体质施膳、辨证施膳。给客人制定膳食品的技术要求就是辨体质施膳、辨证施膳。谁拥有这方面的人才、谁能正确使用这方面的人才，谁就能活下去，谁就能做大做强。说直接一点，第一个岗位就是配餐岗位；第二个岗位就是为企业制定药膳与食疗的配方并指导厨房规范化、规模化地制作膳品；第三个岗位是教育非药膳与食疗专业的员工，使这些人渐渐成为专业人员。

2. 对厨师的管理　厨师是餐饮企业的灵魂，管理不好，后果不言而喻。在技术层面，必须让厨师学会所在餐饮企业推出的膳食品的制作，制作中不但要追求普通膳食的色、香、味、形，更要追求膳食品的营养价值、保健价值、对某些病证的辅助治疗效果。在理念培养方面，必须要让厨师拥有药膳与食疗的经营理念、工作理念、宣传理念，逐渐成为药膳与食疗行业的专业人才。

3. 对服务员的管理　必须让服务员接受药膳与食疗的健康膳食理念，逐渐使他们成为药膳与食疗健康理念的宣传员。

4. 经营理念的协调　不同的餐饮企业有不同的经营理念，企业管理者的经营理念、管理方法也有差异，创业初期效益可能也不会很好。因此，确定自己企业的经营理念、管理方式很重要。经营理念多、管理方法多，关键在于统一，而统一的关键在于人人接受和推广药膳与食疗的健康理念，人人参与经营。

5. 遵纪守法教育　遵纪守法是企业生存的条件，不守法不守规矩，迟早要失败。必须遵守《中华人民共和国食品安全法》《中华人民共和国食品安全法实施条例》《餐饮服务食品安全监督管理办法》《餐饮业食品卫生管理办法》等法律法规。

三、餐馆里中药材的储存管理

中药可以分为药食同源中药、治疗专用中药。药食同源的药材既可以是鲜品也可以是干品，比如鱼腥草、桑葚、藿香、薄荷等等。治疗专用中药多为干品。

1. **鲜品中药材的采购与存储**　鲜品中药材的特点是季节性强，出产的季节可以到农贸市场去采购，采购成熟、质优、新鲜的货品是关键。鲜品中药材的存储，必须遵循一般鲜品食材的存储原则，必须防止其腐烂变质。

2. **干品中药材的采购与存储**　应该到大型正宗的中药饮片销售公司去采购，必须采购道地药材、高等级药材、新品药材。干品中药材的存储，必须遵循中药材的存储方法及规则，必须做到防霉变、防腐败、防虫蛀、防变质。

四、药膳餐馆的经营思路

从城市规模、城市经济发达水平、季节、气候、人群素养、药膳的功效、单味药的剂量、大锅菜（大锅汤）的设计与制作、禁忌等事项考虑药膳与食疗餐饮企业的经营。

（一）快销品药膳餐馆的经营

城市大、经济发达、人群素质高、对养生保健和某些病证的预防需求就大，快销品药膳餐馆的规模就应该大一些，膳食品的种类就应该多一些，跟随季节气候变化的速度就应该快一些。配餐员的业务必须熟练，水平必须相对高一些。

中药剂量的计算很重要，不能超量用药。每一份药膳食品中的原生中药的剂量是一个人一天一次的剂量。一个人吃 2～3 个菜品，可以组成某一个体现某某治法的处方，比如一个菜加了黄芪、一个菜加了当归，两个菜相加就构成了益气养血的药膳食谱。一桌人吃饭，可以用若干个单品中药做成的药膳相加组成一个大处方的药膳，每个人拥有的每味原生中药的平均值不能超过一天一次的需求剂量。

（二）大型餐馆药膳宴席的设计思路与注意事项

随着社会经济的发展，大型药膳宴席的出现是不可避免的。究竟如何制定药膳宴席是没有定论的。以下只是提供一些思路。

1. **要考虑当地的饮食习惯及地方特色**　四川、重庆等地要考虑膳食的川味需求，广东地区要考虑煲汤的清淡需求。菜品最好能结合当地的特色做法以满足其需要，比如喜欢蒸品的地方菜品可以以蒸品的形式出现。食客喜欢什么样的菜品就以相应的方式出现，餐馆才能生存下去。

2. **要考虑体质辨识的结果（全体及个别）**　菜品要考虑体质辨识的结果，既要考虑大多数人的体质情况，又要考虑个别人的体质情况。一般来说，大多数人是平和体质，个别人是阳虚体质或阴虚体质。

3. **要考虑配方的原则**　突出主要材料，合理使用辅助材料，积极调理阴阳，适当追求特需。如何适当追求特需？举例来讲，有高血压者就适当重用平肝的药膳，有阳气不足者适当重用温阳药膳，等等。

4. **要考虑膳食的季节因素**　夏季不宜用温阳的药膳，冬季不宜用寒凉的药膳。

5. 要考虑餐饮的消费等级 药膳讲究消费品位、中医药文化、保健理念、表现形式，民众的消费能力、需求能力、认知能力是决定宴席等级、表现形式的重要因素。究竟开办成什么等级的药膳餐馆、用什么形式体现中医药文化、推出的菜品如何展示中药（是原生态还是丹膏形态或是某某餐饮艺术形态？）、经营规模有多大、收费标准是多少都要认真研究。

本章小结

药膳与食疗技术是养生保健、预防疾病、辅助治疗疾病的重要手段。药膳与食疗产业方兴未艾。本章讲述了药膳与食疗技术的基本知识，常用药材和食材的性能、功效及使用方法，药膳配方及制作方法，辨体质施膳、辨证施膳的理论；讲述了药膳餐馆的经营管理等知识。希望能对药膳与食疗技术的创新创业工作有一定的帮助。

课后思考练习

1. 请调查你的居住地的药膳与食疗行业的现状，并根据药膳与食疗技术在日常养生保健及疾病预防和治疗中的作用，设计一个药膳餐馆的规模及运行方式。

2. 根据你掌握的药材与食材的功效特点、药膳的配方原则，设计一个补益气血的药膳处方、一个调理阴阳的药膳处方。

3. 如果你创办了一家药膳餐馆，你认为哪些岗位是需要重点关注的？

第十五章　运动康复创业指导

励志名言

人在身处逆境时，适应环境的能力实在惊人。人可以忍受不幸，也可以战胜不幸，因为人有着惊人的潜力，只要立志发挥它，就一定能渡过难关。

——卡耐基

内容提要

运动康复是运动防护师、运动康复师、运动处方师等相关专业从业人员运用被动运动和指导处于不同阶段人群进行主动运动促进恢复，提高身体功能，改善造成身体疼痛根本原因的技术和方法。其中主要包括仪器、手法和运动三种手段。运动康复主要强调人们通过主动运动达到增强身体功能水平，与体育教学和运动训练有根本的区别。运动康复在我国是一种相对较为新兴的理念，科学合理的运动康复方案是被实践证明了的治疗慢性疾患的有效方法，尤其对于慢性肌肉骨骼疼痛，疗效显著，也因而正在逐渐被社会所认知。运动康复相关行业的规范开展和运营，有利于行业标准的完善，有益于更好地惠及社会和人民大众。

学习目标

1. **知识目标**　了解运动康复产业的概念、市场现状和创业投资重点。
2. **能力目标**　培养运动康复产业市场分析能力。
3. **思政目标**　引导大学生塑造"不忘初心"和"艰苦奋斗"的优秀品质。

案例引导

大学生开发一种现代化过渡用步行复健理疗床

下肢康复床是临床上用于运动障碍偏瘫或颅脑损伤患者、截瘫患者等情况的治疗设备。然而传统的康复床功能单一，只能实现患者的定向治疗，缺乏对患者下肢功能康复复健的功能。四川中医药高等专科学校2019级康复治疗技术专业胡诗婕在专业课程的学习过程中提出了创新的想法：将原本平躺式的康复床改为可站立式的康复床，并加入电击疗法、压力疗法，创造一款多功能的下肢康复理疗床。

一个大胆的创意更需要无数的实际努力来完成。胡诗婕组建了学生项目团队，由于经费和研发能力有限，便寻找到绵阳市中心医院的康复医学科，得到了专业医疗机构的支持，共同开发。在经历了近1年时间的理论开发研究后，一体化下肢康复理疗床的全部设计基本完成，进入了样品测试阶段，并且获得3项专利。该项目获得了四川省第七届"互联网+"大学生创新创业大赛铜奖。

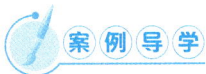

案例导学

运动康复有着一个庞大的市场群体，然而运动康复产品及配套服务仍处于发展的初期阶段。找准市场的需求痛点，运用科技创新提高传统产品的功能，是很好的一个发展方向。

（资料来源：四川中医药高等专科学校创新创业学院提供）

第一节　运动康复产业总论

当前，运动康复仍然是一个新颖而前卫的产业，对运动康复产业深入的了解不仅有利于社会大众对产业的知晓度和认可度，更有利于相关从业人员目标清晰地开展相关工作。只有不断加强对运动康复产业内涵和外延的深化研究，才能更加明确产业的属性、特点和任务，使运动康复产业高速规范的发展，为我国运动科学和全民健康作出更大的贡献。

一、运动康复产业概述

运动康复是康复医学的重要组成部分，与临床康复有着内在的紧密联系，但又有所不同。在学科理论基础上，临床康复的基本理论也是运动康复的理论基础，在此基础上，运动康复又包含了运动训练学的理论基础；在治疗手段上，运动康复既包括临床康复的诸多治疗方法，又引入了康复性体能训练的预防理念和方法。康复医学的服务对象主要是残疾人，以及有各种功能性障碍进而影响正常生活、学习和工作的患者，其康复目标是恢复患者的基本功能、生活自理、重返社会、重新工作。运动康复主要的服务对象是运动员和健康锻炼者，其康复目标不仅要求受伤运动员能够恢复功能、重返赛场，而且还要保持高水平的竞技状态，甚至突破自己原有的身体功能和身体素质的极限，继续创造优异成绩。从某种程度上讲，运动康复对从业者的知识、技能提出了更高的要求。

运动康复产业作为国内新兴产业，虽然起步时间晚，发展水平与国外相比还很低，但由于国内的实际需求旺盛，其发展空间巨大，这为产业的发展建设提供了强劲的动力。运动康复的诸多产业特点都突出了运动康复在社会生活中的重要作用和价值。经过几年的发展，运动康复产业已经成为支撑竞技体育发展，提升全民健身运动质量的重要产业；在竞技体育领域和全民健身事业中，其保驾护航的作用也日益凸显，并将发挥越来越重要的作用。

运动康复是一个多学科（运动解剖、运动生理、运动生化、生物力学等）交叉的专业，根据骨骼肌肉损伤和身体功能的实际情况和愈合进程，借助器械、徒手手法操作、患者主动运动等运动方式和方法，帮助患者消除肿胀、解除疼痛、恢复关节活动度、改善神经肌肉状态、提高动作表现能力、重塑运动功能，使他们能够更好、更快地回归正常的工作、学习和社交活动中。

人的一生中，无论是幼年时期还是老年时期，无论其社会角色是职业运动员还是办公室职员，具备符合其角色的功能能力水平是保证其获得高质量生活状态的基础。康复治疗师、运动康复师不仅可以解决损伤或者疾病，解决那些限制人们日常生活所需的重要能力的功能障碍，还可以针对那些没有功能障碍或缺陷的人员，帮助他们通过正确的运动康复计划，降低损伤或疾病的风险，使其获得活跃健康的生活方式，提高其整体健康水平及生活质量。如何设立个性化的运动康复方案是康复师临床服务的重点和基础。想要获得这样的能力，治疗师必须理解不同形式的主动运动方法及被动治疗方法是如何影响身体的不同组织、不同结构、不同系统的，这些效果又是如何最终转化为康复的终极目标——功能提升的。而康复目标的实现不可缺少运动康复技术的实施。

运动康复是物理治疗的重要分支，是物理治疗的主体内容之一。运动康复技术包括针对关节、肌肉、神经、心肺的功能促进技术，运动疗法是其主要的技术方法。应用声、电、光、磁、温、水、力等物理学因素治疗来改善患者病变或功能障碍的方法，叫做物理疗法（physicaltherapy，PT）。其中，把徒手及应用器械进行运动训练来治疗伤、病、残患者，恢复或改善其功能障碍的方法（主要利用物理学中的力学因素）称为运动疗法（kinesiotherapy，therapeutic exercise 或 movement therapy），是物理治疗的主要部分。运动疗法和理疗同属物理疗法，但各有不同的侧重。国际上的物理治疗康复工作中，运动疗法所占比重更大，是物理治疗的核心内容。正所谓运动疗法，康复之髓。

二、运动康复产业的基本任务

康复医学是功能医学，运动疗法是康复医学重要的治疗技术之一。运动疗法主要是通过运动的方法，治疗或改善病变或功能障碍，以提高患者的活动能力，增强社会参与的适应性，改善患者的生活质量。从这个总体目标出发，运动疗法的主要任务包括以下几个方面。

（一）改善机体灵活性

1.增强关节的灵活性　如骨关节病术后，创伤后，肢体的严重创伤、制动、炎症、疼痛，将造成肢体运动功能障碍。在恢复过程中，为防止关节挛缩，常采用牵张短缩的肌肉、肌腱、关节囊及其他软组织的方法，增加关节活动度。

2.提高和保持软组织柔韧性　不正确的姿态和运动习惯的错误，均可造成机体软组织柔韧性的降低和不平衡，运用合理的运动康复技术可以保持和提高机体的柔韧水平，从根本上预防由于伤病制动、缺乏运动和过度运动造成的软组织挛缩，保持机体健康。

3.提高患者日常生活活动能力　随着运动疗法的介入和不断推进，患者的病变、功能障碍程度减轻；运动系统、呼吸系统、内分泌系统和循环系统功能会有所改善，日常生活能力得到提高。运动疗法技术并不是针对某一疾病的疗法，对于不同疾病的不同症状特征，选用不同的运动疗法技术，是达到康复目的的有效保证。选用的运动治疗方法在不同时期是不一样的，需要随着患者病情的改善不断调整。

（二）增强机体稳定性

1.增强肌肉的肌力和耐力　多种损伤、创伤治疗术后，如肌肉断裂、关节韧带损伤，以及全膝、全髋关节置换术后的康复，要按照训练程序循序渐进地训练患肢的活动功能，采用运动疗法技术增强肌肉的肌力和耐力是进行其他活动的基础。

2.抑制肌肉异常张力　有神经系统疾病的患者，如帕金森病患者，临床主要表现为震颤、肌肉强直、行走动作不协调。采用运动疗法与临床疗法相结合的方法，尽量让患者多做适宜的肢体活动，缓解肌肉紧张程度，改善其运动功能。

3.增进患者体力，改善全身功能状态　例如，糖尿病是一组以高血糖为特征的代谢性疾病，其并发症后果相当严重。如糖尿病足是病史较长的患者易出现的糖尿病并发症，且常伴神经血管系统病变，严重者危及生命。采用运动疗法技术配合其他康复方法可以有效预防糖尿病足的出现。

（三）提高机体运动模式和运动控制能力

1.改善异常运动模式　各类神经性疾病、骨－关节－肌肉的损伤，甚至肌肉力量的不平衡，都会造成运动模式的异常。通过运动疗法技术训练可使患者改善异常运动模式，发展正常运动模式。

2.消除运动功能障碍，提高患者身体移动和站立行走功能　对运动人群而言，逐步改善复杂运动时的功能障碍的需求越来越大，如篮球运动员膝关节伤后急停转向动作的恢复。

3.提高平衡功能和运动协调性有障碍的患者的平衡和协调能力　下肢骨骼肌肉系统损伤或神经系统损伤的患者，因为神经支配障碍或是运动系统障碍，出现本体感觉功能障碍，以及移动和行走功能障碍或丧失，可以通过运动疗法，循序渐进地进行训练，以提高平衡协调能力和身体移动与步行能力。

4.针对患者的功能障碍，施行运动功能的再学习训练，改善神经肌肉功能　神经系统疾病，如脑卒中，是一种高致残率的疾病，它常会导致患者机体多方面功能障碍。脑损伤后功能的恢复主要依靠脑的适应和脑的功能重组。在康复的整个阶段施行运动疗法，尤其是早期，施行运动功能再学习训练，练习特定的活动，有助于改善神经肌肉控制能力，利于康复进程的发展。

第二节　运动康复产业分析

运动康复产业在我国起步较晚，发展时间短，相关从业人员质量和数量均不够，不能满足社会和民众对于运动科学的迫切需求。而目前发达国家的运动康复产业兴旺发达，十分成熟。需要不断地通过相关交流和培训，吸取国外先进经验，结合自身的特色，在充分挖掘我国悠久的运动康复传统和理念的基础上，形成符合我国国情的运动康复产业发展模式。

一、运动康复产业的发展简史

早在古代，人们就已认识到运动对维持身心健康和防治疾病有重要的价值。运动疗法在我国具有悠久的历史，我国古代武术是世界公认的运动疗法先驱。中医按摩、推拿历史悠久，是人体最早防治疾病的疗法之一，与针灸、气功、导引同为人体功能康复治疗的重要手段，从马王堆汉墓出土的导引图中可见，当时已有医疗体育。传统的方法有气功、按摩、五禽戏、太极拳、八段锦等。有些方法经过发展完善而延续至今，并被世界各地接受、推广。

（一）国外运动康复产业发展简史

公元前 2000 多年前，古埃及的书中就记载了体育训练可以配合医术治疗疾病。公元前 4 世纪，古希腊希波克拉底在著作中谈到利用矿泉、日光、海水及运动可以防病健身、延缓衰老、保持健康。中世纪，许多国家的学者倡导通过运动达到健身和治病的目的。1813 年瑞典在斯德哥尔摩设立了"中央体操研究所"研究运动疗法。美国费城的 Mckenzie 将运动训练引入临床医学中加以应用。19 世纪后期，许多专家将运动疗法应用到了偏瘫、截瘫、骨关节疾病等方面。

进入 20 世纪后，运动疗法得到了较快的发展。1907 年运动疗法被引入小儿麻痹后遗症瘫痪肢体的训练中，波士顿的 Lovett 和他的助手 Wright 提出了徒手肌力检查法，后经许多专家多年实践和研讨，到 1946 年基本确定了徒手肌力检查法（manual muscle test，MMT），并沿用至今。

随着第一次世界大战的爆发，各交战国的军医院逐步加强了对伤病员进行恢复伤残肢体功能的运动训练。1917 年美国在陆军中设立了为战伤者服务的 physical reconstruction aides（即早期的物理治疗师）。第二次世界大战初期，芝加哥陆军医院的

Thomas DeLorme 提出了增强股四头肌肌力的渐进抗阻运动肌力增强训练法（progressive resistive exercise，PRE），对治疗膝关节术后股四头肌无力获得了满意的效果。许多学者又做了相关后续研究。1950 年前后，以人体解剖学、生理学为基础理论的关节活动运动、肌力增强疗法、牵张疗法、耐力增强等治疗方法逐渐兴起，成为运动疗法研究的主要方向。

20 世纪 40 年代开始至 60 年代，各国专家学者开始应用神经反射机制治疗患者，以神经生理学及神经发育学为特色的运动疗法，在这一时期获得了极大的发展。1946 年前后，Herman Kabat 提出了通过手法训练引起运动单位最大限度的兴奋、改善运动功能的 PNF 技术（proprioceptive neuromuscular facilitation，PNF）。同一时期，英国的 Bobath 夫妇将抑制患者的原始反射，促进正常反应的方法应用于偏瘫和脑瘫的治疗。1951 年，Brunnstrom 通过大量偏瘫患者的临床观察，提出了偏瘫患者病程变化的 6 阶段看法，并提出了相应的运动疗法治疗手段。1940 ～ 1954 年期间，Rood 提出了感觉输入对运动反应的重要作用，强调对神经固有感受器和外感受器进行刺激可引发运动功能改善。1954 年后，德国 Vojta 提出对小儿中枢神经性运动功能障碍施行反射性运动模式训练，通过不断地反复刺激，促进反射运动变成主动运动，从而促进患儿的运动功能发育。

进入 21 世纪，运动疗法在理论体系上有了深入和快速的发展。运动解剖学、运动生理学的发展将使运动训练过程更加科学化和合理化。神经网络的概念和应用将阐明中枢神经与运动控制之间的内在联系，为运动控制和运动技能发展提供新的途径和手段。此外，基因治疗有可能为运动训练方法的选择、运动组织的再生和再造提供一个可选择的手段，材料学、生物力学、电子学、计算机科学、遥感技术、仿生学等高科技领域的发展，都已经并将极大地促进康复生物工程的发展，促进运动疗法进步，开拓运动疗法应用的新领域。

（二）中国运动康复产业的发展历程

近 40 年来，中国康复医学快速发展。根据《中国卫生健康统计年鉴》关于中国康复医疗市场的统计进行推算，中国康复医疗服务市场在 2021 年进入千亿规模。相对于神经康复、儿童康复、心肺康复等领域的发展，我国的运动康复起步较晚，且业态和受众均有所不同。我国的运动康复产业萌芽于 2008 年，起步于 2012 年。2008 年北京奥运会的举办直接促进了国内运动康复需求的产生及运动康复人才的培养。除少数外资高端诊所进入市场较早之外，国内真正的第一批运动康复机构出现在 2012 年左右。经过近年来的发展，运动康复产业的服务人群已经从早期小众的职业运动员和极少数高端人群，逐渐发展为更为广泛的运动人群和具有康复需求的中产人群。根据运动康复产业联盟的调研统计，主要从事运动康复服务的机构门店数量在 2018 年首次超过了 100 家，2020 年底已接近 400 家，3 年的复合增长超过 40%（图 15-1）。

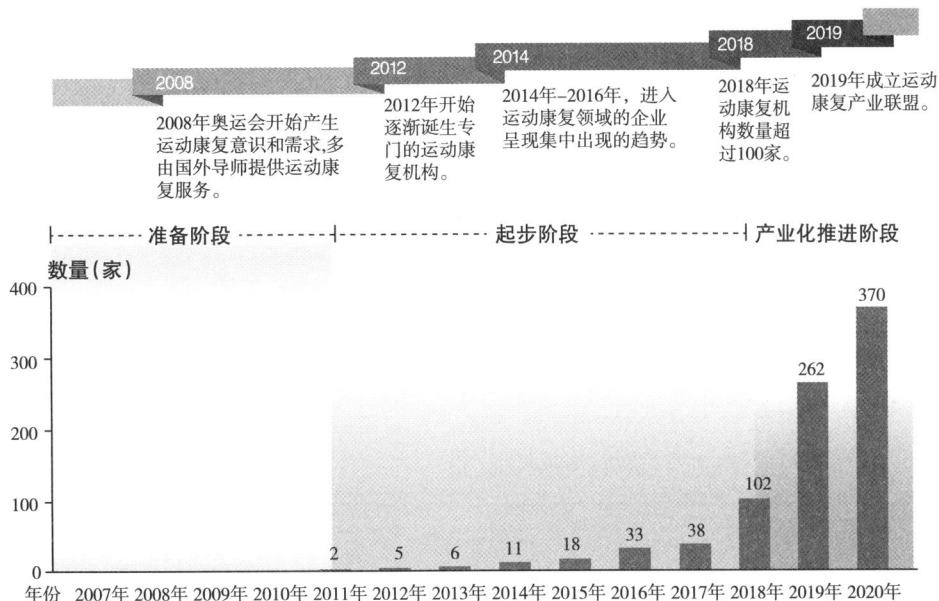

图 15-1　中国运动康复产业重要历程及门店数量发展

1. 中国运动康复产业的发展空间　运动康复在欧美国家发展多年，已经普遍成熟，且发达国家及地区的康复医疗服务体系共有的模式是完善的三级康复医疗网络。例如，美国的三级康复医疗服务体系大致分为急性期康复机构（包括住院康复机构）、急性期后治疗机构（包括专业护理机构等）和长期照料机构（康复门诊及社区门诊等）。纵观全球运动康复行业的发展，主流趋势仍然是以小型诊所 / 中心 / 门诊部为主要业态，这也是中国运动康复产业未来的发展方向。从国外的运动康复机构数量来看，平均每4000 人可拥有一家康复服务机构，而中国目前机构数量与欧美国家相距甚远，未来有巨大的成长空间。参见表 15-1。

表 15-1　中国运动康复机构密度与欧美国家对比

国家	美国	澳大利亚	法国	中国
人口总量（亿）	3.27	0.25	0.67	13.8
人均 GDP（万元）	6.5	5.5	4.0	1.0
人均可支配收入（万元）	4.5	3.6	2.2	0.44
提供运动康复服务的机构数量	38800	8000	5000	370
机构密度	1 家 / 8400 人	1 家 / 3100 人	1 家 / 13400 人	1 家 / 362 万人
治疗师数量	超过 10 万	超过 4 万	超过 3 万	超过 15 万（含公立医院治疗师）

2. 中国运动康复产业发展驱动力与前景　驱动中国运动康复产业快速发展的因素主要包含以下几个方面：

1. 运动康复产业的发展得益于中国经济的快速发展。2019 年我国人均 GDP 正式突破 1 万美元。这使得部分城市具备了运动康复产业发展的经济土壤。

2.我国体育产业的高速发展直接导致了运动康复需求的快速增加。与此同时，中国骨科和运动医学发展迅速，大量术后康复的需求未能得到有效满足。这也成为我国运动康复发展的重要驱动力。

3.特定人群康复需求的出现。例如，儿童的体态纠正需求、女性产后康复需求等，都有力地促进了运动康复产业的发展。

由此可见，运动康复不仅是一个新兴产业，同时也是医疗服务消费升级的重要部分。伴随着我国的经济发展和人民群众对美好生活的不断追求，运动康复产业在未来必定具有更加广阔的发展空间。

二、运动康复产业的常用器械和设备

（一）基本配置

按照原卫生部于 2011 年发布的《综合医院康复医学科建设与管理指南》要求，综合医院应具备与其功能和任务相适应的诊疗场所、专业人员、设备设施及相应的工作制度，以保障康复医疗工作的有效开展。现将常用的器械和设备总结如下。

1.**训练床** 供患者坐卧其上进行各种康复训练的床，长 180 ～ 200cm、宽 120 ～ 160cm、高 45cm。主要用于患者的卧位、坐位动作训练，如偏瘫、截瘫等四肢功能活动障碍的患者可在床上做翻身、坐起、转移训练等；进行坐位及手膝位的平衡训练；在训练床上对患者进行一对一的被动徒手治疗；置于悬吊架下与悬吊架配合使用，进行助力活动等治疗。

2.**运动垫** 供患者坐卧其上进行多种康复训练的垫子。运动垫和训练床在用法上有许多相似之处，在一定程度上可以互相替代。

3.**治疗师坐凳** 又称 PT 凳，治疗师在施以运动疗法时坐用的小凳子，高度可调，凳下有万向轮。以配合运动训练。

4.**悬吊架** 将肢体悬吊起来以消除重力影响，通过改变躯体位置达到训练不同肢体关节的装置。主要由网板、网板拉杆、网板的墙壁固定装置、立柱和多组滑轮训练单元、悬吊带、悬吊弹簧组成，滑轮悬吊在网板上。滑轮训练单元包括 S 形钩、滑轮、绳索等。网板一般高 2 ～ 2.5m、长 1.8 ～ 2.2m、宽 0.8 ～ 1.2m。主要用于：①肌力训练。可供患者进行辅助的主动运动。当患者的肌力恢复到一定水平（患者肢体肌肉已经开始收缩，但不足以抵抗肢体自身重量或地心引力的吸引）时，可用悬吊架把运动肢体吊起，以减轻自身重力的影响，进行运动训练；也可供患者进行抗阻活动。对于肌力够抵抗外界阻力的患者，通过运动肢体远端拉动另一端挂有重物的绳索，进行克服重物阻力的主动活动。在肌力训练中，悬吊架往往与训练床配合使用。②关节活动度训练，预防畸形。用于关节活动受限的患者。健康的肢体通过滑轮训练单元拉动患侧肢体，可以进行自我被动运动。利用滑轮训练单元，配合以重物，可以进行关节周围挛缩肌肉的被动伸展。③调整，松弛训练。用悬吊带、悬吊弹簧把患者全身悬吊起来，进行松弛训练。需要时也可以做颈椎牵引治疗。

5. 肋木　在两根立柱之间装置若干平行放置的圆形横木的框架，由于形状像肋骨的排列，故取名肋木。肋木的立柱高 3 ～ 3.2m，宽 0.95m，横圆木的间隔为 15cm。训练时患者位于肋木前，双手抓握肋木或把身体固定于肋木上进行训练。主要用于：①力量训练的辅助用具，矫正异常姿势，防止异常姿势的进展。患者抓住肋木进行身体上下活动，利用体重进行肌力及耐力增强训练。②做增大关节活动度的训练，如用于肩周炎、关节炎患者的康复。

6. 姿势矫正镜　供患者对身体姿势进行矫正训练的大镜子，可以映照全身。有的固定在墙上，有的带有脚轮可以移动，配合训练使用。主要用于：①为异常姿势患者提供镜像反馈，配合患者训练，以便自己观察步态、姿势异常等情况，主动加以纠正。②配合控制不随意运动，做提高平衡能力训练时使用。③康复师在进行训练时纠正患者姿势。

7. 功率自行车　位置固定的踏车，患者可骑此车进行下肢功能训练。在训练时可以调整阻力负荷，也可记录里程、心率、消耗热量。主要用于：①训练患者下肢的关节活动；②增强下肢肌力；③提高身体平衡能力；④增加心肺功能；⑤健身，提高整体功能。

8. 跑台　又称活动平板，用于行走及跑步运动训练。能够设定速度、坡度，也可记录里程、时间、心率、消耗热量。主要用于训练患者步行能力、矫正步态、提高心肺功能和肌肉耐力等。

9. 平行杠　供患者在进行站立、步行等训练时，用手扶住以支撑体重的康复训练器械，类似于体操运动时应用的双杠，但可根据训练需要调节杠的高低和宽度。主要用于：①站立训练。帮助已完成坐位平衡训练的患者，继续训练立位平衡和直立感觉，提高站立功能。②步行训练，用于所有步行功能障碍者。患者练习步行时，手扶木杠，可以帮助下肢支撑体重，保证身体稳定性，或减轻下肢负重。在患者挂拐杖步行的初期，为防止跌倒，可以让患者先通过平衡杠练习行走。③肌力训练。利用平衡杠做身体上举运动，可以训练挂拐杖步行所需的背阔肌、上肢伸肌肌力；也可用于步行所需臀中肌、腰方肌肌力的训练。④关节活动度训练。下肢骨折、偏瘫等患者，用健足蹬在 10cm 高的台上，手握住平行杠，前后左右摆动患侧下肢，做保持或增大髋关节活动度的训练。⑤也可用作综合训练的辅助器材。

10. 训练球　主要指巴氏球，是充气的大直径圆球。还有花生球，是形似花生的充气大球。Bosu 球，形状像半个皮球，平底，可平稳地放于地上的充气半球体。主要用于：①肌肉松弛训练。脑瘫患儿趴于球上，治疗师轻轻摇动球体，可降低患儿的肌张力，缓解痉挛，从而有利于患儿加强随意运动。②平衡及本体感觉训练。提供弧形不稳定平面，患者趴、躺、靠、坐、跪、站于球上进行训练。③也可用作综合训练的辅助器材。

11. 哑铃　一般为 1 ～ 10kg 的若干个重量不等的哑铃组成哑铃组，用于增强肌力的训练。

12. 沙袋　装有铁砂、具有固定重量的条形袋子，两端带有尼龙搭扣，可固定于肢体上作为负荷供患者进行抗阻活动，沙袋重量一般为 0.5 ～ 4kg 不等。

13. 平衡板、平衡垫、气枕　用以训练患者平衡功能的器材。平衡板为圆形硬质木板，下方凸起，形成不稳定平面。平衡垫为高密度发泡材质、表面柔软的长方形器材。气枕是充气式的圆盘结构。患者站或坐于其上进行平衡及本体感觉训练。常与平行杠配合使用，平行杠起辅助支撑和保护作用。

此外，还有全身各部位力量训练器械。

（二）选择配置

除基本配置设备外，有条件的还应该配置运动疗法测评设备。

1. 心肺功能测评设备　心肺功能测评和训练设备，测试内容包括：心脏功能能力（F.C.）、最大摄氧量（VO₂ max）、运动能力（E.C.）、靶心率（THR）、运动时间、运动频度等。

2. 肌力测评设备　有关肌力的测试与评价，测试丰富，但评估薄弱，主要是测试设备不统一，测试结果样本量小，缺乏不同人群的数据库。目前肌力的评价主要采用左右比较、干预前后数据比较的方法，即自身比较的方法，因而难以对个体的力量做全面的评价。有一些测试设备带有不同人群的评估数据库，因而对力量可以评估诊断得较全面。例如核心肌力测试康复训练系统。核心测试内容包括脊柱前屈后伸、左右侧弯、左右旋转。整套测试时间只需 15 分钟。测试评估包括"运动员测试模式"和"普通人测试模式"两种不同的数据库。软件根据测试结果对核心区力量及力量平衡性进行 18 级的评估。评估后可以生成训练项目、训练方式（向心 / 离心 / 等长训练）、组数、重复次数、时间间隔等内容的运动康复处方，在核心区专业训练设备上完成。

3. 平衡能力测评设备　用于人体平衡能力评估，帮助改善患者的重心移动能力、本体感觉、踝关节活动能力，改善体重分配模式，缩短反应时，改善患者认知能力。测试参数包括同步性参数、对角线体重转移参数、体重分布和谐度参数等。

（三）运动康复产业的人才分析

运动康复专业是一门新兴的应用型学科，属于运动科学、健康、康复的交叉学科。体育类院校最早可追溯到 1989 年，由上海体育学院开设的体育保健康复专业率先在国内招生，随后与运动生理、运动生物化学、运动生物力学等专业整合为运动人体科学专业。在这个基础上，2004 年运动康复与健康专业开始试点开设，并于 2012 年正式更名为运动康复专业，授予理学或教育学学位。为顺应市场需求和时代发展，2015 年又开设运动康复硕士专业学位。运动康复专业虽然是新兴专业，但其在体育学专业中也有30多年的发展历史。随着大众对健康领域重视程度的提升，以及政府"健康中国"宏伟蓝图的制订，运动康复专业必将迎来重大发展机遇。

首先，从我国对运动康复专业人才需求的趋势方面分析，该专业的人才需求量呈现持续上涨的状态，但是因为该专业在体育类高等院校中招生人数上相对于其他专业是有一定限制的，招生人数相对比较少，甚至有学生第一志愿不是运动康复专业，而是被动调剂到此专业，所以这就导致了该专业的许多学生对专业的了解程度不高，对专业的发展方向与未来就业产生迷茫。其次，从各高校所处的地理位置与环境的角度来看，每所高校的培养目标、课程选择和编排都不适用统一的标准，这就容易出现校与校之间的同类学科培养不平均和培养的人才能力也参差不齐的现象。再者，运动康复专业的教师在学术水平及能力素养方面也是不同的，业务的专业水平成为制约教师教学能力和学生求知欲的障碍。最后，课程量与质的权衡不均，尤其是在创新创业类与实践实习类的课程设置中这种不均的现象尤为明显。我国对于体育院校康复专业人才的关注度还不够，留给学生的创业与实践的机会也相对狭窄，不利于学生为今后谋求发展打好基础。

1. 招生人数较少，生源单一缺乏多样性　通过分析五所体育院校的2020年招生计划和招生简章，发现各校在招生规模上都比较小，招生人数在25～60人。招生规模较小与运动康复专业发展时间较短有一定的关联，与实际市场需求和健康中国战略的发展方向尚有比较大的差距。而从招生区域上来看，5所院校都是局部招生，只有成都体育学院、上海体育学院招生地区达到10以上，河北体育学院仅面向本省招生。受到招生区域的影响，生源的多样性和质量也无法保障。参见表15-2。

表15-2　五所体育院校2020年招生情况

	上海体育学院	成都体育学院	河北体育学院	哈尔滨体育学院	广州体育学院
招生人数	50	60	60	30	25
招生地区	15	13	1	2	8

2. 人才培养目标不够鲜明，运动康复专业特点不突出　虽然从政策背景和社会实际需求来看运动康复专业前途光明，但是毕竟发展时日尚短，目前处于起步阶段，通过查阅各院校人才培养方案发现，各院校的培养目标比较模糊，与传统的康复专业非常类似，而人才培养目标的设定是课程设置、教学计划的重要依据。实际上运动康复专业是极为专业的学科，与传统的康复治疗专业有非常大的区别，应在人才培养方案中突出其特色特点，突出针对运动系统损伤和治疗的价值，明确运动疗法的技术手段，清晰描述服务对象和就业方向。从目前的人才培养方案上来看，目标并没有从根本上展现特点和区别，与康复治疗专业的课程设置、就业方向、服务目标群体没有明显差别。而就目前的就业情况来分析，全国绝大多数的区域对医疗康复行业的准入制度对运动康复专业毕业生非常不利，存在行业准入制度这一根本问题，这也是影响运动康复专业毕业生就业

情况的一大限制因素。如何清晰界定专业区别，有效地发挥运动康复专业在运动系统损伤预防及治疗中的作用，就成为专业发展和人才培养的核心问题。特点不突出、目标不明确的人才培养方案对本专业的招生、课程设置、毕业生就业产生了巨大的不利影响，从而阻碍了专业发展。

3. 实践教学环节欠缺，课程比例分配有待优化　运动康复专业技术技能过硬是毕业生在行业内发展的基本条件，在人才培养过程当中，要特点鲜明地突出动手操作能力是整个教学环节的重中之重，也是专业发展的重要先决条件。只有培养出得到专业市场认可的人才，才能使运动康复专业真正地繁荣起来。对于学生来说，扎实的实践能力是在行业内发展的立足之本。就现阶段的人才培养状况来看，大部分体育院校的教育教学现状不太理想。各院校的专业培养方案都强调要重视技能培训，但是并没有明确的实施细则，在课程的设置上也没有体现出全面的专业实操课程，大部分院校把专业实习作为实践操作教学的全部内容。此外，对于运动康复专业的理解上院校之间也有差异，单纯地在运动科学的体系上加入康复治疗、中医康复的相关课程，内容拼凑、方向不明，没有把运动系统功能性康复和训练的特点表现出来，运动康复专业最为核心的训练内容并没有得到很好的体现。这种现象也反映出目前高水平的运动康复专业师资力量及硬件条件的欠缺，这些缺口使得现有的校内实践学习环节较为薄弱。同时，运动康复专业属于体育学门类，虽然与传统的体育学专业有所区别，但是作为运动康复专业的学生也必须要掌握足够的体育运动技能，这样才能使学生在学习的过程中把知识融会贯通。目前运动康复专业招收的学生基本上都是没有体育训练背景的文理科学生，需要增加运动技术课的设置来促进专业的学习和成长。

第三节　运动康复产业创业指导

随着社会经济的不断发展，人们康养理念的逐步转变，党和政府深刻地认识到，只有全民健康才是全民小康，才能真正实现中华民族伟大复兴。党和国家近年来不断从顶层设计的角度，通过政策引领、行业监管优化和政府扶持等多种手段，鼓励社会资本参与到运动康复产业的优化建设中。越来越多的资源向运动康复产业涌入，只有系统地整合分析当前产业现状，充分结合区域地理优势，合理地处理好产业内外部各个要素的协调关系，才能在运动康复产业的创业之路上立于不败之地。

一、运动康复产业的发展现状

1. 运动康复门店的数量及分布　据运动康复产业联盟统计，2020 年中国运动康复门店总数已达 370 家，分布在全国 28 个省、市、自治区，有 54 座城市已拥有至少 1 家运动康复机构。门店数量最多的三个城市分别为上海、北京、广州，门店数量均已超过 40 家。一线城市门店总数为 206 家，占全国门店总数的 56%。新一线城市门店总数

101 家，如杭州、南京、成都等大中型新一线城市，门店数量也都超过了 10 家。门店数量呈现明显的城市分布特征，且与城市发达程度呈现正相关性，一线城市明显发展较快，这与当地的运动康复接受度和消费能力密切相关。

2. **常见经营模式——单店经营、连锁运营**　目前所有门店中，52% 为单店经营模式，其余则以连锁模式运营。以上海为例，目前上海约有 17 个连锁品牌，共开设 56 家门店。连锁运营目前主要以区域连锁为主，还没有出现大规模全国性布局的连锁品牌。目前连锁运营的康复专科机构中，优复、医家人、彩虹鱼、体创、冉冉、Dr.Sport 运动医生、武汉瑞哈比利等品牌已有较成熟的运营模式。同时，和睦家、百汇医疗、曜影医疗、嘉会医疗等知名全科医疗品牌也早已涉足运动康复服务。目前的连锁运营模式主要以区域性连锁为主，长三角和珠三角的区域一体化趋势明显推动了相关连锁品牌的发展，同时可能与品牌的区域优势和管理半径相关。

3. **主要服务内容**　参见图 15-2。

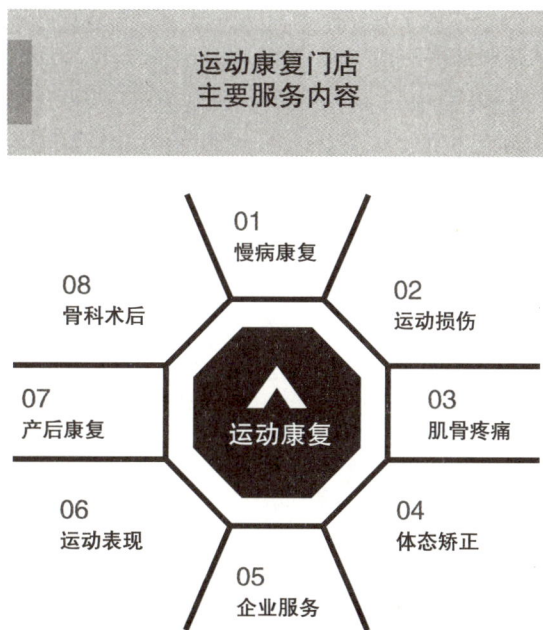

图 15-2　主要服务内容

4. **主要服务对象**　参见图 15-3。

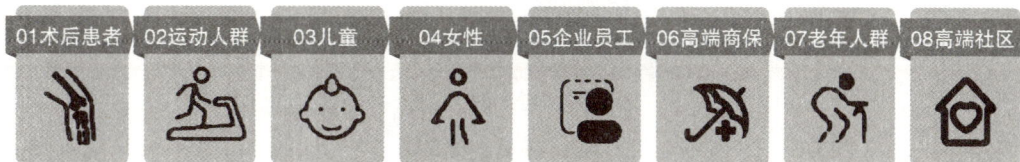

图 15-3　主要服务对象

5. 主要治疗方式　参见图 15-4。

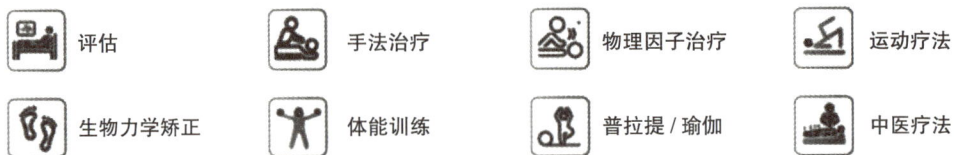

图 15-4　主要治疗方式

在目前的服务人群中，以产业最大的服务群体骨科术后患者为例。术后患者的康复一般从术前持续到术后 3 个月左右。通过有效的评估、物理因子治疗、手法和运动疗法等方法的整合，能有效避免术后功能障碍的产生，使患者恢复良好的肢体功能和运动能力，真正实现手术的目标，即"功能至上，重返运动"。在各家机构的实际经营过程中，不同的服务内容和比重都会基于市场现状而变化，目前大部分机构均提供骨科术后和运动损伤康复服务。因此，运动康复门店无论服务流程、运营模式、场地风格设计，都会根据主要的服务客群进行相应调整。

6. 门店经营现状　运动康复产业发展至今，多家机构已初步探索出了适合自己的商业模式。以下从单店面积、营业状况、人员职能构成、单次治疗价格、主要获客方式等方面介绍分析运动康复门店的经营现状。

（1）面积规模　目前，运动康复单店面积大多在 200～400m²，约占总门店数的45%，200m² 以下者约占 30%，400～800m² 的门店约占 10%。业内人士普遍认为，中小型的面积大小和租金价格对于保证门店的盈利空间较为有利。此外，在门店面积和选址决策中，也需考虑服务多样性、品牌定位及医疗执照相关要求等多方面因素。

（2）单店营业额情况　普通中小型规模的门店单月营业额一般在 30 万元以内（图15-5）。通过精细化运营、拓宽获客途径、增加多元化收入和多学科服务，一线城市已有单月超 50 万元乃至百万元营业额的门店出现。运动康复机构既需要在运营上精耕细作，也需不断探索和拓展新模式。

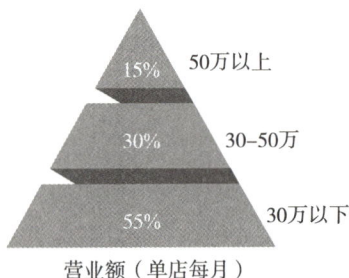

图 15-5　单店月营业额

（3）多元化的营收结构　部分业界领先的机构正在尝试结合国外先进的康复技术搭

建自己的运动康复体系，也有不少机构通过线上线下结合的方式，实现多重流量整合。单店的营业收入规模及开店的成本控制是运动康复门店的关键生意指标，长期持续的盈利能力是吸引投资人和新生品牌进入的核心要素。参见图 15-6。

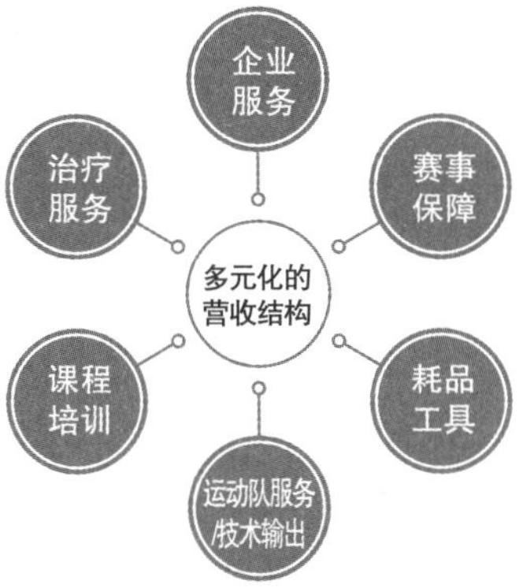

图 15-6　多元经营渠道

（4）平均单次治疗价格　不同城市运动康复的平均单次治疗价格呈现一定的差异（图 15-7）。门店定价不仅要考虑到运营成本，还要结合品牌定位、服务流程、治疗项目等多方面因素设计。运动康复服务在国际上被认为是非价格敏感的市场。从消费者复购和口碑推荐上来看，相比价格，消费者更看重良好的服务体验和治疗效果。

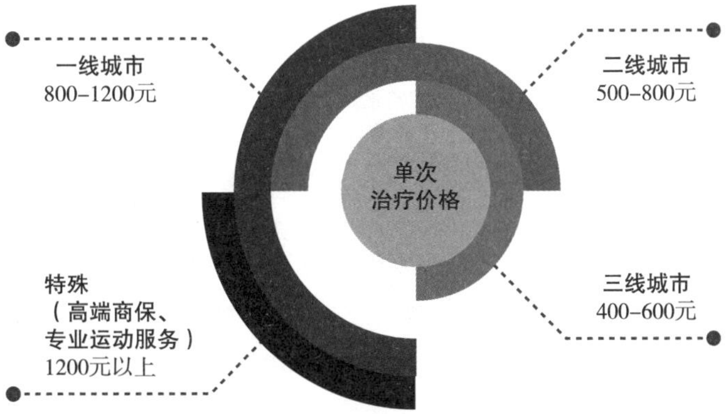

图 15-7　单次治疗价格

（5）主要的获客途径　获客方式主要为机构合作和患者口碑传播两种。在机构合作中，转诊目前被认为是较成熟的，且对于创业初期的门店较易实现。但在门店发展过程中，患者口碑传播始终是最为重要的获客方式。一家优秀的门店往往潜心提高患者体验，建立品牌口碑，培养忠实的客户群体，提高患者转介绍的比例，从而进一步增加获客的长期稳定性。获客渠道的多样化是长期发展的重要保证，过分单一的获客途径是所有门店需要警惕的经营风险之一。另外，多家机构也在尝试开拓新媒体运营之路，实现了超预期的品牌打造和获客效果，在 2020 年新冠疫情影响下，新媒体营销的效果也得到了有效验证。参见图 15-8。

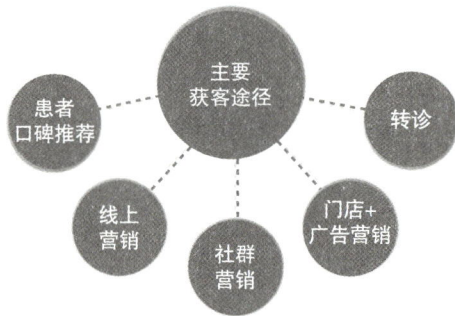

图 15-8　获客途径

（6）单店人员职能构成　在运动康复单家门店的运营中，人员职能结构的合理性非常重要。不仅要有治疗师把握技术服务、技术产品化等治疗师的核心业务，优秀的获客渠道开发人员也很关键。在运营和管理方面，口碑运营、KPI 管理、品牌打造等要点也应在项目初期就纳入顶层设计中，持续优化。因此，从职能分工来看，一家门店的业务开展需要治疗师、管理、运营角色。实际的人员配置需根据业务形态、经营规模和成本控制做出调整。目前行业内每家康复门店人员差异较大，也常有一人身兼多职的情况。小型团队在 3 人以下，大型的也有 20 人以上，较多情况在 3 ～ 10 人之间。参见图 15-9。

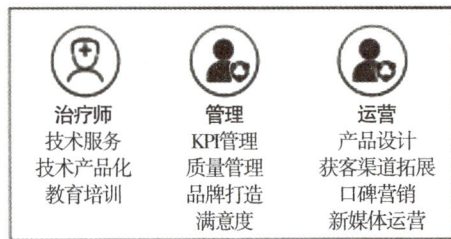

图 15-9　人员职能

二、特色化商业模式

虽然起步时间相对较晚，但在我国目前的运动康复行业中，仍然形成了不少独具特色的商业模式。

1. 技术产品化　许多机构针对某些病种建立了规范化的技术诊疗方案，不仅缩短了人员培养周期，还提高了目标群体的认知度和治疗效果，并由此产生了患者社群、患者教育平台等商业机会。

前交叉韧带术后是运动康复适应证中患者比例大的病种之一。据调研，有近 1/3 的运动康复机构自开业起就将前交叉韧带术后康复产品标准化作为重要方向，通过不断打磨服务流程和训练方案，提高品牌认知度，进而承接更多临床需求。

脊柱侧弯是青少年群体中与运动康复相关性大的疾病之一。多家机构均针对青少年脊柱侧弯和体态调整制定了独具特色的康复训练方案，并取得了较好的效果。在寒暑假期间，部分门店的脊柱侧弯营业额可达到门店营业额的一半左右。

生物力学评估与矫正涵盖了足踝、体态与步态康复及矫形用品的提供。生物力学评估可覆盖扁平足、内 / 外翻、内 / 外八字、O/X 型腿等体态和步态问题。多家机构已形成以生物力学评估与治疗和足底鞋垫等易耗品提供为链条的较为完整的商业模式。

产后康复塑形是所有运动康复服务中直接与女性相关的服务。多家机构针对孕产妇在体态与体能恢复过程中遇到的相关问题，制定了完善的课程体系。从初步评估到设计安全合适的训练计划，满足了产后妇女渐进恢复的需求。

2. 新媒体运营　如今新媒体蓬勃发展，不少机构通过新媒体平台生产内容与用户互动，从而实现了流量转化。同时精耕内容输出，精细化管理私域流量，持续建设治疗师个人及诊所的品牌，实现了品牌打造和影响力的突破。较突出的如广州乐扬运动康复中心在抖音平台的粉丝数累积超 200 万，每月产生数百的患者关注咨询，进而促进了门店转化率的提高。还有运动康复微博大 V 拥有超 60 万粉丝，单视频最高浏览量达 10 万以上。

3. 打造品牌长期客群　从运动康复发达的国际市场经验来看，良好的客群关系管理是一家运动康复机构长期稳定发展的核心要素之一。国内也有多家康复机构自开业以来，持续关注客群关系的建立与维护，十分重视用户体验与忠诚度，并建立了如患者社群、病友俱乐部、愈后运动队等特色化的客户社群。在客群运营较好的运动康复机构中，如南京的重启心动力运动康复诊所，老客户的推荐和复购比例达到了 60%，这一趋势和欧美国家的方向基本一致。从目前行业的发展趋势看，打造长期持续的品牌客群体系是每家运动康复门店的必修课之一。

三、运动康复产业发展政策分析

近年来，国家通过颁布各种文件促进了运动康复人才的发展。2011 年，卫生部门将康复治疗人员归类为急需的人才。2013 年 9 月 28 日，国务院印发《关于促进健康服务业发展的若干意见》，加快康复治疗人员的就业。2014 年 10 月 20 日，国务院印发《关于加快发展体育产业促进体育消费的若干意见》。2016 年，一些关于加速康复运动辅助器械相关行业发展的建议出台，促进了康复设备相关企业的成长。2016 年 10 月 25 日，中共中央、国务院印发《"健康中国 2030"规划纲要》，将运动康复作为重要的发展对象。2018 年初，教育部颁布《普通高等学校本科专业类教学质量国家标准》，全国各高校的运动康复专业按照此"质量标准"修改培训项目，进一步推动运动康复的发展。

"健康中国"建设始于 2008 年。2012 年 8 月 17 日，原卫生部发布了《"健康中国

2020"战略研究报告》。2015 年 3 月 5 日，时任国务院总理李克强在政府工作报告中提出建设"健康中国"。2016 年 8 月，全国卫生与健康大会召开，习近平主席在会上提出把人民健康放在优先发展战略地位，提出了大健康、大卫生理念。2016 年 10 月下旬，中共中央、国务院印发《"健康中国 2030"规划纲要》，其中第六章"提高全民身体素质"中指出：广泛开展全民健身运动，普及科学的健身知识和健身方法。推动形成体医结合的疾病管理与健康服务模式，发挥全民科学健身在健康促进、慢性病预防和康复等方面的积极作用。

根据 WHO 发布的《世界残疾报告》对康复的新定义，康复是指针对身体功能和结构、活动和参与、环境因素和个人因素采取的一系列措施，这些措施有助于个体在与环境交互的过程中获得及维持最佳功能状态。而康复的目标被定义为预防功能的丧失、减缓功能丧失的速度、改善或恢复功能、代偿丧失功能、维持现有的功能等。人口老龄化、非传染性疾病患病率上升、疾病死亡率下降，会导致"伤残调整生命年"调整，人们对康复服务需求不断增加，而健康服务也将发生由"以治病为中心"向"以健康为中心"的转变。作为健康服务的重要组成部分，康复服务必然是健康服务的重要环节之一。因此，不断完善康复服务体系建设，扩大康复服务规模与范围，提高全人群全生命周期中的康复覆盖率，是实现"健康中国"要求的"全民健康覆盖"的基本条件和必要保障。

根据联合国《残疾人权利公约》的要求，WHO《世界残疾报告》对地区、国家及国际针对残疾问题应采取的行动提出建议；采用 ICF 的理论架构与方法体系，在《残疾人权利公约》支持的国际政策框架内，参照联合国《2030 年可持续发展议程》的相应具体目标，制定了《健康服务体系中的康复》作为康复服务的指南文件，倡导在各国的健康服务体系建设中大力发展康复相关服务。《健康服务体系中的康复》还支持各国实施 WHO《全球残疾行动计划 2014—2021》，强调"加强和扩展康复、适应性训练、康复辅助技术、康复协助和支持服务及社区康复"。为了提高康复服务的可获得性、可负担性和公平性，使康复服务惠及更多有健康需求的对象，从而提升康复服务的覆盖率，最终实现全民健康覆盖，国际康复发展政策建议要求"将康复服务纳入初级、二级和三级健康服务体系，培养多学科康复人力资源，在家庭、社区和医疗机构提供康复服务，设置专门化康复单元，对康复医疗机构分配财政资源，并将康复服务纳入健康保险范围内，以保障开展康复服务所需的场所、人员和经费"。康复是现代健康服务的重要组成部分。WHO《健康服务体系中的康复》要求，要关注世界人口中日益增长的康复需求，明确康复在实现联合国"2030 年可持续发展"目标中所起到的作用，并呼吁各国采取协同的国际行动，实现健康服务体系中康复的发展。《健康服务体系中的康复》作为康复发展的指导性文件，对推进现代康复服务体系的建设，提升国际社会的康复意识和康复服务可及性，改进康复治理模式架构，提高康复服务水平，降低康复成本方面具有重要意义；有助于实现全民健康覆盖；在康复专业人才培养和扩大康复科学研究领域等方面，也具有重要的理论意义和指导价值。

为实现全民健康覆盖的目标，建立和完善康复服务体系是确保目标实现的关键措施。

首先是康复服务需求方。作为面向全人群和全生命周期的康复服务，服务对象是所有正在或可能经历残疾和功能障碍的人。为了满足全人群中日渐广泛的康复需求，提升康复服务质量和安全性，需要不断拓展康复服务领域，改进康复服务技术，提升康复服务水平。根据《世界残疾报告》的数据统计，全球有近 15% 的人口有功能残疾障碍，而康复服务的目的就是降低残疾程度，使其功能最大化。鉴于康复服务对象的特殊性和复杂性，往往需要建立跨领域、多学科的综合干预方法体系，以实现康复目标。康复干预方法体系一般分为健康干预和非健康干预，包括心理、社会和环境干预的方法。康复服务覆盖从婴儿出生到临终关怀整个生命周期。儿童出生缺陷如脑瘫、孤独症等各类残疾都需要康复服务来改善功能；老龄化也需要全面系统的康复服务以延缓其功能障碍的发展。

其次是康复服务供给方，涉及卫生、教育、社会和财政等"大健康"领域的多个部门。各供给方应将康复服务作为一个整体，联合相关领域和部门协同合作，形成一个高效、完整的健康服务提供系统，建立包括初级、二级和三级卫生保健的完整健康保健连续体。联合国 2030 年可持续发展目标三（健康）的子目标中，鼓励各国确保公平获得包括康复在内的高质量、负担得起的保健服务，提出三大目标，包括确保健康的生活方式，促进各年龄段人群的福祉和实现全民健康覆盖。其中，实现全民健康覆盖被纳入联合国 2030 发展议程，是实现 2030 年可持续发展目标的路径和基本要求。为实现健康全覆盖，要以全民健康需求为依据，在预防、治疗、康复、支持、姑息治疗和健康促进等方面提供基本的服务，并且要尽可能防止在进行基本的健康服务过程中出现经济困难，包括贫困和支付能力不足等，影响服务提供的情况。发展健康服务是实现全民健康覆盖最根本的要求。

根据《健康服务体系中的康复》的建议和要求，应将康复纳入国家健康战略规划。在实施国家康复发展计划时，要充分考虑利益相关方的意见，努力实现康复服务供给方和需求方的协商与合作，以便相关服务和活动能够顺利进行。要在国家三级医疗体系中融合康复服务功能，健全包括预防、干预、康复和健康促进的健康服务连续体。

运动康复是现代康复的重要组成部分之一。应从完善康复服务体系的角度，根据全生命周期和不同功能障碍群体的功能康复需求，建立现代运动康复服务体系，构建运动康复相关的学科体系及相关的运动康复人才培养体系。

运动康复产业在我国刚刚兴起，行业的标准和体系尚不健全，行业准入门槛相对较低，所以吸引了众多的社会资本和资源参与其中，很大程度上促进了行业产业的发展。因为产业进入机制不健全，很多相关行业的从业人员都想从这个蓝海中分一杯羹，其中不乏投机倒把和取巧者。但运动康复产业是一项关注健康，直接服务于人身心的行业，对从业者和产业体系要求非常高，对从业者和从业机构的专业性要求较高，只有经得起大浪淘沙的洗礼才能真正脱颖而出，成为市场认可、行业许可的成功范例，才能真正为运动康复产业的发展作出更大的贡献。我国运动康复产业不长的发展历程中，目前也涌现出了一些具有代表性的企业和机构，他们体现着运动康复当前的发展业态，同时也在一定程度上代表着运动康复产业未来的发展方向。

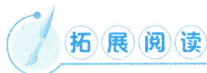

拓展阅读

"运动医生，运动一生"的华丽转身

2013年，成都体育学院一群怀揣着创业激情的大学生们，经过精心的筹划，创办了尼姆·欧文运动康复理疗馆。他们大多来自运动医学等相关专业，彼时的运动康复在国内是一个十分新颖的行业，大众的认知度极低，行业的规范化不全。团队每走一步都是荆棘丛生、困难连连。然而，团队的主要创始人宋鹏始终秉持初心，坚定地带领团队克服了一个又一个困局，从最初的几个人，主要开展手法为主的理疗康复，发展到如今扩展门店，建立服务项目齐全和细化的综合性运动康复中心，团队始终保持着青春洋溢和斗志昂扬。

截至目前，成都谷源健康咨询有限公司旗下有四大业务板块——运动康复、儿童体能培养、女性孕产恢复和中老年康养，致力于打造跨生命周期的健康服务。旗下拥有四大品牌Dr.Sport运动医生（在营）、Dr.Sport运动博士（在营）、Dr.Lady女性运动专家（规划中）和Dr.Old（规划中），该公司已经发展成为西南地区备受关注的专业领域综合性运动健康管理平台。

Dr.Sport运动医生是一家专业运动康防机构（医疗资质）。其结合国内外先进的运动康复理念，创建了独特、科学的DRS运动评估体系，并采用多元化的手段防治运动伤病、恢复运动疲劳、改善运动质量、提升运动表现。该品牌有志成为世界顶尖的运动健康服务商。

（资料来源：成都谷源健康咨询有限公司官网）

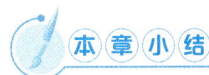

本章小结

运动康复是预防和治疗慢性疾患最重要的手段，也是康复的精髓。社会对于运动康复的认可度逐步提升，需求侧正在呈指数倍的疯狂增长，必将带动供给侧的茁壮成长。运动康复产业在未来终将成为创业的蓝海，行业中的朝阳不断吸引社会资源的青睐。本章通过对运动康复概念的阐述，明确运动康复的内涵和外延，罗列了运动康复的主要任务和方法；深度剖析了当前运动康复相关机构运营的特点和经营现状，如门店面积、仪器设备、岗位类别、经营业务等，使同学们加深对行业模式的认识；还全面梳理分析了行业相关政策，并在此基础上对行业相关创新创业问题给出一些总结和建议。

课后思考练习

1. 运动康复产业的基本任务是什么?

2. 目前运动康复产业经营业务有哪些? 分析哪些业务更有前景。

3. 你认为从哪些方面可以提高大众对运动康复理念的认知?

第十六章　生育全周期产业创业指导

✎ 内容提要

妇幼健康是人民健康水平的重要标志，党中央国务院长期高度重视妇幼健康工作，经过多年不懈的努力，目前我国妇幼健康核心指标位居全球中高收入国家前列。为积极顺应新时代新要求和人民对美好生活的新期待，我国将全面推进妇幼健康服务工作，完善政策措施，切实加强生育全周期保健服务。本章从产后康复、母婴健康管理、婴幼儿托育三个方面进行概述和产业分析，构建生育全周期的创业指导体系，进一步优化妇幼健康服务资源配置，推进妇幼健康，践行生育全周期服务高质量发展。

✎ 学习目标

1. **知识目标**　了解产后康复、母婴健康管理及婴幼儿托育的基本概念。
2. **能力目标**　培养生育全周期产业的分析能力。
3. **思政目标**　引导大学生关注妇幼健康。

✎ 案例引导

三孩政策催生大学生创新创业新机遇

我国为积极应对人口老龄化，实现经济高质量发展，维护国家安全和社会稳定，于2021年8月20日由全国人大常委会会议表决通过了关于修改人口与计划生育法的决定，修改后的人口计生法规定：国家提倡适龄婚育、优生优育，一对夫妻可以生育三个子女。每一项重大国家政策的出台都意味着一个新的经济增长点的出现，"三孩生育政策"的出台，给母婴市场需求带来了很大的推动力。

基于这样的背景，四川中医药高等专科学校来自临床医学、护理学、中医学、药学、中药学、医学美容、药品生产技术、药品质量与安全等不同专业的 9 名同学组建了创新创业团队，通过市场调研，抓住了目前母婴市场一大痛点：母婴产品消费者既需要明显特定的功效，又对于安全性有着极大的要求，母婴产品的安全性与特需性难以兼顾。于是，他们想到了利用草本药材及化学制品进行加工，发挥学校医药专业特色，致力于母婴产品的研发。2021 年，他们创立了"槿至呵护——基于 MHA 开创科技母婴功效型护、用系列产品新征程"项目。MHA 是提取于海洋天然甲壳类动物的壳内成分，非激素安全成分，其抗炎功效能够达到激素类成分的 85%，在安全性上已获得 SGS0 认证，红外图谱分析结果也证明了其达到医用级别。该项目与生物化学有限公司签订了合作协议，并在母婴市场应用上取得四项发明专利的独家授权。同时，以学生团队成员为专利第一发明人、专利权人同专利公司签订合作协议，申报发明专利三项、新型实用专利一项、外观专利五项。

"槿至呵护"项目在各项创新创业大赛中屡获佳绩。同时，项目产品已在 2021 年正式面市，未来将以线上自媒体＋线下全国代理商模式进行营销推广。他们的宗旨是让普通家庭以更少的开销用上安全的母婴产品。

案例导学

母婴市场的显著特点是消费规模大、需求人群大、市场竞争日益激烈。然而，科技母婴依然是市场发展的重要趋势，加强母婴用品的科技研发，推动生育全周期产业的服务升级，是初创企业可以重点考虑的方向。

（资料来源：四川中医药高等专科学校创新创业学院提供）

第一节　产后康复产业创业指导

女性在生产完毕之后，常常会因为身体过于虚弱而需要一定的恢复和保养，称为产后康复。在女性生产之后，身体各器官的位置发生了变化，加上分娩后由于出血和体内激素的变化，女性身体较为虚弱敏感，这一系列的变化都需要科学的方式对女性的身体进行护理，帮助女性恢复到产前的健康和美丽。传统的产后修复是指产褥期对女性的护理，主要是对女性的卫生、饮食等进行照顾。如今的产后修复不仅仅局限于产褥期饮食起居的护理，涵括了对女性产后各脏器的修复服务，如哺乳后乳房的恢复、盆底肌松弛的复原、生殖器的修复保养、产后腹直肌分离的锻炼等。时间上也不局限于产褥期，由于生产造成的身体改变，在生产之后都可以通过科学的方式护理恢复，这就解决了很多女性由于产后护理不当，错过了最佳修复时期，等年纪大了出现了遗留问题却没有途径解决的难题。

一、产后康复产业发展历史

国外对产后服务的研究起源于美国。1899 年，纽约举行了家政学学术会议，将"家政学"定义为家庭科学管理及相关因素研究的专有名词，为产后服务行业奠定了基础。美国家政联合会在 1924 年提出，产后恢复行业是结合了自然科学、社会科学及艺术的综合学科。美国著名的育儿专家、西尔斯亲密育儿法的创造者威廉·西尔斯曾指出女性产后护理及恢复的重要性，以此引起人们对产后修复的重视。在英国，NHS 体系助产士会给在家生产的产妇提供持续性护理，即陪伴度过孕期、生产及产后恢复的一段时间，这是产后恢复行业的雏形。来自美国的家政学家拉顿斯曾提出，研究家庭，帮助人们改善家庭生活，提高生活质量的产后恢复行业对国力的提高有重大意义。从此，产后恢复行业得到了更广泛的关注。

1978 年，世界上第一家为女性产后健康服务的专业产后中心 Cocodemer（法语"爱的果实"）在法国巴黎成立，并随着其产后健康服务理念的逐步完善与核心技术的进步，先后开设了产后健康服务机构，遍布在 54 个国家，在国际范围内引起了一场产后服务浪潮。随后，许多国家慢慢加入产后服务行业，经过多年来的发展壮大，其已经成为一个极具发展潜力的行业。

相比国外，我国产后恢复行业起步相对较晚，产后的女性主要靠提供家政服务的保姆、月嫂或者亲友家属照顾，产后女性只能通过美容机构或者医院渠道实现其部分产后需求。2004 年，中国第一家产后修复中心"美丽妈妈"的成立，才填补了我国专业产后服务的空白。此后，市场上涌现了一批规模或大或小的产后服务机构，诸如蓝丝带产后修复中心、骄阳兰多产后恢复中心、雅姿妈妈产后恢复中心、漂亮妈妈产后恢复机构等。同时很多医院也开始引进国外修复仪器，成立产后修复科室，为产妇提供盆底肌私密康复、生殖健康保养、产后乳房护理等产后恢复服务。当时的产后恢复机构以直营店为主，规模较小。但随着人民生活水平的不断提高，人们对新事物接受程度的提升，"产后康复"的概念得到更多的关注和认可。

产后康复服务在我国发展时间尚短，随着全面"三孩"政策的实施及母婴健康行业的高速发展，目前产后康复服务的社会需求正在不断扩大和升级。在市场的驱动下，产后康复机构开始对自身的经营活动加以完善，并开始和国外产后恢复组织机构展开合作，引进国外产后恢复机构的先进经验。

由于国内产后服务机构发展时间短，服务水平参差不齐，虽借鉴国外相对成熟的行业经验，并引进其技术和产品服务，但多数的国内产后服务机构品牌还处于探索阶段，目前依然存在以下问题：首先是专业人才的缺乏，导致服务水平的差距；其次是缺乏高效管理，导致行业整体水平不高；最后是品牌文化构建还不够，品牌形象还需提升。

2009 年，我国保健协会向原卫生部申请设立母婴家庭保健服务专业委员会，并已正式注册。在 2011 年召开的中国月子会所行业规范与发展高层研讨会中，提出尽快建立产后服务行业准入机制，提升员工整体素质，推动产后服务业更好地发展。这一系列举措说明，产后服务业的发展潜力已受到国家机构重视，将从政策上进行规范，促进这一新兴行业更快更好地发展。

二、产后康复产业分析

（一）政策支持

2015 年 10 月，中共第十八届中央委员会第五次全体会议公报指出：坚持计划生育基本国策，积极开展应对人口老龄化行动，实施全面二孩政策。2016 年 10 月 25 日，中共中央、国务院印发并实施《"健康中国 2030"规划纲要》，指出要推进健康中国建设，全面提升国民健康素质，实施母婴安全计划、妇幼健康和计划生育服务保障工程，倡导优生优育，普及生殖健康知识；同时构建体系完整、结构优化的健康产业体系，发展健康服务新业态。2016 年 12 月 30 日，国务院印发的《国家人口发展规划（2016—2030 年）》文件指出，健全生育服务，提升妇幼健康和计划生育服务能力。2021 年 7 月 20 日，《中共中央、国务院关于优化生育政策促进人口长期均衡发展的决定》指出，为进一步优化生育政策，实施一对夫妻可以生育三个子女政策及配套支持措施。《中华人民共和国母婴保健法》和《中华人民共和国母婴保健法实施办法》也规定了产后母婴康复工作的发展方针。

三孩生育政策的全面开放，《国家人口发展规划（2016—2030 年）》和《"健康中国 2030"规划纲要》的发布，使国民保健知识得到全面普及，健康意识得到逐步提升。特别是女性对自身审美、体质改善和高质量健康保障的需求较旺盛。在怀孕期间及分娩后，女性身心发生了一系列变化，加上分娩对女性身体各器官造成一定伤害，适时进行产后修复有助于提高产妇生活质量，促进母婴健康。专为产后女性提供全方位产后恢复服务的产后修复行业迎来了新的发展机遇。由此可见，在当下人民物质需求不断增长、母婴健康服务产业日益兴旺的大背景下，产后康复迸发着强大的市场潜力。

（二）产业发展趋势

伴随着我国经济的迅猛发展，人民物质生活水平和消费能力日益提高，三孩生育政策、《国家人口发展规划（2016—2030 年）》和《"健康中国 2030"规划纲要》的发布，国民健康意识得到了逐步提升，特别是女性对自身审美、个人体质改善和高质量健康保障的关注度也越来越高。在优生优育的观念和经济条件允许下，新一代的女性更加愿意为产后身体调理恢复消费买单，对产后修复问题日益重视，产后修复仪器、产品和服务的需求量也日渐增加。但产后修复行业准入门槛比较低，灵活性比较强，又是产后女性的刚性需求，投资回报率高，导致众多资本纷纷进入市场，衍生出五花八门的产后修复品牌，所以导致了整个行业竞争比较激烈。

1. 互联网技术助力于行业发展　在当今社会，互联网技术已经渗透到了各个行业中。如今的人工智能、大数据，更是极大地方便了我们的工作和生活。对整个母婴市场而言，可穿戴设备、人工智能、大数据、ＶＲ、智能家居的渗透也逐步提升。近年来，"互联网＋"产后康复护理工作室在各地出现，可根据服务对象的具体需求与情况提供个性化的线上线下产后康复指导，扩大了服务范畴，改变了传统的服务模式与工作流程，对提高服务对象的生命质量和加强医护合作关系产生了深远的影响。

2. 医疗资源提供技术保障　产后康复机构与本地知名的妇产科医院开展技术交流与合作，医院的妇产科医生会定期到门店进行技术指导，给产后孕妈提供更专业的产后咨询、治疗等服务。研究表明，69.2% 的女性希望有女性产后生殖保健服务中心能定期提供专门的妇科检查，67.7% 的女性迫切希望获得女性常见病的防治知识。可见产褥期妇女对生殖健康教育知识的需求十分迫切。另一方面，我国医疗机构在提供产后生殖健康服务方面较薄弱，产妇集中反映产后生殖系统保健知识缺乏，女性希望得到医院相关门诊医生的产后修复知识指导，但由于我国门诊"人满为患"的情况，医生在忙碌的门诊无法耗费时间给女性解答，女性想了解生殖知识却苦于没有途径。而产后康复机构能够完善产后生殖健康服务内容和方法，规范产后生殖健康咨询服务，建立规范、科学、系统的产后生殖健康保健服务。

3. 产后康复技术逐渐成熟　怀孕、分娩、哺乳等会导致女性身体出现各种不同的变化，比如出现肥胖、乳房下垂、妊娠纹、疤痕、色素沉着、盆底肌松弛等问题。产后康复机构除了为产后的女性提供专业的产后课程管理，为产后出现体重超重、身材变形、乳房变形、腹纹、疤痕、腰背疼痛、乳汁稀少等问题提供科学的恢复治疗方法；同时，依靠产后恢复科技，为顾客量身订造全面有效的恢复疗程，并对实施的每个环节都有严格的监控及评估，使每一位顾客得到有效、满意、高品质的服务。

4. 中医药在产妇产后恢复中的应用　中医学研究认为，产妇分娩后，肢体多处于虚弱状态，且存在产后瘀滞情况。在产妇妊娠期间，为保证胎儿的健康生长与发育，产妇需要汇聚全身气血，分娩期间产妇也会损耗较多的气血，出血量的增加会进一步引起气血俱损，致使产妇产后表现出虚弱与气血不足。此外，产妇分娩后如果寒邪入侵或情志不佳，也会引起血流不畅，体内瘀滞，影响产后康复，因而中医药在产后康复治疗中也逐渐得到应用。可采用中药调理，如生化汤。中药在产妇产后应用方面具有较高的安全性，对于产妇产后胎盘残留、产后子宫复旧不良、子宫内膜炎或者产后恶露延长等，可通过补血益气、补气行瘀、活血化瘀等综合作用调节产妇产后的子宫收缩，加快产妇产后康复。药浴、擦浴也是常用的一种给药途径，药浴或者擦浴期间能够依靠温水、药物及水等发挥综合作用。在患处皮肤区域通过中药熏洗或者擦拭，能够扩张局部或者全身血管，提高正常的血液循环，通过疏通全身经络改善产妇产后状态。还可采用中医针灸、中医推拿等方法实施穴位刺激，实现经络畅通，加快血液循环，提高代谢，调节脏腑功能，帮助产妇改善产后的相关症状。

（三）产业发展困局

由于国内产后服务机构发展时间短，服务水平参差不齐，虽借鉴国外相对成熟的行业经验，并引进其技术和产品服务，但多数的国内产后服务机构品牌还处于探索阶段，目前依然存在以下问题：首先是专业人才的缺乏，导致服务水平的差距；其次是缺乏高效管理，导致行业整体水平不高。近年来，国外的一些知名医疗器械公司瞄准了产后修复市场，也开始加入产后修复仪器的开发当中。他们依托强大的科研水平，开发出盆底肌修复仪器，在各国找到医疗器械销售公司，通过销售公司将仪器销售给各个医院、诊所。医疗器械公司将使用方法和维修技术教给销售公司技术人员，技术人员再对医院、诊所的医护人员进行培训。在这一过程中，由于销售公司技术人员对使用方法和维修技术的掌握程度是有限的，而医疗器械公司往往没有人员长期跨国驻点培训，导致销售公司技术人员在对仪器使用没有完全掌握的情况下对采购仪器的医院的护士进行培训，护士学习仪器使用时也无法保证完全掌握，这样两个环节的知识流失，让体验盆底肌修复仪器的顾客难以得到满意的用户体验和足够的盆底肌功能修复知识普及。根据一些用户反映，某些护士无法完全掌握盆底肌修复仪的功能，在做盆底肌修复时也只是流水化的操作，没有进行产后盆底肌修复知识的普及，用户体验很一般。

三、产后康复创业实践指导

产后恢复不仅是追求一种健康的生活方式，同时也是一种优质自信的生活态度。随着生活水平的不断提高，人们对科学、健康和审美观念日益重视，越来越多的商家和消费者开始更加关注产后恢复。产后恢复行业在汲取美容行业和医疗行业优质服务过程中不断发展壮大。我国的产后服务行业在汲取西方生育健康管理理念的同时，以中医理疗理论和手法技术为基础，加以心理疏导和饮食指导，从而为产后女性制定专业、科学、有效的孕产护理和产后身心健康恢复方案。为了加强产后康复机构规范化建设，促进产后母婴护理行业的健康发展，中国妇幼保健协会在《产后母婴康复机构管理和服务指南（意见征求稿）》里对产后母婴康复机构的设备、选址、环境、人员、服务均做了说明。

（一）选址标准

产后康复机构的建筑基地应阳光充足，通风良好，视野开阔。可以为独栋建筑，也可与其他居住性场所共用一栋建筑，如宾馆、酒店等。如为后者，产后母婴康复机构与共用的其他场所之间应有必要的隔断设施，保证严格的独立性，电梯、楼道也应独立，不得与其他场所共用。产后康复机构均应有足够的安保体系，以保证母婴的卫生安全、环境安全及人身安全。产后康复机构的床位设置应在12张以上，应建有居室、食堂、功能活动室、办公室等基本场所，建有符合国家规定的消防设施、排污设施。

（二）机构要求

1. 机构基本要求　①经营者应依法取得国家相关部门的批准或许可，应有相应的营业执照和卫生许可证。②应有固定的经营场所及相应设施设备和人员。③应诚信经营，明码实价，切实保护顾客合法权益。④应有相应的管理制度（一般包括服务质量、投诉处理、环境保护、安全卫生、安全救护、安全管理等制度）、完善的岗位责任制和操作标准。⑤应符合国家有关卫生、防疫、消防、公共安全等法律法规的要求。⑥机构场所内标志、标识应合理，符合 GB/T 10001.1 的要求。⑦机构场所服务用房使用面积宜在 98m² 以上。（注：参照《社区卫生服务中心、站建设标准》中的社区卫生服务站业务用房使用面积。）

2. 场地要求　①经营场所应划分接待区、服务区、调配区、卫生区等功能区，要求布局合理、标识明确。场所应空气清新，无异味，湿度适宜，室内空气质量应符合 GB/T 18883 的要求。②装修应采用隔音材质，环境噪声应符合 GB 3096 中 1 类声环境功能区昼间 55 分贝、夜间 45 分贝的环境噪声等效声级限值的要求。③光线应明亮、灯光设置应合理，照明度应符合 GB 50034 中医疗建筑照明标准值的要求。④服务区域地面应平整、防滑、无障碍，玻璃应贴有防撞标志。⑤服务区域要设置醒目的禁止吸烟警示语和标志。

3. 卫生要求　①机构内接待区、服务区的物品要保持无灰尘、无污渍。②机构内门窗和地面要保持洁净、无垃圾、无积水。③与顾客直接接触的用品器具应一客一用一消毒。④服务用到的工具在使用前要用 75% 的酒精或消毒液进行消毒。

4. 设施要求　①各种专业设备仪器、用品用具应具有合格证。②机构内要配有沐浴更衣的场所。③机构内宜设置专供顾客使用的独立卫生间，并保持清洁。④接待区要配备沙发、茶几、前台，有条件的可配备监控设备。⑤服务区要配备全身镜、按摩床、挂衣架、操作推车、空气消毒器。⑥调配区要配备消毒柜、高压锅、饮水设备。⑦卫生区要配备独立上下水、清洁工具。

5. 安全管理要求　①基础要求：机构必须通过消防安全验收，取得消防验收合格证；定期进行安全检查，及时整改有关问题，检查及整改应有相应记录；定期对从业人员进行安全教育和培训，使从业人员掌握基本的安全知识与技能。②配备专业维护人员，并按照要求维护保养相关设备设施及用品器具。③应急管理：针对火灾、自然灾害等突发事故等制定应急预案，应急预案应包括但不限于以下内容：应急组织系统及其职责；紧急处置措施方案；应急事故的训练和演习；应急设备或器材的储备和保养；履行预案规定的岗位职责。

6. 人员要求　①从业人员应遵守职业道德，遵纪守法，无不良记录。②从业人员应在培训机构或医疗机构经过系统培训后，具有一定的产后康复基本技能。③从业人员应身体健康，无传染性疾病，具有健康合格证。④从业人员应具有高中及高中以上文化水平。

（三）筹建计划

对于产后修复这一新兴行业，想要在这一行业中持续发展，稳定而长久地立足于市场，必须有成熟的技术、可靠的产品、明确的市场定位及行之有效的市场推广模式，在此基础上分析市场和消费者需求，从而制定符合自身发展的营销方案。人才的培养是必不可少也是至关重要的，企业的发展离不开人才。所有人员均需参加生殖健康咨询师培训，考取生殖健康咨询师证。并进行生殖盆底结构、产后修复知识、产品设备使用的相关培训，帮助其培养专业人员，让店铺实现标准化经营。

第二节　母婴健康管理产业创业指导

进入 21 世纪后，全球的产业结构开始从"工业经济"向"服务经济"转化，由于服务业的快速细分，从而催生了很多新兴的服务业态。并且随着我国社会经济的不断发展，人民生活水平的不断提高，加之受到我国长久以来的传统文化和生活习俗影响，人们对产后护理越来越重视，产褥期母婴健康更是受到社会的高度重视，因此，"母婴健康产业"也成了 21 世纪的朝阳产业。

一、母婴健康管理产业发展历史

"坐月子"是我国妇女生产后的传统习俗，但是"月子中心"这一说法实则源于我国台湾地区。月子中心是为产妇及新生儿提供专项技术保健服务及专业的医学护理服务的专业机构。20 世纪 80 年代以后，台湾地区的月子中心如雨后春笋般，纷纷成立。月子中心在台湾兴起的主要原因：①传统观念认为"坐好月子"对产后恢复非常重要，并且"坐月子"期间的恢复状态直接影响今后的身体健康；②社会经济的发展带来家庭生活条件的改善；③传统家庭模式的改变；④现代健康观念与传统健康观念的冲突，现代女性自主意识的觉醒，在月子中心"坐月子"可有效缓解家庭矛盾。早期的月子中心与现在的月嫂服务相类似，只是起到辅助产妇进行日常起居及照顾婴儿的作用，并未开展产后康复护理及医疗等服务，并且由于月子中心属于新兴的行业，所以并未受到法律的有效管控，一度发生多起矛盾和事故。因此，台北市卫生管理部门将月子中心正式更名为"产后护理之家"，并专门为其建立了一套完善的监督管理体系。"产后护理之家"作为营利性的月子机构，如今在我国台湾地区已发展得较为成熟，其典型特征是具备良好的医疗照护、精心搭配的月子餐，运营和管理体系业已标准化，其数量也发展至如今的上百家。

中国内地的月子中心起步较晚，直至 2016 年时进入了快速发展时期，到现在仍处在初级阶段。弗若斯特沙利文公司将中国大陆地区月子中心的行业发展主要划分为以下三个阶段：①萌芽期（1999—2005 年）：1999 年，中国大陆成立第一家月子中心——北京新妈妈月子中心，采用的模式为集中式护理，服务内容仅以简单的母婴护理为主，主要布局于国内一线城市。②积极探索期（2006—2015 年）：新竞争者不断加入月子中心市场，市场开始发展。爱帝宫现代母婴健康管理公司于 2007 年在深圳成立，是独门独栋式中高端月子中心的表率。服务内容包含了产后护理，但还未涉及产后康复部分，且市面上各家机构服务同质化较为严重。③快速发展期（2016 年至今）：月子中心行业发展成为两种模式：直营和加盟。规模开始不断扩张，销售渠道也逐渐下沉，开始发展到三四线城市，品牌连锁式月子中心开始形成，服务也从单一模式开始向母婴护理服务全产业链模式发展。

国外虽没有"坐月子"的通俗说法，但国外的产后护理有较长的发展历史。目前，其产后母婴护理服务业已发展得较为完善，采用制度化管理，并随着时间发展逐渐演化出针对高端客户的传统产后护理模式（如美国的"明星妈咪"）和面向更广大受众的月子中心模式（如美国"星星月子中心"）。在亚洲除中国外的一些其他国家，也有"坐月子"的习惯，比如韩国，自古以来，韩国对产后调理康复都很重视，韩国大部分月子中心是为了产妇的幸福，同时也是为了丈夫和其他家庭成员等而建立的。在韩国，选择月子中心的产妇有 63% 是因为家里环境不适合进行产后调理和恢复，有 52% 是因为对设备和服务非常重视。

二、母婴健康管理产业分析

（一）政策支持

母婴健康管理产业的蓬勃发展需要国家的政策支持，近年来，国家及各个地方政府制定了一系列相关政策促进母婴健康管理产业健康长期发展。2013 年 9 月，国务院发布了《关于促进健康服务业发展的若干意见》，明确指出要"规范妇幼保健事业发展"。2015 年 7 月，国家标准委发布了《家政服务母婴生活护理服务质量规范》，指出"对母婴生活护理服务的服务机构、人员、服务内容与要求、档案管理、服务质量评价等进行统一规定。"2015 年 11 月，中国妇幼保健协会《产后母婴康复机构指南》在试运行两年后正式发布，规定了月子中心的服务内容、硬件配置、疾病预防等方面，明确了产业的规模。2016 年 6 月，上海市人民政府出台了《上海市妇女儿童发展"十三五"规划》，提出要健全家庭服务体系，研究制定了月子会所行业规范，推进新兴业态健康发展。2017 年 3 月，湖北省发布地方标准《月子中心基本规范》，规定了对月子中心的基本要求，包括环境、硬件设施、人员配备、照护管理、安全和应急、服务评价和改进等，主要用于月子中心的运行及管理。2017 年 5 月，国家质量监督检验检疫总局、国家标准委发布了《母婴保健服务场所通用要求》，根据国内母婴健康管理行业的特点，对母婴健康管理企业提出了安全、卫生、专业和舒适四大方面要求。自此，母婴健康管理机构有了国家标准。2018 年 1 月，江西省人社厅和商务厅出台了《月子中心服务质量规范》，明确规定月子中心（包括月子会所、母婴会所等）应当具备的经营资质、开业条件、环境和设施设备要求等基础的统一要求，对专业服务人员、管理人员、后勤人员的任职条件等都提出了要求。2019 年 5 月，国务院办公厅印发《关于促进 3 岁以下婴幼儿照护服务发展的指导意见》，提出到 2020 年初步建立婴幼儿照护服务的政策法规体系和标准规范体系，并建成一批具有示范效应的婴幼儿照护服务机构。《广东省促进健康服务业发展行动计划（2015—2020 年）》也展望了广东省未来良好的母婴行业发展的美好愿景，并对社会力量参与给予了政策指引及支持。

除上述政策外，2016 年"二孩政策"、2021 年"三孩政策"的出台，也会对母婴健康管理产业发展起到促进作用。

（二）产业发展趋势

数据显示，在 2020 年新冠疫情冲击下，母婴市场仍势头强劲，市场规模突破 3.25 亿元，可见市场潜力巨大。另外，我国母婴健康管理机构的数量在逐步提升，市场份额呈现跳跃式增长。2019 年，我国月子中心行业市场规模为 108.1 亿元，较上一年同比增长 16.9%；预计到 2023 年，我国月子中心的行业市场规模将会达到 201.8 亿元，较上一年同比增长 17.2%。并且目前月子中心的市场渗透率还较低，还具有大幅度的成长空间。

（三）产业发展困局

1.行业位于初级发展阶段，月子中心质量良莠不齐　当前月子中心在我国处于初级发展阶段，市场准入门槛较低，尚未有完善的监管机制，以至于月子中心质量良莠不齐。例如部分所谓的"月子中心"缺乏专业的医护人员、母婴设备，也缺乏产后恢复、智护等服务，仅仅租上几套房子，雇上几个月嫂就挂牌开业，给整个母婴健康管理行业带来负面影响。再者，对于从业人员缺乏统一标准，从业人员的水平和素质参差不齐。未来，国家及政府应当会出台相关行业标准和监管政策，作为创业者，也只有正规化、专业化、科学化地去管理月子中心，才能使企业长期可持续发展。

2.竞争方面　大城市相对而言人们的收入较高、消费水平高、接受新鲜事物的能力强，因此目前我国月子中心主要集中在大城市，一线城市市场竞争激烈，中小城市的潜力尚待挖掘。但随着大量资本进入，整体而言，竞争在逐渐加剧，例如已有妇幼医院凭借专业优势开办月子中心（如绵阳市妇幼保健院）；再者，目前已有部分月子中心已在国内打响自己的品牌，新建月子中心面临着大品牌的挑战。

3.投入方面　①对象特殊：鉴于月子中心为产妇和婴儿服务的时间仅为婴儿出生后一个月左右，即使同一个产妇二胎、三胎依然在同一月子中心"坐月子"，月子中心的服务时间也不长。要使企业盈利，市场宣传拓展工作压力较大，因此，营销费用必然较多。②硬件设施建设：能够入住月子中心的家庭必然有一定的经济实力，因此他们对入住的环境要求通常较高，因此在前期建设月子中心时投入较大，涉及装修、环境、配套的生活设施，以及一些设备（如产康仪、婴儿用泳池、抚触台等）。③其他风险：在有些地区，若消费者消费观念难以改变，或是宏观经济增速下降都会影响行业发展。④若三胎政策效果不达预期，也会给行业带来一定影响。

三、母婴健康管理创业实践指导

（一）场所要求

根据《母婴保健服务场所通用要求》（GB/T 33855–2017），对母婴保健服务场所提出如下要求。

1. 选址及场所要求　①机构应具有法人资格，且机构及其经营场所应具备合法、有效的经营资质，经营范围应符合国家有关规定。②机构应建立可体现管理活动的组织结构图，明确各项活动的管理职责。③机构应对服务作出公开承诺。不应进行虚假宣传，误导顾客。④机构应建立风险管控方案，内容至少应涵盖可能的风险、防范的措施、出现异常时的处理、保证顾客有效识别的措施，并应定期演练。⑤对于提供住宿的机构及其服务场所，应实施 24 小时值班制，以确保服务安全。⑥机构应加强对外合作的管理，制定文件化规定，定期监督工作，保存相关记录。

2. 场所基础设施

（1）设备设施　①机构及其经营场所应提供能满足母婴保健服务的设备设施。②经营场所应划分接待区、服务区、卫生区、配餐区（适用时）等功能区域，不同功能区域应标识明确。③经营场所结构与布局应符合消防要求且配备必要的消防设备。④经营场所应配备必要的用于公共区域监控的设备设施。⑤经营场所应有备用照明设备或光源。⑥机构应配备专业维护人员，并按照要求维护保养相关设备设施。

（2）用品器具　①机构及其经营场所应规定用品器具管理要求。②用品器具应符合相关国家标准、行业标准要求，不应使用假冒伪劣产品。③用品器具应标识、定期检查；用品器具应清洁和消毒，并保存相关记录。④经营场所应对已消毒未使用、回收后可循环使用及使用后废弃的用品器具隔离存放并标识。⑤机构应配备专业维护人员定期维护保养用品器具，确保状态良好。

（3）环境卫生　①机构应制定文件化管理规定，对服务场所的环境卫生进行管理。②经营场所周边 50 米内，应无射线、噪声、粉尘、强光等污染源。③经营场所内、外环境应整洁、美观，室内空气应保持流通、无异味。④应对场所的卫生、消毒进行严格管理，防止交叉感染，并保留记录。⑤经营场所内宜设置专供顾客使用的独立卫生间，并保持清洁。⑥经营场所应有消毒间或消毒区域或配备相应的消毒设备；消毒间地面应清洁、干燥；通风换气良好，无杂物存放。⑦经营场所应设置醒目的禁止吸烟警语和标识。

（二）市场考虑

1.区域选择

（1）城市的选择　建立月子中心首先应考虑建于哪个城市，通常来说，应当首选经济发达的城市，因为这些城市的家庭相对来说可支配收入较多，且这些城市开放性、包容性更高，更容易接受新鲜事物，人们的消费意识更强，对生活品质和健康更加注重。但在具体操作中，还应考虑所选城市的新生儿出生数量、市场饱和度等问题。

（2）城市具体区域的选择

1）根据月子中心定位选择　根据月子中心面向的受众具体选择建在城市哪个区域。若是较为高端的月子中心，就要考虑月子中心所在区域周围（一般按照区域周围10～15千米的范围）客户群体的消费能力是否较高，可通过调查区域范围内的高端住宅小区、别墅区的数量和规模，房价的高低，区域范围内高收入行业的存在情况，区域内是否有知名医院或妇产医院，育龄妇女数量及近年区域内新生儿出生数量等情况来确定是否在该区域建立月子中心，以及月子中心的规模和层次。

2）根据城市规划选择

①城市未来规划：了解城市开发的各项规划，例如城区的扩建规划、街道开发计划、道路拓宽计划、高速或是高架公路建设计划、拆迁计划及区域开发规划等，这些都有可能对未来门店的商业环境产生影响。例如：如果涉及拆迁和重建的区域就需要多多考量，否则很可能门店新开不久就面临停业的风险。

②交通情况：首先，要充分考虑客户到达月子中心可采用的交通方式及交通出入的便捷性，刚生产完毕的产妇身体虚弱且传统观念认为产妇"坐月子"期间不能见风，所以入住月子中心的产妇需要车接车送，直接坐车进入月子中心，减少与冷空气接触。其次，月子中心附近需有充足的车位，方便产妇家人前来探望，也方便产妇、新生儿及家人出行，车位数量通常不应少于客房总数的30%。再次，月子中心的位置应显眼易找，最好在300米范围内就能看到月子中心的门头或是建筑物的外立面，月子中心入口主通道要和主干道相通，不要将主通道设置在单行道上。

2.环境要求

（1）物理环境　产妇刚生产完毕，激素水平变化较大，情绪容易波动。为了给产妇提供一个舒适的环境修养，也能更好地照顾新生儿，月子中心一般应选在阳光充足、环境优美、空气清新、远离嘈杂（如 KTV、酒吧等娱乐场所，或工地、工厂等）之处。

（2）医疗环境　月子中心应当配备良好的医疗团队和设备，定时查房，为母婴提供医疗及康复保健等服务，但仍然应当考虑月子中心距离大医院的距离，一旦客户发生重大月子中心无法处理的疾病，应当及时送客服就医。一般来说，月子中心距离正规大型医院的距离不超过 15 分钟车程。

3.同行竞争力　在选择月子中心的创立区域时，还应考虑当地的同行竞争力，可

以分成以下两个部分来进行考虑。

（1）消极部分　提供相同母婴护理服务的机构会导致直接的竞争，可能会影响未来的客户数量，因此，在正式开店之前，如果了解到该区域已经有一定数量的月子中心在营业，则说明该区域的客源较充足，但相对来说竞争的压力也会大。

（2）积极部分　竞争的存在对整个商业圈的繁荣也会起到促进作用。想在客源充足，但已有数家月子中心的区域开店，就必须具备自己的特色，并提高自身的硬件和软件的竞争力，这样能够促进本区域月子中心的发展，提高月子中心的质量。

（三）月子中心经营模式

母婴健康管理产业属于新兴服务行业，目前主要存在家政公司外派月嫂、私人月嫂（不通过家政公司，由客户与月嫂自行联系）、月子中心的形式。目前我国的月子中心运营模式主要包括酒店服务式、医院附属式和社区家庭式三种。

1. 独栋建筑园区式　通常建于较幽静的园区，在市场也较为普遍。优点：充分保证产妇、新生儿的安全性、私密性和舒适性。缺点：价格高。

2. 酒店服务式　是目前市面上最主要的运营模式，将购买或是租赁的酒店改装成月子中心。优点：这种月子中心软硬件齐全，若是发展良好，容易建立品牌效应，便于实行加盟连锁制度。缺点：价格相对来说也较高。

3. 医院附属式　依托医院专业优势建立的月子中心。优点：位置距离医院门诊、产科较近，产妇生产观察完毕后可直接入住条件较病房好的月子中心，产妇和婴儿一旦有情况，随时可有专业医疗团队进行处理。缺点：由于依托医院，床位较少，且易造成交叉感染。

4. 社区家庭式　该模式一般是由医护人员或是月嫂创业，专业程度和价格差异较大，软硬件程度也有较大差异。

（四）月子中心产品服务

月子中心主要针对产妇和婴儿提供服务。针对产妇的产品服务有住宿、营养膳食、专业陪护、产后体检、生活照护、产后康复等，当然不同的月子中心服务可能有所区别，还可能有不同的特色项目，例如有的月子中心开展的中医特色服务、开展一些新生儿健康培训讲座或产后瑜伽、专车接送等。针对婴儿的产品服务有基本的医疗服务、新生儿特色服务、专业陪护等。业内通常服务时间为26天，若产妇及家人要求延长在月子中心休养时间，在能够保证有充分资源为产妇和婴儿继续服务的基础上另行收费即可。有的月子中心提供全天候母婴同室服务；有的月子中心则设立独立婴儿房全天由护理人员护理婴儿，安装监控系统以便于家属了解婴儿状况；还有的月子中心白天母婴同室，夜间则由护理人员统一进行护理。

1. 针对产妇服务

（1）住宿　通常为产妇提供26天的类似于酒店的套房服务，另包含全套生活用品、陪伴床、婴儿床等。提供一位家属陪住服务。

（2）营养膳食　由专业营养师根据产妇体质评估结果，为产妇定制 26 天个性化月子营养餐，以促进产后康复和乳汁分泌，摒弃传统要求产妇大补特补的思想，在保证产妇和婴儿营养的基础上，促进产妇形体恢复。提供一位家属一日三餐（普通餐）。

（3）专业陪护　26 天月嫂一对一专业陪护，医疗团队值守。

（4）产后体检　根据产妇情况对其进行产后体检，及早了解产妇身体状况，根据产妇情况指导产妇进行康复，避免影响产妇及婴儿健康。

（5）生活照护　照顾产妇及新生儿生活起居，同时指导产妇及家人学会照护婴儿（哺乳、穿衣、沐浴等）。

（6）产后康复　康复指导（专业康复师指导进行产后保健）、心理辅导（由心理专家对产妇进行心理指导和产后情绪疏导，以减少产后抑郁的发生）、乳腺疏通、子宫复旧、疼痛治疗、运动康复等。

（7）其他服务　乳房护理（产后吸乳、排奶，乳腺炎预防及治疗）、中医足浴、贴身衣物洗涤晾晒、每日房间清洁整理、个人基础清洁等。

2. 针对婴儿服务

（1）基本医疗服务　儿科医生查房 / 诊察、新生儿黄疸监测、健康体检等。

（2）护理服务　新生儿护理（沐浴、抚触、游泳、大小便观察、处理啼哭、修甲、理发）、生长检测、智护训练等。

（3）其他服务　为宝宝办满月 party、拍照等。

第三节　婴幼儿托育产业创业指导

托育，英文为 childcare 或 daycare，意为将婴幼儿托付别人，代为养育照顾。它通常是指由婴幼儿的法定监护人之外，也就是父母之外的人或直系亲属之外的人，在特定时间内的一种持续不断的养育照顾行为。在全球范围内，0 ～ 3 岁婴幼儿的托育服务已成为各个国家或地区高度重视的家庭政策议题，并被上升为公共服务体系建设的一部分。

一、婴幼儿托育产业发展历史

2019 年被称为"托育元年"，"托育"这一概念逐渐出现在人们的视野中。很多不了解托育行业的人以为是舶来品，甚至与早教中心、幼儿园都区分不开。其实托育曾经在国内一直断断续续地出现。据公开资料显示，国内最早的托育机构可追溯到 1929 年，为了"解放妇女"，政府鼓励开设托儿所。抗日战争时期，国民政府和中共领导的苏区、陕甘宁边区都开设托儿所，据统计，1949 年 10 月前，全国共有托儿所 119 个。而新中国成立以来托育机构的发展历史，大致可以分为如下几个阶段：

第一阶段：幼托机构启蒙期（1949—1976）。新中国成立初期，全面恢复和发展生产的国家建设目标需要大量的劳动力投入，妇女们作为"未充分开发的"劳动力被视作新劳动力的重要来源之一，政府开始逐步重视起公共托育服务。伴随着一系列相关政策措施的出台，城镇社区和企事业单位兴办的托儿所数量快速蹿升，据国务院妇女儿童工作会提供的数据显示，新中国成立初有 643 个托儿机构，到 1956 年已经增至 5775 所。但到了 20 世纪 60 年代，伴随着社会的浮沉，政府对托育服务的关注逐渐淡化，托育服务经历一个短暂的缩减期。

第二阶段：托育体系确立期（1977—1996）。1978 年 12 月，党的十一届三中全会召开，国家从此进入了改革开放和社会主义现代化建设的历史新时期。幼儿教育事业也随之进入新的发展阶段。1979 年五届人大二次会议《政府工作报告》中指出"要十分重视发展托儿所、幼儿园，加强幼儿教育"；随后，教育部、原卫生部、原国家计委等 13 个部门联合召开全国托幼工作会议，做出了由国务院设立"托幼工作领导小组"的决定，以加强对托幼工作的领导。1980 年 11 月，原卫生部颁发《城市托儿所工作条例（试行草案）》，确定了我国托儿所制度。1981 年 6 月，原卫生部妇幼卫生局颁布《三岁前小儿教养大纲（草案）》，提出了托儿所教养工作的具体任务。

这一阶段伴随着相关制度、条例的推出，托育体系逐步确立，托儿所数量稳步上升。根据国家统计局 1993 年发布的第三产业普查数据显示，在社会服务业中，1991 年独立设置的托儿所 9714 个，1992 年为 10628 个，增长率高达 9.4%。

第三阶段：幼托机构销匿期（1997—2010）。20 世纪 90 年代起，国家开始强调家庭教育在儿童成长中的重要作用，托育行业的发展掉头向下。不过这并非根本原因，影响托育热度骤减的最主要原因是国家明确提出"企业不能办社会"的口号，自此企事业单位剥离社会职能，其主办的托儿所和幼儿园数量开始大幅度减少。原本这种剥离可以是托育自此开始市场化快速发展的契机，但从机制中脱离到市场大潮中后，却遭遇出生人口下降，以及管理归口部门不明确等现实，导致托育的市场化在此阶段并未形成，反而遭受了灭顶打击。2000 年集体性托幼机构减少 5 万家以上，到 2010 年国家集体办托儿所基本消失，入托比例仅为 0.9%。

第四阶段：市场重新起步期（2010—2017）。2010 年《国务院关于当前发展学前教育的若干意见》出台，国家对于学前教育责任的观念有所转变，明确了中央政府重新对托幼服务负有一定的投资责任。彼时，经历了第三阶段公办托儿所的销匿导致的市场冷却后，国内托育机构分布零散，基本没有太强的品牌化意识与动力。但随着金宝贝、美吉姆等一些优质品牌的引入和扩张，海外早教理念逐渐进入中国家长的视野，托育早教受到进一步的重视。2013 年 12 月"单独二孩"政策依法启动实施，2016 年 1 月 1 日正式放开"全面二孩"，托育的需求在这个阶段逐渐旺盛起来。此时，托育行业也开始重新起步。随着早教领域的竞争加剧，一些品牌开始寻求突破创新的业务模式，尝试全日制托管业务。此外，部分幼儿园也开始尝试年龄段的下探，涉猎托育领域。在这样的背景下，连锁品牌渐露头角，但行业整体还处于摸索阶段。

第五阶段：托育行业爆发期（2018—）。最近几年，我国开始逐渐出现经济增长放缓、人口红利减退的现象，人口老龄化问题凸显，预测到 2030 年人口将进入负增长阶段。如何减缓人口负增长的到来，保持良好的经济增速成为政府的核心关注点之一。作为积极应对老龄化的策略之一而提出的二胎政策在短时间提升了中国新生人口数，但效用没有持续太久，2018 年新生人口便出现了下滑。中国人民大学抽样调查显示，60.7%的一孩妈妈因为没人看孩子，而不愿生育二孩。而在有关部门组织的网上调查中，65.2% 的家庭需要婴幼儿托育服务。因此，直接关乎孩子照顾问题的托育服务便成了政策照顾的重点。2017 年 11 月党的十九大报告提出，要在"幼有所育，学有所教"方面不断取得新进展；同年 12 月，中央经济会议明确提出，要解决好婴幼儿照顾和儿童早期教育服务问题。2018 年国务院办公厅陆续提出，明确卫健委负责"制定促进 3 岁以下婴幼儿照护服务发展的指导性文件"，明确要"制定实施大力发展 3 岁以下婴幼儿照顾服务的政策措施"，随后各种国家或地方指南、意见、计划陆续出台，标志着托育行业正式进入爆发期。

二、婴幼儿托育产业分析

（一）政策支持

从 2016 年开始，政府在相关政策法规中多次提及发展托育，国家大力扶持托育行业发展。2016 年 1 月 5 日，《中共中央 国务院关于实施全面两孩政策改革完善计划生育服务管理的决定》发布，提出引导和鼓励社会力量举办非营利性妇女儿童医院、普惠性托儿所和幼儿园等服务机构。2017 年 1 月 10 日，《国家教育事业发展十三五规划》发布，指出发展 0～3 岁婴幼儿早期教育，探索建立以幼儿园和妇幼保健机构为依托，面向社区、指导家长的公益性婴幼儿早期教育服务模式。2018 年 10 月，国务院办公厅印发《完善促进消费体制机制实施方案（2018—2020 年）》，指出制定实施大力发展 0～3 岁以下婴幼儿照顾服务的政策措施。2019 年 5 月，《国务院办公厅关于促进 3 岁以下婴幼儿照护服务发展的指导意见》发布，指出：到 2020 年，婴幼儿照护服务的政策法规体系和标准规范体系初步建立；到 2025 年，婴幼儿照护服务的政策法规体系和标准规范体系基本健全，多元化、多样化、覆盖城乡的婴幼儿照护服务体系基本形成。随后，2019 年 10 月 14 日《托育机构设置标准（试行）》《托育机构管理规范（试行）》发布，规范了托育机构设置和管理。2019 年 12 月 19 日《托育机构登记和备案办法（试行）》发布，规范了托育机构登记和备案管理。2021 年 1 月 12 日国家卫健委发布《托育机构保育指导大纲（试行）》《托育机构婴幼儿伤害预防指南（试行）》，规范了照护服务，保障婴幼儿安全健康成长。

政策利好有助于推动婴幼儿照护服务高质量和规范化发展，扩大普惠托育服务有效供给，满足家庭多层次、多样化托育服务需求。

（二）市场规模

我国婴幼儿托育市场规模由 2016 年的 600 亿元增长至 2020 年的 1860 亿元，年复合增长率约为 32.7%。计到 2023 年，中国婴幼儿托育市场规模将达到 2000 亿元左右，增长率约 10%。渗透率方面，我国托育实际渗透率约 5%，但潜在需求率超 30%，增长空间巨大。

（三）产业发展趋势

1. 托管＋早教成为中心新运营模式 早教与托育业态逐步融合经营，部分早教机构开始设立独立的托育品牌，通过合作运营提供"早教＋托班"混合服务。托育一般是周一到周五全天上课，早教一般是周六日授课或者工作日零散上课，两者合作运营，能极大地提升坪效。比如，运动宝贝及旗下托育品牌 MOMYHOME，东方爱婴及旗下托育品牌抱抱熊等。一方面，早教与托育融合经营可以通过提高人效和坪效来改善经营效率，进而形成更高的盈利能力；另一方面，2019 年 6 月，财政部发布托育服务相关的税收优惠政策，托育服务能够免去增值税并减按 90% 计企业所得税，这种融合模式下机构有望享受到托育服务带来的税后优惠；最后，托育服务由于长期、高频，能为早教业务提供一定量的用户转化，进而降低早教业务的单位获客成本。

2. 托育业态日渐多元，社区托育或将成为主流模式 普惠性政策向社区托育倾斜，预计社区托育将成主流模式。据《关于养老、托育、家政等社区家庭服务业税费优惠政策的公告》显示，社区托育免征增值税，并减按 90% 征收企业所得税。其中社区托育机构定义其为在社区依托固定场所设施，采取全日托、半日托、计时托、临时托等方式，为社区居民提供托育服务的企业、事业单位和社会组织，从政策端上有利于社区托育的发展。从供给方看，社区化托育物业、租金成本更低，有利于提升利润率，缩短资金回报期；从需求方看，社区的托育机构便捷、普惠，更能满足家长的需求。

为摆脱 80% 幼儿园普惠化带来的幼儿园盈利困境，预计将有更多托幼一体化机构出现。2018 年 11 月印发的《中共中央 国务院关于学前教育深化改革规范发展的若干意见》规定，到 2020 年全国学前三年毛入园率达到 85%，普惠性幼儿园覆盖率达到 80%。这给幼儿园运营带来了收费降低、成本高企、经营亏损的问题。越来越多的幼儿园通过开托育班创收，弥补收入，降低亏损。预计未来更多幼儿园会转向托育＋幼儿园的托幼一体化模式。

此外，为缓解企业员工后顾之忧，企业托育园业态也受到关注。近年来在部分企事业单位中，开始出现主要针对本单位职工的托育机构。如京东幼儿园"初然之爱托幼中心"的正式开张，为本单位职工 4 个月～2 岁的孩子提供免费的托育。目前在上海总工会牵头的职工亲子工作室也大多是类似的模式。此外，一些传统的做托育的机构也开始逐渐效仿 Bright Horizon，面向企业提供托育服务，如凯瑞宝贝已经获得联合利华委托筹建并管理运营该企业园，为职工子女提供专业的托婴托育服务等。

（四）产业发展困局

虽然在国家政策不断推动下，我国托育机构的建设步伐不断加快。但目前我国仍面临托育专业人才匮乏的问题。数据显示，2020年我国每千人口拥有3岁以下婴幼儿托位数1.82个，远低于OECD（经济合作与发展组织）国家"每千人口托位数12个以上"水平。另外，按照国家发展改革委等21个部门联合印发的《"十四五"公共服务规划》中每千人口拥有3岁以下婴幼儿托位数要求计算，到2025年，托位数要达到约600万个，而目前仅有200万个，托位数缺口约达400万个。

面对如此庞大的托位量，对专业保育人员的需求可想而知。按照国家卫生健康委《托育机构设置标准（试行）》要求，"合理配备保育人员，与婴幼儿的比例应当不低于以下标准：乳儿班13，托小班15，托大班17"。由此可见，人才缺乏已成为制约托育行业发展的瓶颈，托育人才缺口使得师资培养十分急迫。

此外，根据国家卫生健康委相关调查显示，超过1/3的被调查对象表示有托育服务需求。但与之形成反差的是，我国婴幼儿在各类托育机构的入托率仅约5.5%，而发达国家这一数字在35%以上。例如法国的入托率达到49.7%，瑞典近55%，新加坡高达90%，韩国、日本的3岁以下儿童入托率均超过30%。可见我国婴幼儿托育服务市场还有非常大的增长空间。针对托育需求的巨大缺口，我国积极支持多元化供给。

三、婴幼儿托育创业实践指导

（一）选址标准

按照国家要求，托育机构在选址时，首先要考虑未来办理资质时的合法性，应当具有托幼机构卫生评价报告、消防的安全检查合格证、食品经营许可证（需要有供餐资质单位提供送餐服务的，应查验供餐协议）。托育机构的建筑无论是自有或是租赁，都应符合住建部颁布的《托育中心、幼儿园建筑设计规范》（JGJ 39-2016）（2019年版）和国家相关抗震、消防标准的规定。在环境安全方面，托育机构应以保障安全为前提，远离污染源、噪声源，并设有安全的户外场地，应符合《托幼机构环境，空气、物体表面卫生要求及检测方法》（DB 31/8-2004）的有关标准要求。

根据园所班级数量，相应的场地要求如下：

1.4个班及以上的托育中心、幼儿园建筑应独立设置。3个班及以下时，可与居住、养老、教育、办公建筑合建，但应符合下列规定：①应设独立的疏散楼梯和安全出口。②在建筑出入口及室外活动场地范围内，应采取防止物体坠落措施。③托育中心应设室外活动场地，室外活动场地人均面积不应小于$3m^2$；城市人口密集地区改扩建托育中心，设置室外活动场地确有困难时，室外活动场地人均面积不应小于$2m^2$。

2. 托育中心的活动室、寝室及具有相同功能的区域，应布置在当地最好朝向，冬季底层满窗日照不应小于 3 小时。

3. 婴幼儿需要获得冬季日照，生活用房窗洞开口面积不应小于该房面积的 20%。

4. 托育中心生活用房应布置在首层，不应设置在地下室或半地下室。当布置在首层确有困难时，可将托大班布置在 2 层，其人数不应超过 60 人，并应符合有关防火疏散的规定。

5. 托育中心建筑窗的设计应符合下列规定：①当窗台面距楼地面高度低于 0.90 米时，应采取防护措施，防护高度应从可踏部位顶面起算，不应低于 0.90 米。②严寒地区托育中心建筑的外门应设门斗，寒冷地区托育中心建筑的外门宜设门斗。

6. 幼儿出入的门应符合下列规定：①当使用玻璃材料时，应采用安全玻璃。②门下不应设门槛。③平开门距离楼地面 1.2m 以下部分应设置防止夹手设施。④生活用房开向疏散走道的门均应朝人员疏散方向开启，开启的门扇不应妨碍走道疏散通行。

7. 托育中心的外廊、室内回廊、内天井、阳台、上人屋面、平台、看台及室外楼梯等临空处应设置防护栏杆，栏杆应使用坚固耐久的材料制作。防护栏杆的高度应从可踏部位顶面起算，净高不应小于 1.30 米。防护栏杆必须采用防止幼儿攀登和穿过的构造，当采用垂直杆件做栏杆时，其杆件净间距不应大于 0.09 米。楼梯、扶手和踏步等应符合下列规定：①楼梯踏步面应采用防滑材料，踏步踢面不应漏空，踏步面应做明显警示标识。②幼儿使用的楼梯，当楼梯井净宽度大于 0.11 米时，必须采取防止幼儿攀滑措施。③楼梯栏杆应采取不易攀爬的构造，当采用垂直杆件做栏杆时，其杆件净间距不应大于 0.09 米。托育中心睡眠区和活动区、幼儿园活动室和寝室、多功能活动室的室内最小净高不应低于 2.8m；厨房、卫生间、医务室等使用水的房间，不应设置在婴幼儿生活用房的上方。

（二）市场考虑

除了国家相关规定之外，营利性托育机构还要考虑招生的需求。在家长考虑将婴幼儿送至托育机构的诸多因素中，接送的便利性是重要因素之一，所以一般选择住宅小区集中的区域，且优先考虑交通的便利性。小区的居住人群应考虑以婴幼儿聚集的年轻家庭为主，且最好具有当地中等以上的消费能力。一般而言，具有较高消费能力的家庭，通常对于孩子的教育有着较高的期望，能够认同专业托育，同时也愿意在教育上多一些投入。至于场地的选择，应该避免周边有噪声、异味或者其他污染源，同时也要考虑婴幼儿的安全，最好不要在大型餐饮或成人娱乐场所旁边，也要避开大型车辆出入的地方或者车道出入口。

（三）筹建计划

在筹建托育机构的时候，合理有效地掌控筹建进度，在最短的时间内开业招生，就能替投资人节省许多筹建成本。因此，一旦选址确定，在场地设计的同时，就可以开始人员的招聘工作。一旦场地设计效果图完成，就可以开始做初步宣传和招生的前期准备，开始在媒体平台和周边社区进行推介。在装修的时候及人员招聘到位后，就可以进行相关的培训和演练，或是进入周边社区做线下活动，采集意向客户名单。装修完成后，工作人员正好可以进入场地进行环境布置、设备采购和安装，每个环节紧密衔接。建议使用《筹建进度甘特表》（表16-1），规划好工作流程及计划，做到有效推进，避免出现遗漏。

拓展阅读

早托行业主要针对0～6岁婴幼儿提供家庭教育、早期教育、托育服务等相关产业。我国早托行业产业链可以分上游、中游、下游：上游由产品内容提供商、社区交流平台提供商和企业管理技术提供商组成，主要为早教中心和家长婴幼儿提供对应的产品。中游由早教中心和托育中心组成，主要为家长及婴幼儿提供早教和托育服务。其中托育服务供给模式可分为政府主导模式和市场主导模式。政府模式下设有公益性托育机构、公办幼儿园向下兼容开设的托育服务，以及国企事业单位开办的托儿所等；市场模式下的托育机构包括专业早托机构、民办幼儿园向下兼容开设的托育服务，以及企业单位办的托儿所等。

（资料来源：百度）

本章小结

随着我国国民文化素养的不断提高，人们的生育、教育观念也发生了改变，由以往的吃饱喝足即可转变为更加重视高品质的生活，给下一代更好的教育和成长环境。我国也出台了各项政策加强对母婴群体的安全管理，对产业结构进一步优化，不断提高行业在国际上的竞争力。母婴用品产业更被誉为21世纪的朝阳产业。本章通过对生育全周期各个阶段的产业进行创业分析和指导，以期为创业者提供创业思路与方向，并乘上国家政策的东风，最终取得创业成功。

课后思考练习

1. 阐述产后康复、母婴健康管理、托育的概念。

2. 简述产后康复、母婴健康管理、托育产业的发展阶段。

3. 查阅文献或资料，举例说明目前我国产后康复、月子中心、托育产业的运营模式。

4. 结合当地的发展特点，拟定产后康复、月子中心、托育机构创业计划书。

表 16-1 筹建进度甘特图

项目	工作内容	工期(d)	周四 1	周五 2	周六 3	周日 4	周一 5	周二 6	周三 7	周四 8	周五 9	周六 10	周日 11	周一 12	周二 13	周三 14	周四 15	周五 16	周六 17	周日 18	周一 19	周二 20	周三 21	周四 22	周五 23	周六 24	周日 25	周一 26	周二 27	周三 28	周四 29	周五 30
												第一个月																				
场地	场地确认签约	2																														
装修	装修平面设计（设计图、效果图、施工图）	12																														
	户外广告设计制作	5																														
	装修施工及验收	60																														
	消防设备及合格证申办	10																														
资质	执照申办、财章、领证	根据当地实际情况																														
财务	税务登记、账户设立	5																														
人事	人员招聘	30																														
	主管培训	3																														
	教师培训	9																														
	教师练课	7																														
采购	教具、教材、物品、办公用品等采购	14																														
环创	教具制作、环境创设	7																														
制作	宣传方案制定、宣传单、海报等设计与制作	7																														
市场	线上预热、各种点评类媒体入驻	持续																														
	名单采集（地推、异业合作、活动）	持续																														
试营业	开业方案制定及准备工作	30																														
正式开业	开业活动	1																														

第十七章　医学美容产业创业指导

内容提要

医学美容技术的含义、内容及课程体系，就业方向和前景；国内美容行业蓬勃发展现状，提供的广阔平台，以及潜在的就业链条；美容机构求美者日常的维护管理；医学美容技术常见岗位配置；美容机构员工的培训，成长管理；关于医学美容技术的国家政策分析、市场分析、市场竞争分析、风险分析等。

学习目标

1. **知识目标**　了解医学美容技术的含义及行业现状。
2. **能力目标**　培养医学美容产业发展的分析能力。
3. **思政目标**　引导大学生塑造执着专注、精益求精、艺无止境的工匠精神。

案例引导

医美专业学生创立大品牌

贺春旭 2017 年毕业于四川中医药高等专科学校医疗美容技术专业，是该专业的优秀毕业生。她在学校期间便开始关注医美行业的发展，在学习专业知识的同时持续研究医美护肤的科技成果。一个偶然的机会，贺春旭了解到了非离子型羟乙基多糖纤维素（水溶性全吸收多糖纤维素）有着极佳的修复组织细胞功能，且有着与皮肤的极佳相容性，是非常有潜力的医美护肤品成分物质。2017 年底，贺春旭加入德华生物研究所，开创了"德纳泰"医疗美容品牌，打造了以非离子型羟乙基多糖纤维素为技术核心的满足消费者各类皮肤需求的皮肤修复系列产品。目前，"德纳泰"皮肤修复系列已入驻全国上百家连锁药房，同时入选 CCTV《国货优品》，以央视推荐为背书，以守护皮肤健康、打造国货精品为使命，致力于成为国人骄傲的民族品牌。

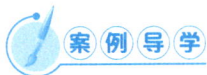

近十年来医美行业发展迅猛，大批的年轻人涌入到这个新兴的行业当中。医学美容也成了创业者们所青睐的对象，包括医美产品、医美诊所、医美服务、线上美容等。

（资料来源：四川中医药高等专科学校创新创业学院提供）

第一节　医学美容技术概述

医学美容技术专业教育的举办已经有十余年的历史，初期主要是短期培训，随着市场需求量增大，医美人才教育缺口较大，该专业进入正规专科教育阶段。

一、医学美容技术的概念

医学美容技术是在医学美学尤其是医学人体审美理论的指导下，应用医学美学技术、仪器、用品来维护、改善人体容貌和形体美的应用性技术。

二、医学美容技术的内容

医学美容技术的内容包括：①皮肤及毛发的医学美容技术，包含皮肤、毛发、文身美容等；②物理化学美容技术，包含激光、冷冻、电疗、磨削（磨皮）、化学剥脱（含中药）等美容技术；③非手术塑形美容技术，包括注射填充、吸脂塑形和其他美体技术；④美容保健技术，包括按摩保健、药物瘦身、食物美容等。其中，部分技术存在很大的风险，需要在美容医师的指导和监督下完成。同时，美容医疗应用技术要科学地借鉴相关学科的知识和技术手段，如美容外科、美容皮肤科、美容护理与保健、医学生物工程、艺术造型等相关学科的知识和技能，不断丰富、发展和完善美容医疗应用技术。

三、医学美容技术专业课程体系

医学美容技术主要研究中西医基础医学与临床医学、医学美容等方面的基本知识和技能，运用美容化妆、美容护理、形象设计等美容实用技术及针灸、推拿、中药保健、膳食调理等中医药美容保健技术进行损美性疾病的诊治等。常见的损美性疾病有黄褐斑、雀斑、痤疮、白癜风、黑痣、黑眼圈等。

医学美容技术专业课程体系有《基础医学概论》《美容美体技术》《医学美容技术》《美容药物与皮肤病学》《中医美容技术》《化妆品与调配技术》《美容营养学》《美容外科学》《临床医学概论》《美容解剖及组织胚胎学》等。部分高校是按中医美容专业方向来培养。该专业毕业生的就业方向主要是医疗卫生机构、美容机构、美容咨询、中医美容、美容修复、美容护理。

四、医学美容技术专业就业方向和就业前景

1. 就业方向　本专业学生毕业后可在医疗美容机构、美容企业、化妆品集团、医学美容科研教育等部门从事医学美容专业技术及管理工作，从事美容指导、美容顾问、美容师培训、医疗美容整形、形象设计、化妆品调配及营销、美容仪器使用及维护、美容机构高级管理等工作。

该专业可从事以下岗位：美容运营、美容导师、整形医生助理、激光操作师、美容师、销售管理等。

2. 就业前景　随着人民物质生活和精神文明水平的不断提高，美容行业在我国得到了迅猛发展。美容行业逐渐走向成熟，伴随着人民大众对高品质的医疗条件及美容保健行业的服务需求，各级医疗美容机构和美容保健行业得到了进一步的快速发展。然而与此形成鲜明对照的是，医疗美容技术专业人才却是严重的供不应求，尤其是美容保健行业高素质、高技能的医疗美容技术人才缺口很大。

目前我国从事美容服务业的人数虽然较多，但经过系统学习和具备医疗美容技术资格的人数尚少。而且相当一部分美容从业人员的医疗卫生知识欠缺，不能满足人们日益增长的美容需求。毕业生的就业率达到 100%，这表明美容市场人才需求很大。

第二节　医学美容行业分析

中国已经成为全球医学美容行业发展速度最快的国家。伴随着医学美容技术的快速发展，有机构研报预测，2030 年我国整体医美市场规模将达到 1.3 万亿元。

一、医学美容行业发展现状

我国医美行业发展迅速，医美行业从原有的传统式单一手术形式，逐渐发展成可以治疗多种疾病及美容美观等多样疗程疗效的市场。2019 年中国医疗美容市场规模达到 1769 亿元，增长率放缓至 22.2%；2020 年中国医美市场规模为 1975 亿元，同比增速达到 15.1%。2021 年中国医疗美容市场规模突破了 2000 亿。

随着"互联网 +"的到来，医疗美容行业展现出巨大潜力，行业的发展和新秩序在互联网的作用下焕发出新的生机和生态。可以预见，随着生活水平的进一步提高，以及医疗美容观念的进一步普及，国内医美市场规模将会进一步扩张。2019 年 5 月 2 日，中国在线医美平台新氧正式赴美上市，成为中国互联网医美服务行业第一股。

我国美容医疗应用技术发展迅速，但其理论基础和技术水平还不够完善和成熟，与国际先进水平相比，其技术的科技含量和实践精度还有一定的差距。对比成熟市场，中国医疗美容行业处于快速发展阶段，行业增长速度较快，市场空间足够大，而且目前我国医美行业的渗透率与其他国家相比还很低，未来发展前景广阔。

二、政策分析

对医学美容行业的监管正在逐步加强。目前，已实施的主要法律法规有《医疗机构管理条例》（2016 年修订）、《中华人民共和国执业医师法》（2009 年修订）、《医疗美容服务管理办法》（2016 年修订）、《美容医疗机构、医疗美容科（室）基本标准（试行）》（2002 年）、《美容美发业管理暂行办法》（2002 年）、《关于进一步加强医疗美容管理工作的通知》（2012 年）、《2021 年纠正医药购销领域和医疗服务中不正之风工作要点》等。随着行业制度的不断完善，医疗美容机构的经营将更加规范，整体实力稳步提升。

近年来，国家卫健委等部门开展了一系列整顿规范医疗美容服务的专项行动。2017 年 5 月，原国家卫计委等 7 部委联合印发《关于开展严厉打击非法医疗美容专项行动的通知》（国卫办监督函〔2017〕510 号），严厉打击无证行医，规范医疗美容服务行为；严厉打击非法制售药品医疗器械；严肃整治违规医疗美容培训；严肃查处违法广告和互联网信息。

同时，国务院办公厅等部门积极推动医疗美容行业健康发展。2017 年 5 月，国务院办公厅印发《关于支持社会力量提供多层次多样化医疗服务的意见》（国办发〔2017〕44 号），明确提出加快发展专业化服务；积极支持社会力量深入专科医疗等细分服务领域，扩大服务有效供给，培育专业化优势。

三、市场发展趋势分析

1. 全球医疗美容市场　从世界范围来看，医疗美容行业已处于稳定发展阶段。据国际整形美容医学会统计，全球医疗美容服务疗程数从 2011 年的 1470.78 万例增长至 2017 年的 2339.05 万例，年均复合增长率为 8.04%。

2. 我国医疗美容市场　从世界范围来看，医疗美容行业已处于稳定发展阶段。据国际整形美容医学会统计，全球医疗美容服务疗程数从 2011 年的 1470.78 万例增长至 2017 年的 2339.05 万例，年均复合增长率为 8.04%。

在我国，医疗美容已有近 30 年的行业历史。随着经济条件得到改善、生活水平不断提高，社会观念也逐步发生了改变，大众对美的感受和追求愈加强烈，在求职就业、恋爱婚姻、社会变革等多因素影响下，出现了希望通过医疗整形手段改善自身形象和容貌的需求，医疗美容也从原来单一的手术形式逐渐发展成为手术和非手术相结合的多种形式。

近年来，医疗美容市场呈现出快速发展的趋势。从医疗美容机构的规模数量看，2014 年末我国各类医疗机构中医疗美容科床位数为 7936 张，2018 年末增长至 13594 张，年均增长率高达 13.56%。从就诊人数看，2014 年，我国整形外科医院、美容医院的门诊数量分别为 421391 人次和 1736085 人次，共 2157476 人次；至 2018 年，已分别增长至 1000532 人次和 6765514 人次，共 7766046 人次，合计就诊人数年均增长率高达 35.30%。

四、市场竞争分析

虽然我国医疗美容行业正处于快速发展阶段，但与美国、巴西、韩国等国家相比，医疗美容渗透率还远远偏低，在一段时间内，医疗美容行业还将持续快速发展，并呈现出如下趋势。

1. 非手术类项目受到越来越多消费者青睐　相比于手术类医疗美容服务，非手术类由于安全性高、康复时间短、价格大众化等特点受到越来越多消费者的青睐。非手术类医疗美容服务以更低的成本和更小的风险满足了消费者对美的追求，已迎来黄金发展期。

2. 非公立医疗机构为行业的主要服务主体　我国医疗美容服务主体主要有公立医院的整形外科、皮肤科和非公立医疗美容机构，其中非公立医疗美容机构又分为大型连锁医院、中型医院和小型诊所，数量众多，较为分散。公立医院因其公立性质，主要承担治疗性医疗服务，而医疗美容偏向于消费性医疗服务，民营资本充分竞争，非公立医疗机构是其主要服务主体。

3. 医疗技术更加精细，设备更加先进，材料更加安全　随着消费者对美的追求的标准不断提高，风险更小、恢复更快、效果更好的微创技术将成为未来医疗美容的发展方向。先进的医疗设备使得医生在临床工作中更加得心应手，医疗美容效果和消费者满意度将得到大幅提高。同时，随着生物学、材料学等学科的发展，医疗美容所用耗材将更加科学、安全，更加贴近人的形体和生理特点，且具有诱导组织再生的功能。

4. 消费者群体拓宽　现阶段，我国医疗美容市场正处于快速发展期，随着社会认可度的不断提高，消费人群从中高端消费者向大众消费者拓宽。同时，越来越多的男士也青睐医疗美容。

五、风险分析

1. 创新风险　医疗美容行业具有科技水平高、发展变化快的特点。在产品研发和商业化应用过程中，研发团队、管理水平、技术路线选择及未来市场需求、竞争格局等都会影响新产品和新技术研发及商业化的成败。如果公司在投入大量研发经费后，无法研发出具有商业价值、符合市场需求的产品或技术，将给公司的盈利能力带来不利影响。如果企业不能快速把握市场变化，快速响应客户需求并提供个性化、高质量的医疗美容产品或服务，将面临市场份额下降的风险，企业可能面临客户流失，或不能获取不断增长的客户，继而引发企业收入规模和竞争力下降的风险。

2. 市场竞争加剧的风险　近年来医疗美容市场的需求快速增长，行业发展前景向好，主导产品行业平均毛利率水平较高，吸引多家企业通过自主研发或者兼并收购的方式进入国内市场，行业竞争将逐渐加剧，具体表现为研发注册、工艺技术、产品质量、产品价格、市场营销和服务、优秀人才等多方面的竞争。如果企业无法妥善应对市场新进入者的竞争，经营业绩可能无法保持增长趋势。

第三节　美容院的建设筹备

如果已经做好了创业开一家美容管理中心的准备，有很多要点是要提前知道和提前把控的，一般包括如下几个要点。

一、美容院的定位

（一）美容院的形态定位

首先是确定自己要开什么样的店，是以服务性为主，推销产品为辅的店；还是以推销产品为主，以服务性收费为辅的店。

（二）美容院的经营定位

1.**目标顾客定位**　低、中、上层次的女性或男性。
2.**价格定位**　低、中、高档定位。
3.**产品定位**　是植物的，还是生物的，等等。
4.**服务定位**　是专业护肤为主，还是销售产品为主，等等。

二、美容院的地点选择

（一）遵循四大原则

1.**盈利性**　在营业地址的周围人口有多少，这些人中有多少愿意进行美容院消费，她们愿意花多少钱消费，美容院是否盈利，利润空间有多大？
2.**便利性**　美容院设置的位置是顾客来店方便的路径，地址为最佳地点（包括交通、停车等）。
3.**发展性**　选定设店的地点，不仅要观察现在，更要展望未来人口增加及此区未来提高的倾向。
4.**回避竞争**　尽管可以在经营管理、销售、服务上求新求变，寻求差异化经营，但在选址上还是要尽量选择竞争少的地段，避免进行正面竞争。

（二）商圈的设定

所谓商圈，就是进行消费时，优先选择到该店消费的顾客所分布的地区范围，即该店的辐射区域。商圈的概念对美容院经营者来说极为重要，这个不仅关系到顾客与价格的定位，而且也决定着日后业务的拓展走向。依据所在的地理位置，商圈可分为以下四类。

1.**住宅区**　此区域的顾客比较固定，属于经常性消费，而且年龄分布比较广，从

20 岁左右的年轻人到 50、60 岁的中老年人，各个年龄适合中低价位的消费。美容院应以平实的装潢、合理的价格招徕顾客，价格切忌定得太高，采取薄利多销的方式为好。住宅区是小本经营者可纳入重点考虑的区域。

2. 商业区　商务繁忙的人往往最讲究形象设计，通常对美容的需求量很大，这类人群的消费能力较强，对于美容院的硬件设施和软件服务质量有相当高的要求。此区域适合以专业形象为诉求的实力雄厚的中高档美容院，可通过强调技术的专业水准、一流的服务质量、舒适的环境来满足消费者的需求。

3. 闹市区　即休闲娱乐区，此区域一般为年轻人聚集地。由于时下的年轻人消费能力较强，且喜欢追逐时尚潮流，注重以出众的外表装扮来突出自己与众不同的个性，他们对美容院里的气氛相当讲究。此区域适合崇尚自我、尊重个性的美容院。

4. 郊区　由于现代社会住宅郊区化的倾向越来越明显，美容院也逐渐由市区往郊区迁移。目前，郊区的常住人口还比较少，消费需求也不是很强烈，但其发展潜力却不可小视。

三、费用投入

先做必要的资金预算。

1. 房租、押金（通常为 13 个月租金）。

2. 装修预算：装修的费用是根据门店面积来的，皮肤管理店的装修一般花费不会太多，有些品牌只要三五万就可以搞定。

3. 产品设备预算：这个要看做什么品牌的产品，需要仔细挑选。

4. 薪金、水电预算：小型皮肤管理中心开业初期只需两人即可，人员成本不高。

5. 广告策划：门店开业之后，线上线下新客的拓展是一个非常重要的部分，选对了品牌，拓展费用就低。

6. 流动资金储备：做生意肯定要备一些流动资金，以备不时之需。

四、营销推广

1. 门面广告　易拉宝、海报等，内容主要是开业优惠、产品推荐等等。

2. 路牌广告　在门店周边设置路牌广告，引流效果也很明显。

3. 小单张宣传单　宣传门店产品的特点、服务范围、收费标准，附带地点示意图等；或者更直接一些，凭本单页到店接受服务有额外的赠品或者优惠。

4. 其他营销　例如线上某众、某团上团购和次卡等等，这也是最近的主流拓客方式。

五、美容院的装修

从顾客方面而言，美容店铺应具备如下条件：①具有现代气息的店铺；②可满足美容心理的店铺；③利用方便的店铺；④满足顾客对服务需求的店铺；⑤洁净、有信用的店铺；⑥天然、别有风格的店铺。

第四节　医学美容院求美者的维护与管理

美容院都在为销售、内部管理和顾客稳定等问题而头疼不已，经营者都在积极寻找解决该问题的方法。

一、医学美容求美者的概念

在医学美容企业，顾客被称为"求美者"。随着求美者地位的提高，以及求美者资产价值的提升，医学美容企业需要一套有效的识别和确认求美者的方法。发现求美者、认定求美者及分析求美者，是提升求美者满意度和实施求美者管理的基础和保证。在目前医学美容市场上，求美者中存在不同的层次、组群，他们对医学美容企业的意义不尽相同，只有借助于求美者分类和求美者分析才能明确求美者管理的重点、手段和主要措施。

求美者是为医学美容企业提供收入的个体或组织。医学美容企业中所有人员都应该认识到是求美者为企业提供了持续的收入流。根据这一定义，求美者是直接与医学美容企业发生业务来往的个体或组织。求美者是医学美容企业所提供产品或服务的受益者。这一含义是从用户的观点进行定义的，只有从医学美容企业所提供的产品或服务中获益的人，才能真正对医学美容企业产品或服务的有效性做出合理的评价。

不同的求美者能够为医学美容企业提供的价值是不一样的，医学美容企业不再是简单地追求求美者的数量，而是更多地寻求求美者的"质量"。医学美容企业"质量"最好的求美者是哪些人？要回答这一问题，必须对求美者进行效的分类管理。

二、医学美容求美者的维护

（一）求美者的分类

求美者是指在一定的时期、一定的条件下，由于主观愿望或客观现实等因素的影响，表现出为解决自身美容问题而寻求治疗方法的人。求美者分为主观求美者和客观求美者两种。

1. 主观求美者　根据自己的推理和想象，提出改变自身容貌或形态的要求。比如，"职场白领小王，她想要隆鼻，觉得自己鼻子不够完美，不够漂亮。"而在专业医学美容医生看来，小王不适合做隆鼻手术，但是她自己坚定地认为自己的鼻子不好看，就想要隆鼻。小王的这种需求相对具有主观性。

2. 客观求美者　对美的需要源于最基本的自然形态的客观事实的影响。比如，"大学毕业生小张，她想要做双眼皮，因为她的眼睛一单一双，不对成"。小张的需求与自己的适应证符合，她的需求就相对是客观的。

（二）求美者需求的分类

从表面看，所有求美者的需求都很简单，都是为了使自己变得更美。但是也有相当数量的人在表面的需求下，潜藏着一些深层的想法。正确判断求美者需求的类型，才能有效解决其实际需求。主要是通过求美者的主诉进行评估，通过与求美者沟通的方式，让求美者直接表达其对美的需求；还可以从求美者容貌及形体的客观条件进行评估，分析其审美观与人体美学自然规律的契合程度，从专业的角度对其审美需求的合理性进行判断。求美者的需求一般分为以下几种：

1. 变美需求　单纯追求美学形态，这是最常见的需求类型。求美者的目的很单纯，只是为了让自己的容貌变得更漂亮，其审美眼光和标准与大众水平一致，是最常见的需求类型。

2. 婚姻需求　最常见的例子是一些中年妇女家庭出现危机，试图通过美容手术改变自己的外貌，从而挽救濒临破裂的婚姻和家庭。婚姻需求中还有一种情况，就是择偶时对容貌或形体的改善需求，包括一般常见的隆鼻、重睑等手术，也包括隆胸、处女膜修补等美容手术。

3. 求职需求　外在形象和气质是很多职业入门的第一标准。很多即将毕业的大学生希望在求职以前改变自己的容貌，以获得一份理想的工作。有很大一部分人，在高考结束、上大学前就实施了美容手术，也是为了自己的容貌能够在未来的求职和婚恋环节变得更加顺利。

4. 兴趣需求　这类求美者自身容貌并没有缺陷，也不希望通过美容手术解决什么问题，只是作为一种兴趣和爱好，他们更追求个性、追求兴趣。

5. 职业需求　有一部分特殊职业的人群，希望通过美容手术让自己更加有魅力，更加吸引异性的信赖，求美需求非常直接，主要以隆胸等手术为多。

6. 年龄需求　求美者希望通过美容手术使自己看起来更年轻，恢复到自己年轻时的容貌。

三、医学美容机构求美者管理

（一）求美者相关信息等级管理

好的服务是打开求美者心理防备的重要因素。服务是无形的，也是无价的。求美者进入一个医学美容机构，刚开始一定抱有考察心理。他们首先感受到的是服务，只有感受到好的服务而对医学咨询师及医学美容机构产生好感，才会有对项目或者产品进一步了解的想法。医学美容市面上同类项目或者产品非常多，而专业服务则因人而异，设身处地地为求美者着想、为求美者服务，能让求美者感动，从而成交。服务求美者没有千篇一律的方法，重点是想求美者之所想，做求美者之所需。

（二）求美者资料登记管理

1. 基本信息 顾客姓名、年龄、职业、文化程度、家庭地址、联系电话、QQ 号等。

2. 容貌与体型 对求美者的容貌和体型现状做一个详细的记录，包括对五官的比例和对称性、面部轮廓、身体曲线和比例等，通过测量并根据美学参数进行分析，找出不足点。

3. 心理状态 对求美者的工作、生活压力，是否有焦虑、抑郁，心情和神情等情况进行沟通了解。

4. 身体健康状况 包括求美者的体重是否正常，有无患病史，是否服药，是否进行过手术，有无药物过敏，睡眠情况、女性生理状况等。

5. 医学美容史 以往做过的医学美容项目，如是否在医学美容机构做过重睑术，使用的方法及效果，使用过的医学美容产品的种类及使用后的效果等。

6. 皮肤状况 了解皮肤的类型、是否过敏、老化、痤疮、色素沉着、瘢痕情况、局部破损情况及是否有炎症等。

7. 生活饮食习惯 了解求美者的日常及饮食习惯，如日常保养是否得当，是否正在节食，对哪些食物过敏。因为这两方面与皮肤健康状况和改善程度有直接关系。

8. 求美者的需求及意见 求美者对本次项目、产品的需求，对想要解决的相关医美问题的意见。

（三）求美者售后服务管理

医学美容售后服务，是指医学美容咨询师在求美者术后综合应用沟通学、美容心理学、人体美学等专业方法，在美容医生的指导下服务于求美者，使其在术后身体上、心理上、社会上得到尽可能的恢复，重新走向生活、走向工作、走向社会。

求美者售后服务一般由医学美容咨询师进行跟进管理。其在整形美容机构中从事咨询工作，在整形医生和求美者之间起到沟通桥梁的作用。医学美容咨询贯穿着医学美容服务的始终，医学美容咨询师对求美者的术后康复指导不同于专业整形医生的专业回访，其主要任务是发现问题并及时告知医生。医学美容咨询师的求美者售后服务管理工作主要包括以下内容。

1. 项目或手术后顾客身体上的康复指导服务

（1）指导求美者严格遵守项目或术后注意事项 术后正确的康复指导服务尤为重要。医学美容咨询师要对受术者及时进行正确的术后康复指导，首先要嘱咐求美者严格遵守术后注意事项，根据求美者术后情况，按照医生的嘱咐，配合护士对求美者进行术后康复护理。术后注意事项是求美者在术后健康恢复过程中的重要环节，美容医学咨询师要提醒求美者不仅要关注术后效果，同时要严格遵守医生嘱咐的注意事项。

案例一：王某，女，22岁。

【主诉】略显夸张的小翘鼻，宽鼻、鼻头肥大、鼻翼肥大。

【初步诊断】山根塌陷，鼻部长度不符合三庭五眼面部比例。

首选耳软骨，但顾客本身耳软骨较软，达不到顾客理想的效果，故建议采用肋软骨。

【设计方案】假体隆鼻。鼻中隔延长，鼻翼缩小，肋骨垫鼻尖，鼻小柱延长、抬高，宽鼻矫正。

【术后康复指导服务】

术后第1～3天：术后1～3天是顾客最为难受的阶段，表现为鼻部胀痛，呼吸困难，似重感冒症状类。软骨术后，需平躺，冰敷。在此阶段一定要给予顾客最大的关切和问候，让顾客倍感亲切。术后第2天开始，会出现面部肿胀、淤青等情况，一定要提前告知顾客，实属正常情况。

术后第7天：术后7天拆线。拆线之后，鼻部还会有略微肿胀，肿胀会根据个人情况逐渐消退，告知客人这属于正常情况。

术后半个月：术后瘢痕情况。

术后1个月：术后的修复情况。可能会出现鼻头较大，安抚顾客实属正常，鼻头恢复期一般为3～6个月。顾客恢复期间，一定要主动去关心，打消顾客的所有疑虑，让顾客保持开心愉悦的心情，更有利于恢复。

术后3个月：术后效果。3个月后手术效果初现，预约客户到医院进行会诊，让主刀医生查看术后效果。

术后6个月：一般此时可了解客户对本次手术的满意度，如不满意及时处理。

（2）为求美者提供术后受术部位康复指导服务　医学美容咨询师直接面对终端求美者，后期康复指导服务的效果直接影响整形医院，所以术后康复指导服务显得非常重要。在求美者术后离开医院后，电话康复指导服务是主要的方式，遵循"137"原则。术后第一天，询问求美者是否严格遵守术后注意事项，并告知有任何问题需要帮助都可以拨打医院电话咨询或到医院咨询。术后第三天，了解求美者是否坚持严格遵守术后注意事项，注意询问求美者具体恢复情况，术后部位细节的变化，如肿胀、青紫、发痒等具体情况，术后用药严格按照医生的嘱咐，术后饮食宜清淡。同时因术后恢复的过程对求美者精神和心理上也有着很大的考验，因此需要咨询师多鼓励求美者，帮助树立信心，给求美者一些关怀和安抚。术后第七天，继续跟进康复指导服务，与求美者预约到医院复查的时间，保持与医生的联系，以便医生根据求美者的术后情况决定是否需要其他治疗。

现在微信、QQ等通讯方式也是美容医学咨询师便捷的术后服务通讯方式，美容医学咨询师可添加微信、QQ常与求美者进行交流，了解求美者的恢复情况，并定期推送相关术后康复指导内容等。

案例二：张某，女，38岁。

【主诉】几年前做过注射丰胸，后期又将注射物取出，同时做了假体丰胸。前胸下垂想提升并改善松弛现象。

【初步诊断】修复隆胸。顾客高150cm，体重45kg，已生育。胸型不佳，预测在第1次做假体丰胸的时候注射物并没有取净，生育哺乳后胸部萎缩下垂却选择圆盘假体，导致前胸呈现双丰乳情况。

【设计方案】建议手术取出残余注射物，同时取出曾植入的国产假体及包膜，换成纯进口假体以手感更佳且可管终身。由于胸部松弛下垂较为严重，还需配合胸下垂矫正提升术综合改善。

【术后康复指导服务】

术后1～3天：会用纱布绷住胸部，固定形态和减轻不舒适感。

术后7天：1周到10天左右消肿拆线，后期需对胸部进行特殊护理，恢复期间也可同房，但不能用力揉捏胸部。

术后半个月：前半个月都属于恢复期，在此期间忌辣刺激、海鲜食物及烟酒。

术后1个月：胸部手感恢复自然，后期应多关心问候，嘘寒问暖，让顾客觉得自己并不孤单，尤其是隆胸术后顾客心理都处于一种敏感和脆弱状态。

术后3个月：在恢复期也让顾客少照镜，恢复期都会有一个过程，以免增加心理顾虑。在情绪低落变化时多疏解开导。

术后6个月：一般在此时了解客户对本次手术的满意度，如不满意及时处理。

2. 术后顾客在心理上、社会上的康复指导服务 求美者术后心理反应有各种表现，早期会出现不安，常伴有焦虑、疑虑和抑郁等。如果术前对手术效果期望值过高，手术后效果低于原有的期望，即会感到失望，出现情绪低落，甚至精神崩溃。这需要受术者在术前对手术结果有客观的认识从而有合理的期望。当术后发现容貌突然改变时往往难以适应。容貌改变程度越大，这种心理越强烈。常常担心周围人不能接受，甚至害怕被取笑、歧视。在术后康复指导服务中，美容医学咨询师在术后及时了解求美者的心理状态，对求美者在术后恢复期的焦虑、怀疑及担心的心理进行正确的疏导，让求美者在生理上、心理上、精神上处于满足而舒适的状态。随着时间的推移，求美者渐渐对周围环境有了适应和协调，心理会得到平衡，有时还会因为得到美的满足而欣慰。

案例三：胡某，女，21岁。

【主诉】想对手臂和腿部进行脱毛，并希望一次性彻底脱干净。

【初步诊断】根据每个人的体质不同，毛囊管中黑色素细胞旺盛，毛发生长原料充足，导致毛发浓密，影响美观。

【设计方案】四肢属于大部位，且毛发浓密，建议选择最先进的脱毛仪器——超冰脱毛仪。超冰脱毛痛感轻，而且有缩小毛孔、嫩肤的效果。毛发生长分为生长期、退行期和休止期，超冰脱毛仪只靶向作用于毛发生长期，所以脱毛都是周期性的，至少脱6～8次，2个月一次。

【术后康复指导服务】治疗后皮肤可能会出现微微泛红现象，指导客户不用担心，属于正常现象。术后1周内不可以用过高温度的水清洗治疗部位，且治疗部位不宜使用沐浴露等洗护用品，以免治疗部位出现红肿情况。注意治疗部位的防晒，以免出现色素沉着。1周内尽量避免吃海鲜、辛辣刺激等食物，避免对食物过敏误以为是治疗导致。在前期的咨询中能够判断出顾客是非常自卑的，加之四肢毛发浓密使顾客更加自卑，不善于交际，害怕陌生环境。因此在治疗过程中美容医学咨询师要全程陪护。后期康复指导中要多鼓励、多赞美，让顾客慢慢自信起来；及时了解治疗后恢复情况，给与顾客积极乐观的指导，看到治疗后不同阶段的变化，使其更加自信，告之美是由内而外的，大胆地穿自己喜欢的裙子、短袖。

3. 其他情况康复指导服务 求美者在恢复过程中会存在不可预期的突发状况，若美容医学咨询师无法安抚求美者时要及时反馈医院，告知医生，进行处理。在术后第1个月，了解求美者的状态，如果这个时候求美者有疑惑的话需要给求美者一些解答；如果求美者对术后有异议，可告知医生进行对接，或者求美者直接来医院复查。在术后第3个月和第6个月，了解求美者恢复情况，对恢复效果的满意情况进行了解。

美容医学咨询师是求美者首次到医院后第一接触的人，也是接触时间最长、聊得最多的人。求美者术后关怀这项工作，是为了更好地维护顾客的客情关系，增加黏度。一名好的美容医学咨询师的销售业绩很关键，是什么支撑着业绩呢？医院的口碑和整形医生的技术是重要的一方面，另一方面就是美容医学咨询师周到的康复指导服务，与求美者交朋友，客情维护，从而达到求美者对此次手术的满意、对服务的满意、对整形医院的满意。

4. 康复指导服务技能 美容医学咨询师在康复指导服务中主要的工作内容包括：①通过回访了解求美者术后潜在的问题。②及时制定康复指导时间，按计划时间进行术后康复指导服务。③将康复指导服务中收集的信息传达给医生。④做好求美者术后的回访工作，配合医生、护士实施康复治疗。

美容医学咨询师在康复指导服务中的注意事项：美容医学咨询师务必掌握康复指导服务技能，如专业技能、心理学技能等。②美容医学咨询师秉承专业、耐心、尊重求美者的职业态度，在服务中正确指导求美者，并做好记录，及时反馈给医生。③鼓励满意的求美者宣传医院的优质服务和治疗效果；对不满意或有意见的求美者，做好解释工作，安抚求美者情绪，并及时反馈给医院相关部门，合理解决问题。

第五节　美容院员工的培训与管理

美容院要获得市场与口碑，就少不了员工跟顾客建立良好的关系来维持。因此，科学地管理员工，维持美容院有条不紊地运作，才能获得市场与口碑。

一、员工培训的涵义和目标

员工培训是指为开展业务及培育人才的需要，用学习、进修、考察等方式，对员工进行有目的、有计划的培养和训练的管理活动，使其适应新的要求，不断更新知识，拥有旺盛的工作能力，进而提高员工现在和将来的工作绩效。员工培训的目标是使员工不断地更新知识，开拓技能，改进员工的动机、态度和行为，优化员工的知识结构，提升技能水平、工作绩效和能力，增强员工对公司的认同感和归属感，创建学习型组织。

二、员工培训的流程和体系

（一）员工培训流程

1. 分析培训需求　进行科学的组织工作和人员的培训需求分析，了解企业和员工需要提高哪些技能和素质。

2. 制定培训计划　培训计划涵盖培训依据、培训目的、培训对象、培训时间、课程内容、师资来源、实施进度和培训经费等项目。根据培训需求，拟出备选方案，综合考虑各个方案的利弊，从中选出最适合的方案。根据企业发展需要，培训计划又分为以下几种：

（1）年度培训计划　是根据企业未来一年的发展规划而制定的，围绕公司各方面的发展需求展开。

（2）临时安排的培训计划　根据企业临时需求制定的。

3. 培训计划实施　根据不同受训者的特点，确定不同的培训方式、目标和内容，选择不同的时间、地点、培训讲师、场所及设备，在实施过程中严格调控状况以期达成预期目标。

4. 效果评估和反馈　观察及搜集效果反馈，以利于下次培训更有针对性。

（二）员工培训组成体系

有效的培训体系需要良好的管理作为保障。员工培训管理包括培训计划、培训执行、培训评估三个方面的内容。从培训方案确定→实施方案→效果评估及反馈→新的需求分析→……评估、反馈的周而复始的循环过程中所有的决策、计划、组织、指导、实施、控制，就是员工培训管理。

1. 培训机构　有两类：外部培训机构和企业内部培训机构。外部机构包括专业培训公司、大学及美容院之间的合作。内部培训机构则包括专门的培训实体，或由人力资源部门履行其职责。

2. 培训内容　知识、技能、素质。营销策略、中医基础、美容基础、管理知识、销售技巧、管理技巧、工作技巧、专业技能、理念、价值观、服务意识、沟通能力等。具体又分为：

（1）岗前培训　美容院新员工到职培训，培训内容包括：企业简介、员工手册、人事管理规章的讲解；企业文化知识的培训；工作要求、工作程序、工作职责的说明；请店长进行业务技能培训。调职员工岗前培训，培训的方式及培训内容由美容院店长决定。

（2）在职培训　在职培训的目的主要在于提高美容院员工的工作效率，以更好地协调公司的运作及发展。培训的内容和方式均由店长决定。

（3）专题培训　美容院根据发展需要或者根据岗位需要，组织部分或全体员工进行某一主题的培训工作。

3. 培训方式　外训、内训。

4. 培训对象　明确培训对象，有针对性地进行培训。

三、员工培训的管理

企业的稳步发展，离不开产品和服务不断的更新、提升，离不开人才的集聚、合作，离不开员工培训的参与和保障。企业管理者对培训的认识决定了他们的思维和行动，理念上一旦存在误区，就会影响到企业对员工培训的正确态度，使他们不愿意将应有的资源投入到培训中。把投资培训看成没有用和不必要的浪费，轻视显效期较长的"培训"投资。人力资本是一种无形资本，它的连续性、动态性表明一旦中断即造成人力资本的贬值。企业员工的良好素质必须依靠长期的、连续的、动态的不断更新和反馈的员工培训来打造。就美容院而言，融合、接纳、创新、服务四个关键词道出了美容行业的特质，这些特质都和培训息息相关。要想做到有效培训，首先应该做的就是更新观念，以正确的理念来看待员工培训。以人本管理为基础，在员工培训上坚持战略观、系统观与全员观。员工培训应当与员工的职业生涯规划相联系，与公司长期的发展相联系。

（一）培训内容和方法要有针对性

培训必须要有针对性，培训模式不能简单地照搬，有的放矢，才能让培训成效最大化。

1. 重视对员工职业生涯发展的促进

（1）淡化和转化人员素质差的劣势。做好这一方案的关键是做好对新进人员的入职培训，这是提升人员素质的关键步骤。

第一步，对新进人员进行全面测评，根据不同的培训需求，设计出有针对性的培训方案。

第二步，充分展示和强调行业的高度接纳特点，让没有学历和背景的新进员工看到希望，增强主人翁意识、质量意识和创新意识，促使她们树立进取信念，努力工作。

第三步，将企业文化的核心价值观教育融入培训中，对员工进行企业意识教育的微观文化培训，引导她们认同、喜爱和尊崇企业价值观。

第四步，就是针对知识和技能的培训，对美容技法、待客技巧、仪表仪态、着装标准等影响公司整体形象的因素一一强化，对员工培训得越充分，对皮肤结构、身体构造、色彩学、心理学、营销学、中医学等相关理论传授得越多，越能发挥人力资源的高增值性。

（2）针对美容师用工荒的难题，员工培训是对招聘这一人力资本投入方式的替代；加强培训、尊重人才、培养人才是解决用工荒的关键对策。

首先，不必强求员工数量，好的培训可以使员工"以一抵三"，用高素质的员工队伍代替员工数量的盲目增多。

其次，不要把培训看作是员工福利，培训的意义非常大，高层管理人员接受培训后的进步，会对员工起辐射性的影响，会带动整个团队的学习和发展；不了解像规章、政策这样的基本信息，新员工可能会犯浪费时间甚至危险的错误。

最后，要明白培训是必不可少的投资，绝对不要低估引导的重要性，不然最终影响的将是企业的发展。从实际出发，有针对性地开展培训。

2. 针对不同培训对象，分层次形式

（1）针对管理层来说　培训重点是加强素质培训。高层管理人员素质培训要针对理念更新和眼界提升来展开，掌握最有效的理念，不断提高自己的管理水平和高瞻远瞩的能力。针对中层，特别是基层管理人员，更多的是交流技巧和沟通能力的素质培训，并做到有的放矢，并经常对培训效果进行评估，根据实际效果制定新的针对性培训，以避免由于素质不足引起员工大量流失。

（2）针对培训层　从具有一定知识、技能并且素质优良的员工中间选拔出合适的人选，把她们培养成既有专业技能又有基层工作经历的复合型培训讲师，可以通过外训的方式来强化她们对中医知识和美容新技术的掌握，提升她们的技能水平，使她们能发挥出更大的潜能，把员工培训做好，支持员工和企业共同成长。

（3）针对操作层　一定要重视素质培训，但同时还要抓好知识和技能培训。利用优秀的教师队伍，把培训落到实处；细化培训，因人施教，因岗施教，重视岗前和在岗培训，特别是对于资质良莠不齐、水平差别较大的员工，需要不间断地进行规划、测评，针对不同的人员素质和岗位特点，不断调整培训的内容和进度，以期达到最好的效果。

（二）培训要有系统性

美容院是一个整体，不管出现任何的问题都不是单纯的问题。员工培训应该根据企业环境、文化、项目、产品、员工的特点，制定一套适合自己美容院的教育培训体系，从人员培训、店务管理、留客拓客、礼仪服务、销售技巧到营销推广等都应该有这样的长期规划，不能仅着眼于眼前利益，只针对单一问题的解决方案都是治标不治本，只有制定全面、系统的解决方案，才能有长远发展。

1. 培训需求的分析　培训需求分析包括组织分析、工作分析和人员分析。通过对培训需求的分析，才能有针对性地根据培训需求确定培训内容，进而提高培训的针对性和有效性。不能热门什么培训什么，流行什么培训什么，企业需要单独去花人力物力进行烦琐的培训需求分析。对培训方案的设计和选择不能凭借管理人员的经验和感觉来确定，要按照科学的步骤进行培训需求分析及培训方案设计。

2. 开展考核和激励机制　在培训过程中，可设计考核和激励机制，设定执行标准，有利于培训人员主动对组织、工作和员工的培训需求进行分析，主动去安排和设计培训方案。培训方案设计和培训实施控制都需要严谨的态度、专业的知识来操作。

3. 培训后的评估和反馈　培训方案实施后，培训工作就接近了尾声，但这不意味着培训工作就此终结了。很重要的一步是培训效果评估和反馈，只有进行效果评估，才能发现培训的成功与失败，进而积极反馈并查找培训需求分析或培训方案设计及培训实施过程中的问题，为日后的培训提供经验。

（三）培训管理系统要有稳定性

美容业本身的灵活性特点决定了其培训工作也应具有灵活多变性，但灵活不代表培训管理系统可以被忽视，变成可有可无，它依然需要一个稳定的培训管理系统来支持。在既无系统也无人员的支持下盲目开展培训工作，很难取得实效。

本章小结

医学美容技术是在医学人体审美理论的指导下，应用医学美学技术、仪器、用品来维护改善人体容貌和形体美的应用性技术。该专业工作岗位有美容师、美容导师、整形医生助理、激光操作师、美容运营等。了解医学美容行业的政策分析、市场分析、风险分析，便于理解国内医学美容行业的发展现状。还应熟悉美容院的客户定位、地点选择、费用投入、装修、营销等筹备要素，美容院客户维护管理流程，以及美容院员工培训的要点、内容。

本章内容旨在对医美在创业初期可能遇到的问题逐一讲解，并提供解决思路。

课后思考练习

1. 目前我国医学美容行业的发展现状及前景是什么？
2. 国内南方三线城市，商业繁华区，该如何筹建美容院？
3. 请详细列出美容院客户的维护方案。

参考文献

［1］张元龙，马重阳.中医药院校创新创业基础教程［M］.北京：中国中医药出版社，2021.

［2］王平.大学生创新创业教育基础教程（微课版）［M］.北京：中国传媒大学出版社，2021.

［3］刘升学，陈善柳，胡杨.大学生创新创业基础（微课版）［M］.成都：电子科技大学出版社，2020.

［4］黄萧萧.创新创业创未来［M］.成都：电子科技大学出版社，2020.

［5］亓正申，王保军.创新创业基础与实务［M］.西安：西北工业大学出版社，2021.

［6］闫江涛，赵伟杰.大学生创新创业基础［M］.成都：电子科技大学出版社，2020.

［7］王小锋.创新筑梦，创业远航［M］.上海：上海交通大学出版社，2018.

［8］王世宇，何云章.实战创新创业教育指导［M］.北京：中国中医药出版社，2017.

［9］石梦伊.高校创新创业教育发展历程及其启示［J］.创新创业理论研究与实践，2020（1）：61-62.

［10］王洪才.创新创业教育：中国特色的高等教育发展理念［J］.南京师范大学学报（社会科学版），2021（6）：38-46.

［11］陆明伟.众创背景下中国高校创新创业教育略论［J］.延边教育学院学报，2021（5）：84-87.

［12］白鑫刚.新时期我国高校创新创业教育的机遇与进展［J］.中共郑州市委党校学报，2021（5）：97-100.

［13］马雪霞，宋泽.国内外高校创新创业教育的发展现状与对比.DOI：10.1588/j.cnki.2020.21.057.

［14］朱红星，陈晓雯.英国创新创业教育学习与借鉴［J］.中国培训，2021（6）：59-61.

［15］张妮妮，李茂林.构建创新创业教育体系［J］.铜陵职业技术学院学报，2020（2）：8-11，60.

［16］李孟贾，霍楷.国际一流大学创新创业教育前沿理论与案例及其示［J］.创新创业理论研究与实践，2021（8）：7-10，26.

［17］崔炳烁石，赵凌飞，戴明请.国内外高校创新创业教育实践教学经验总结与借鉴［J］.黑龙江教育（理论与实践），2021（7）：56-57.

［18］王晨.国内外高校创新创业教育发展对比分析［J］.现代交际，2021（11）：133-134.

［19］石鹏建.2019年度全国创新创业50所典型经验高校经验汇编［M］.北京：北京航空航天大学出版社，2019.

［20］谢学锋，左媚.大学生创新创业基础教程［M］.上海：上海交通大学出版社，2017.

［21］张钱，李强，詹一览.大学生创新创业教育教程［M］.上海：上海交通大学出版社，2017.

［22］杨雪梅，王文亮.大学生创新创业教程［M］.北京：清华大学出版社，2017.

［23］曹裕，陈劲.创新思维与创新管理［M］.北京：清华大学出版社，2017.

［24］冯丽霞，王若洪，马飞翔，等.创新与创业能力培养［M］.北京：清华大学出版社，2013.

［25］曹裕，陈劲.创新思维与创新管理［M］.北京：清华大学出版社，2017.

［26］冯丽霞，王若洪，马飞翔，等.创新与创业能力培养［M］.北京：清华大学出版社，2013.

［27］方志远.商业模式创新战略.［M］.北京：清华大学出版社，2014.

［28］全国高等学校学生信息咨询与就业指导中心.2019年度全国创新创业50所典型经验高校经验汇编［M］.北京：北京航空航天大学出版社，2019.

［29］雷明.如何撰写创业计划书［J］.华章，2010（26）：16.DOI：10.3969/j.issn.1009-5489.2010.26.015.

［30］朱恒源，余佳.创业八讲［M］.北京：中国人民大学出版社，2018.

［31］王玲.创业计划书的财务规划撰写探讨［J］.商业会计，2020（8）：109-111.

［32］张敬伟，王迎军.商业模式与战略关系辨析——兼论商业模式研究的意义［J］.外经济与管理，2011（33）.

［33］原磊.零售企业的商业模式创新［J］.经济管理，2009，31（3）：75-78.

［34］陈翔.互联网环境下企业商业模式研究［D］.南京：东南大学，2005.

［35］战略突围：商业模式发展新趋势［J］.21世纪商业评论，2010（9）：106-107.

［36］张瑶.互联网思维与传统企业创新模式［J］.财经界（学术版）.2014（6）：85-86.

［37］周导.逆向盈利［M］.北京：中国商业出版社，2019.

［38］（美）蒂姆·克拉克，（瑞士）亚历山大·奥斯特瓦德，（比利时）伊夫·皮尼厄.商业模式新生代［M］.北京：机械工业出版社，2016.

［39］埃里克·莱斯.精益创业［M］.北京：中国人民大学出版社，2016.

［40］刘知鑫.商业模式是设计出来的［M］.北京：中国商业出版社，2020.

［41］叶仁平.创办你的企业（大学生版）创业培训手册［M］.北京：中国劳动社会保障出版社，2010.

［42］叶仁平.创办你的企业（第二版）创业计划培训手册［M］.北京：中国劳动社会保障出版社，2017.

［43］张香兰.大学生创新创业基础［M］.北京：清华大学出版社，2018.

［44］刘彩丽.高校大学生创业存在的问题以及培养途径探究［J］.黑河学刊，2018（5）：150-151.

［45］张倪浩，徐永其.创业教育对应用型高校大学生创业动力影响的研究［J］.大陆桥视野，2018（7）：78-82.

［46］张帮林.试论如何完善高校大学生创新创业风险教育［J］.经贸实践，2018（18）：349

［47］裴娣娜.教学中的活动、实践与认识——现代教学论生成发展之思［M］.北京：人民教育出版社，2012.

［48］王飞.大学生创业风险管理能力培育研究［J］.教育发展研究，2016（13）：39-40.

［49］张博源，李筱永，赵晓佩，等.放松管制背景下中医药服务风险治理的法治应对——基于医

患双方的调查［J］.中国医学伦理学，2018，31（6）：688-692.

［50］赵敏，彭博，程潇，等.湖北省中医备案诊所规范化建设现状及对策研究［J］.中国卫生事业管理，2021，38（11）：831-834.

［51］国务院.国务院关于印发中医药发展战略规划纲要（2016-2030年）的通知［EB/OL］.［2016-02-26］.http：//www.gov.cn/xinwen/2016-02/26/content_5046727.htm.

［52］严甜.中医诊所发展现状与对策研究［J］.中国卫生法制，2020，28（4）：110-112.

［53］万修福，王升，康传志，等."十四五"期间中药材产业趋势与发展建议［J］.中国中药杂志，2022，47（5）：1144-1152.

［54］弗布克大健康研究中心.中国养老产业政策大全［M］.北京：中国劳动社会保障出版社，2018.

［55］青连斌，江丹.中国养老服务发展报告［M］.北京：中国劳动社会保障出版社，2021.

［56］北京师范大学中国公益研究院.《2020年中国城市养老产业营商环境评价指数研究报告》，2020.

［57］李彦文，赵英凯，崔蒙，李志勇.加强中医药信息产业化，推动大中药产业健康发展［J］.中国药房，2013，24（7）：577-579.

［58］沈绍武，肖勇，陈伟.我国中医药信息化建设与发展的思考［J］.医学信息学杂志，2010，31（7）：1-4，8.

［59］黄粤锋，郑梓勋，杨长图，等.中医药信息化发展现状及展望［J］.中国中医药现代远程教育，2014，12（5）：148-149.

［60］祁超萍.我国中医药旅游产业发展研究［M］.北京：中国市场出版社，2021.

［61］沙莎.中医药康养旅游［M］.北京：旅游教育出版社，2021.

［62］陈静.中医药膳学［M］.北京：中国中医药出版社，2006.

［63］谢梦洲，朱天明.中医药膳学［M］.北京：中国中医药出版社，2016.

［64］施洪飞，方泓.中医食疗学［M］.北京：中国中医药出版社，2021.

［65］王飞.中医老年病学［M］.北京：中国中医药出版社，2017.

［66］张新渝，高原菊，周霞.舌尖上的科学 吃出高颜值［M］.北京：中国医药科技出版社，2016.

［67］张新渝，汤朝晖，卿列平，等.舌尖上的科学 吃出健康来［M］.北京：中国医药科技出版社，2016.

［68］张新渝，樊玲，张凤玲.舌尖上的科学 吃得更明白［M］.北京：中国医药科技出版社，2016.

［69］孟涵，孙薇婷，陈家瑞，等.2020—2021年中国运动康复产业白皮书［J］.中国运动医学杂志，2021，40（9）：749-756.

［70］郑岚岚.上海市民营运动康复机构经营现状调查与SWOT分析［D］.合肥：安徽师范大学，2020.

［71］刘璟.弘道运动医学诊所营销战略与策略研究［D］.济南：山东大学，2020.

［72］王琦.健康中国引领下的我国体育院校运动康复专业人才培养研究［D］.济南：山东大学，2018.

［73］王定宣，陈巧玉，彭博.中国运动康复专业人才需求与培养现状调查［J］.成都体育学院学

报，2016，42（2）：103-109.

［74］何雅叶.“体医融合”背景下太原市居民对运动康复的认知及影响因素分析［D］.太原：山西医科大学，2020.

［75］张煦光.哈尔滨体育学院冰雪特色运动康复专业实践教学的研究［D］.哈尔滨：哈尔滨体育学院，2020.

［76］熊琳琳，许泳琪，袁粤先，等.关于运动康复推广的思考——基于对运动损伤及亚健康人群的市场分析［J］.体育世界（学术版），2019（2）：175-176+32.

［77］陈秀.大健康视域下高校运动康复专业人才培养对策研究［J］.教育教学论坛，2019（31）：184-185.

［78］康露，周浩.北京市运动康复产业发展趋势及问题研究——以运动康复工作室为例［J］.体育世界（学术版），2017（1）：29-30.

［79］张晨韵，陈钰琪，李跃平，等.月子中心监管对策研究——基于母婴权益保障视角［J］.南京医科大学学报（社科版），2021，21（3）：230-235.

［80］搜狐网.2021年母婴行业及人群洞察研究报告［EB/OL］.［2022-06-29］.https：//www.sohu.com/a/513760624_121094725.

［81］观研报告网.相关政策陆续出台2020年我国月子中心市场规模将延续增长态势［EB/OL］.［2021-01-20］.https：//tuozi.chinabaogao.com/jiatingfuwu/112A22Q42020.html.

［82］多模式健康教育管理对产妇产后康复角色转换及心理健康影响分析［J］.中国妇幼保健，2021，36（20）：4832-4835.

［83］中国妇幼保健协会.产后母婴康复机构管理和服务指南［S］.［2020-12-09］.https：//www.cmcha.org/detail/14582687523330470011.html.

［84］李沛霖，王晖，丁小平，等.对发达地区0—3岁儿童托育服务市场的调查与思考——以南京市为例［J］.南方人口，2017，32（2）：71-80.

［85］杨菊华.理论基础、现实依据与改革思路：中国3岁以下婴幼儿托育服务发展研究［J］.社会科学，2018（9）：89-100.

［86］杨雪燕，井文，王洒洒，等.中国0—3岁婴幼儿托育服务实践模式评估［J］.人口学刊，2019，41（1）：5-19.

［87］洪秀敏，朱文婷，陶鑫萌，等.新时代托育服务的供需矛盾与对策——基于青年家庭获得感和需求的Kano模型分析［J］.人口与社会，2019，35（6）：3-14.

［88］秦旭芳，姜春林.经合组织国家婴幼儿托育服务发展战略研究［J］.比较教育研究，2020，42（7）：98-105.

［89］孙明贵，刘国伦，陈彩莲.顾客管理原理与应用［M］.北京：北京大学出版社，2010.

［90］何伦，王丽，刘波.医学美容咨询与沟通［M］.武汉：华中科技大学出版社，2020.

［91］张晓梅.美容师［M］.北京：中国劳动社会保障出版社，2019.

［92］任正臣.员工培训管理［M］.南京：江苏科学技术出版社，2014.

［93］罗宾逊.绩效咨询：人力资源和培训管理［M］.北京：清华大学出版社，2011.

［94］雷蒙德·A·诺伊.人力资源管理基础［M］.北京：中国人民大学出版社，2011.

［95］陈丽芬.员工培训管理［M］.北京：电子工业出版社，2010.